Inhalt

Danksagungen

Ich möchte all jenen danken, die mich auf meiner Lebens-
reise gefördert haben, insbesondere denjenigen, die mich
am meisten gelehrt haben: meinen Eltern, die mir mein
Unbewußtes schenkten, und den Menschen, die mein Bewußtsein weckten – meinen Kindern Sarah, Elaine und Oli-
ver, meiner Enkelin Zoe und den vielen Therapeuten und
Freunden, die ich kenne, insbesondere Wendy, Jenner und
Terry, Alexis, Rosalind, die direkt an diesem Buch mitarbei-
teten, Melodie, Leigh, Mark, Annie, Julie und allen meinen
homöopathischen Kollegen und Freunden. Ich danke meinen homöopathischen Lehrern Thomas Lackenby Mau-
ghan, Vasilis Ghegas, George Vithoulkas, Rajan Sankaran
und allen anderen, die mich so nachhaltig beeinflußt haben. Vor allem aber danke ich meinen wichtigsten Lehrern:
meinen Patienten und Schülern. Mein besonderer Dank gilt
auch dem Verlag und den Mitarbeitern von Element Books,
die mein Buch realisierten.

Vorwort

Kein vernünftiger Mensch kann die phantastischen Fortschritte in Zweifel ziehen, die die medizinische Wissenschaft in diesem Jahrhundert erzielt hat. Einst lebensbedrohliche Erkrankungen wie Lungenentzündung, Gehirnhautentzündung und Tuberkulose gelten heute praktisch schon als Routinefälle. Die Entdeckung des Insulins hat die einst schweren Folgen des Diabetes gemildert. Die Transplantationschirurgie hat Tausenden das Leben und die Beweglichkeit wiedergeschenkt. Einst gefürchtete Krankheiten wie Syphilis und Lymphogranulomatose haben heute weitgehend ihre Schrecken verloren.

Andererseits sind viele chronische Erkrankungen wie Ekzem, Migräne, Dickdarmentzündung und Arthritis, um nur wenige zu nennen, nach wie vor schwierig zu behandeln. Trotzdem bleibt für viele Menschen in der westlichen Welt die Schulmedizin, die sehr von der technischen Revolution profitiert, die erste Wahl. Aber bei all den großen Siegen dieser Therapieform im Kampf gegen die Krankheit wird das Murren unter der Patientenschaft immer unüberhörbarer. Der Grund hierfür könnte vielleicht darin liegen, daß die konventionelle Medizin auf ihrer wissenschaftlichen Entdeckungsreise beim Blick durch das Elektronenmikroskop immer mehr den Blick für eine alte Heilkunst verliert. Je mehr sich in der Wissenschaft deterministisches Denken durchsetzt, desto mehr gerät die Kunst des therapeutischen Zuhörens in Vergessenheit. Die Vergrößerung von erkranktem Gewebe ermöglicht großartige Entdeckungen, doch laufen wir Gefahr, bei der Untersuchung von Gewebezellen den Patienten zu vernachlässigen, von dem diese Zellen stammen. Selbstverständlich ist es gut und notwendig, Zellen mit Mikroskopen zu betrachten, aber wir sollten dabei nicht vergessen, auch einmal einen Schritt zurückzutreten und die ganze »Welt« zu betrachten, der diese Zellen angehören. Der Patient als Ganzes, sein persönliches Lebensschicksal, seine Beziehungen, seine familiären Umstände, seine Arbeit und seine Stellung in der Gemeinschaft haben ganz wesentlichen Einfluß auf die Entstehung und das Fortbestehen einer Erkrankung.

Interessanterweise wissen die meisten Ärzte sehr wohl über diese Zusammenhänge Bescheid. Niemand, der eine medizinische Ausbildung genossen hat, würde bestreiten, daß Kummer und Streß Magengeschwüre verursachen können. Trotzdem beschränkt sich die medizinische Behandlung von Magengeschwüren weitgehend auf die Verabreichung von Mitteln, die die Sekretion von Magensäure unterdrücken. Zahnärzte wissen, daß nach einem starken Schock oder einer schweren Enttäuschung das Zahnfleisch erkranken kann, doch haben sie nur gelernt, Zahnfleisch und Zähne zu behandeln, und sind daher oft nicht in der Lage, sich mit der emotionalen Umgebung auseinanderzusetzen, die das Immunsystem geschwächt und zu den Gewebeveränderungen geführt hat.

Für Peter Chappell spielen die psychophysiologischen Veränderungen, die die Entstehung einer Erkrankung begünstigen und die Selbstheilungskräfte des Körpers behindern, eine überragende Rolle. Er stützt sich in diesem offenen und klaren Buch nicht nur auf seine reichen Erfahrungen als Homöopath, sondern auch auf sein eigenes Lebensschicksal und seine persönlichen psychotherapeutischen Erkenntnisse.

Er vertritt die Auffassung, daß eine Krankheitsdisposition im allgemeinen durch eine starke emotionale Erschütterung des Körpers entsteht. Dieser Schock kann in der frühen Kindheit aufgetreten sein, wie es auch viele Freudianer oder Kleinianer sehen würden, oder schon im Mutterschoß, da auch ein emotionales Trauma der Mutter tiefgreifende Auswirkungen auf ihre Physiologie haben und auf den Fötus übertragen werden kann. Als Ärzte entdecken wir vielleicht diese Traumata niemals, weil sie oft gut geschützt tief im Unbewußten verborgen sind, da es für den Patienten allzu schmerzhaft wäre, sich ihrer zu erinnern. Wir haben aber eine gute Möglichkeit, solche Erlebnisse freizulegen, indem wir schweigen und unsere Patienten in einer Atmosphäre des Mitgefühls und des Verständnisses sprechen lassen. Peter Chappell hat es sich zur Aufgabe gemacht, in seiner Praxis eine solche Atmosphäre zu schaffen. Seine Fallstudien sind eine überzeugende Lektüre. Der klassische Homöopath wird hier zum Detektiv, der sorgfältig allen Hinweisen in der Biographie seines Patienten nachspürt, die ihn zu einer erfolgreichen Verordnung hinführen können. Natürlich sind solche Skizzen für die Vertreter der Schulmedizin keine nachprüfbaren Beweise; und dies ist insofern richtig, als die Theorie des Verfassers, daß tiefe emotionale Traumata zu einer Krankheitsanfälligkeit führen können, nicht »wissenschaftlich« ist, weil sie sich weder eindeutig belegen noch widerlegen läßt. Trotzdem haben diese Fallgeschichten eine unbestreitbare Authentizität, und alle Homöopathen werden bestätigen, daß ihre Mittel, die für den ganzen Menschen verordnet werden, bei ihren Patienten tiefgreifende physiologische und psychologische Veränderungen bewirken können.

Die homöopathische Behandlung bewegt sich zwischen zwei Polen. Einerseits verordnet der Homöopath Medikamente für die konkrete Krankheit, andererseits hört er dem Patienten schweigend zu, um den wahren Kern seiner Beschwerden aufzudecken. Bei Peter Chappell steht die letztere Vorgehensweise stark im Vordergrund, und dieses Buch ist damit eine Bereicherung der Literatur über die klassische, am ganzen Menschen orientierte Homöopathie.

Dr. Brian Kaplan, MBBCh MFHom
Homöopathischer Arzt
Februar 1994

Einleitung

Dieses Buch möchte Informationen über emotionale Traumata und darüber geben, wie sie unser Leben beeinflussen und Krankheiten hervorrufen, wie sie unseren freien Ausdruck durch Unterdrückung und Verleugnung unserer Empfindungen der Furcht, des Zorns, der Trauer und des Alleingelassenseins behindern.

Sie bilden die Grundlage dessen, was man Krankheit nennt, und wenn wir diese Gefühle auflösen, können wir unsere Krankheit heilen.

Für viele Leser ist der Gedanke, daß emotionale Verletzungen sich in Krankheiten äußern können, vielleicht völlig neu, und bei anderen weckt er äußerste Skepsis. Tatsache ist aber, daß dies heute zum Wissensstand der Heilberufe gehört.

Möglicherweise sind wir uns mancher Ereignisse, die uns irgendwann in unserem Leben traumatisiert haben, überhaupt nicht bewußt. So ist uns vielleicht nicht klar, daß ein Ereignis, das uns in einem sehr jungen Lebensalter traf, unser heutiges Verhalten sehr tiefgreifend beeinflussen könnte. Dieses Buch stellt in einer einfachen und klaren Weise dar, daß und warum dies so ist. Es will versuchen, das Bewußtsein des Lesers zu wecken und ihm Hilfe zur Selbsthilfe zu geben. Es enthält Informationen, die ihm ausreichend helfen, frische emotionale Traumata mit homöopathischen Mitteln zu heilen, und stellt viele Fälle dar, in denen dies geschehen ist; es erklärt aber auch, wann man einen Arzt aufsuchen muß. Es zeigt ausführlich, wie man wahrhaft wunderbare Heilungen durch die einfache, wirksame und tiefgreifende Anwendung von Homöopathie erzielen kann.

Dieses Buch richtet sich insbesondere an den Leser ohne homöopathische Vorkenntnisse. Es kann zur Selbsthilfe oder als Wegweiser zu professioneller Hilfe durch einen Arzt oder Heilpraktiker benutzt werden. Es ist aber auch für den Studenten und für ausgebildete Homöopathen von Interesse, da es viele neue Gedanken bezüglich des Einsatzes der Homöopathie enthält.

Viele Homöopathen sind vielleicht nicht damit einverstanden, daß ich zur Selbsthilfe rate, weil fachkundige Hilfe normalerweise wirksamer ist. Ich weiß aber, daß viele Menschen, wenn sie über die entsprechenden Informationen verfügen, durchaus sich selbst und ihren Angehörigen helfen können. Hinzu kommt, daß in vielen Ländern, in denen ich arbeite, eine solche professionelle Hilfe schlicht nicht verfügbar ist.

Ich wandle also auf beiden Pfaden, demjenigen der Selbst- und demjenigen der professionellen Hilfe. Um herauszufinden, welcher Weg in einem konkreten Fall der bessere für den Patienten ist, gebe ich entsprechende Hinweise. Bitte lesen Sie dazu auch das 6. Kapitel.

Eine kurze Einführung in die Homöopathie

Die Homöopathie gibt es seit etwa zweihundert Jahren, und sie beruht auf einer Reihe von Grundsätzen und Praktiken, die seit über einem Jahrhundert geprüft und erprobt sind und ihre Wirksamkeit bewiesen haben. Der Arzt Samuel Hahnemann (1755–1843), der Begründer der Homöopathie, entdeckte die Heilwirkungen und -methoden nach sorgfältigen Versuchen und Beobachtungen und verfeinerte sie bis zum Ende seines Lebens.

Er stellte fest, daß Heilen nach ganz logischen Grundsätzen möglich ist. Das von ihm formulierte Grundprinzip besagt, daß »Ähnliches durch Ähnliches geheilt werden kann« (»Similia similibus curentur«). So weiß man zum Beispiel, daß Zwiebelschälen die Augen reizt und tränen läßt. Dieselben Symptome sind aber auch typisch für Heuschnupfen, weshalb Heuschnupfenkranken mit einem homöopathischen Mittel geholfen werden kann, das aus der Zwiebel hergestellt ist.

Nach diesem »Simile-Prinzip« haben Homöopathen die Heilwirkungen Hunderter von Substanzen entdeckt, die sie an Freiwilligen und an sich selbst erprobten, und sie haben ein umfassendes Spektrum von Mitteln entwickelt, das bei den meisten menschlichen Erkrankungen und Beschwerden Hilfe bietet.

Hahnemann machte die Beobachtung, daß die Krankheitsanzeichen bzw. -symptome nicht die Krankheit selbst ausmachen, wohl aber verläßliche Wegweiser zu deren Heilung sind. Er entdeckte, daß Krankheit ein innerer Prozeß mit bestimmten Gesetzmäßigkeiten ist; sie umfaßt neben den physischen Elementen auch das Denken und das Fühlen. Sie ist eine Beeinträchtigung der Lebensenergie.

Es hat sich gezeigt, daß Homöopathie Beschwerden des Denkens, des Empfindens (psychisch/emotional) und des Körpers heilen kann; hiervon ausgenommen sind natürlich einige mechanische Traumata, die auch mechanisch korrigiert werden müssen (allerdings nicht unbedingt spontane Bandscheibenvorfälle, die durchaus von inneren Spannungen herrühren können), Unfälle, die einen operativen Eingriff notwendig machen, einige lebensbedrohliche Erkrankungen sowie einige schwere Krankheiten im Endstadium.

Dennoch können auch hier homöopathische Mittel unterstützend eingesetzt werden.

Hahnemann entdeckte ein einfaches und einzigartiges Verfahren der Zubereitung homöopathischer Mittel aus natürlichen Ausgangssubstanzen. Diese sogenannte Potenzierung, die Verdünnung und Verschüttelung der Substanz, steigert deren Heilwirkung und beseitigt zugleich alle Nebenwirkungen. Nebenwirkungen gibt es in der Homöopathie nicht – sie ist vollkommen sicher.

Die Schulmedizin behandelt in aller Regel die physischen Auswirkungen von Traumata, die Symptome, ohne die zugrundeliegende Ursache wahrzunehmen oder zu beachten, weil sie letztlich dem Glauben anhängt, daß alle Krankheiten physischer Natur sind. Wenn man aber nur die körperlichen Anzeichen diagnostiziert und ihre Auswirkungen mit allopathischen (entgegengesetzt wirkenden) Mitteln bekämpft und unterdrückt, kann das innere Trauma weiter schwären und sich möglicherweise zu einer wirklichen Katastrophe auswachsen. Dies ist aber die übliche schulmedizinische Vorgehensweise bei Erkrankungen wie Asthma, Ekzem, Migräne, Menstruationsbeschwerden, Arthritis und Heiserkeit.

Im Gegensatz dazu »imitieren« homöopathische Mittel innere Traumata; sie wirken energetisch und »mahnen« den Körper, solche Traumata zu lockern und abzuschütteln, damit sie sich in natürlicher Weise auflösen können. Wenn das innere Trauma aufgehoben wird, verschwinden auch die äußeren Symptome (die sogenannte Krankheit), weil sie durch die innere heilende Intelligenz, die Selbstheilungskraft des Körpers, in natürlicher Weise geheilt wurden. Dies setzt einen natürlichen inneren Prozeß in Gang, der auch ähnliche Traumata auflöst, die später wieder auftreten können. Wenn das gewählte Mittel zum Beispiel ein »reinigendes Gewitter« in Form eines heftigen, aber konstruktiven Meinungsaustausches auslöst, bei dem angestauter Ärger abgebaut wird, dann sieht der Betreffende vielleicht für die Zukunft ein, daß dies eine bessere Möglichkeit ist, mit seinen Problemen umzugehen.

Die homöopathischen Mittel wurden in einem Verfahren der klinischen Auslese in einem Zeitraum von etwa zweihundert Jahren aus Tausenden natürlicher Substanzen ausgewählt. Sie bilden heute einen praktisch vollständigen Fundus an Heilenergien für psychosomatische traumatische Zustände und zur Wiederherstellung unseres natürlichen Gleichgewichts. Diese Energien werden nach dem homöopathischen Prinzip definiert, extrahiert und als reine Energie angewandt. In ihnen spiegeln sich die Strukturen von Traumata wider, die die Menschheit seit ihren Anfängen angestaut hat.

Die Homöopathie ist der Weltgesundheitsorganisation zufolge weltweit die am zweithäufigsten angewandte Heilweise. An erster Stelle steht die chinesische Medizin, an dritter die Phytotherapie und an vierter die Schulmedizin. Wenn man bedenkt, daß die anderen Systeme seit Jahrtausenden bestehen (auch die Schulmedizin ist im Prinzip eine Fortführung von Praktiken, die sich über Jahrtausende entwickelten), dann ist dieser Rang der Homöopathie sehr bemerkenswert. Ein einzelner, der zudem am Anfang weitgehend allein arbeitete, hat hier ein neues medizinisches System begründet, das die Welt praktisch im Sturm erobert hat – und dies trotz der heftigen Widerstände vieler Eiferer, die sich ihrem Erfolg entgegenzustellen versuchten.

Homöopathie und Allopathie

Als Homöopath habe ich in den bisher achtzehn Jahren meiner Praxis sehr viele emotionale Verletzungen gesehen, und ich erfuhr selbst zahlreiche persönliche Traumata. Ich habe dieses Buch aus dem Impuls meiner inneren Erfahrungen und der Beobachtungen in meiner Praxis geschrieben. Ich bin dabei zu der Auffassung gelangt, daß die allopathischen Heilmodelle – zum Beispiel die Anwendung von Chemotherapie und Chirurgie zur Unterdrückung von Krankheiten – oft unnötig und unwirksam, ja sogar schädlich sind. Die Aufhellung der Krankheitsursachen, der Hintergründe der emotionalen Reaktion, die zu einer Krankheit führte, und deren Auflösung sind hingegen eine äußerst wirksame Möglichkeit der Wiederherstellung unseres Wohlbefindens. Diese Überzeugung wird durch Hunderte von Ärzten bekräftigt, die ebendiese Erfahrungen immer wieder machen.

Selbstverständlich ist manchmal eine Operation unausweichlich, wenn man zum Beispiel einen Unfall hatte, und die Fertigkeiten der Chirurgen kann man nur bewundern. Auch bei einem eindeutigen Krankheitsbild, das zu lange sich selbst überlassen wurde, kann durchaus ein chirurgischer Eingriff notwendig sein: Ein neues Hüftgelenk ist immer noch besser als der Rollstuhl. Ebenso können bei einer lebensbedrohlichen Krankheit Antibiotika lebensrettend sein. Bei den akuten Krisen schwerer Krankheiten leistet die moderne Medizin oft Hervorragendes; andererseits aber sind ihre Schwächen bei vielen chronischen Erkrankungen unübersehbar.

Weil die Homöopathie ein ganzheitliches Heilverfahren ist, gehört es zu meinen Aufgaben, den Patienten sorgfältig zuzuhören, um mir ein Bild von ihren Krankheiten im

Kontext ihrer Lebensumstände machen zu können. Als Homöopath versuche ich, die Lebensweise sowie die Beschwerden und Erkrankungen zu einer homöopathischen und ganzheitlichen Synthese zusammenzuführen und eine geeignete homöopathische Heilbehandlung einzuleiten.

Daher höre ich mehr Persönliches als die meisten anderen Menschen. Ich höre Abertausende von Lebensberichten, die alle einmalig sind. Man erzählt mir die Geschichten von Krankheiten und Beschwerden mit allen Empfindungen des Alleingelassenseins, der Trauer, der Angst, des Entsetzens, der Zurückweisung, des Ärgers, der Lieblosigkeit und vieles mehr, die den Hintergrund bilden. Manchmal sind es Berichte von Katastrophen, Krieg, Gewalt und Mißbrauch. Manchmal höre ich von der Geheimpolizei, dann vom Stammesleben, ein andermal von wirklicher Armut. Oft liefern auch die Träume der Patienten Bilder und die Hintergründe zu den Traumata ihrer näheren und ferneren Lebensgeschichte. All dies verwebt sich zu einem Muster, in dem sich die individuelle Situation eines Menschen in einer tiefen und dennoch klaren Weise präsentiert, die, wenn man sie einmal wahrgenommen und verstanden hat, überall in der Welt in der menschlichen Familie wiederentdeckt werden kann.

Zum Aufbau dieses Buches

Im ersten Teil dieses Buches werden einige Grundgedanken und Beispiele für emotionale Traumata sowie die Krankheiten dargestellt, die aus ihnen entstehen können. Dies soll dem Leser helfen, seine eigenen inneren emotionellen Mechanismen und Traumata sowie auch diejenigen anderer zu erkennen. In Kapitel 2 werden Fallbeispiele geschildert, und Kapitel 3 befaßt sich ausführlicher mit den konkreten Auswirkungen dieser Ideen.

Im zweiten Teil des Buches ist dargestellt, wie man mittels homöopathischer Selbsthilfe oder mit der Hilfe eines Homöopathen mit diesen Traumata umgehen kann.

Teil 1

Emotionale Traumata und Leiden

1 Leiden und Trauma

Leiden

»Leben ist leiden«, heißt es in vielen indischen Lehren. »Das Leben ist schwer«, lautet der erste Satz des Bestsellers *The Road Less Travelled* von Scott Peck. »Jesus litt für uns am Kreuz.« Ich bin nicht überzeugt, daß wir leiden *müssen,* aber ich bin mir sicher, *daß* die meisten Menschen leiden. Leiden geschieht in den Traumata des Erwachsenwerdens, in Ereignissen wie Kriegen und wirtschaftlicher Rezession, in Krisen und in persönlichen oder überregionalen Katastrophen. Der Verlust eines Angehörigen, Krankheit, der Verlust des Arbeitsplatzes oder der Heimat sind Beispiele für traumatische Krisen.

Ich habe Menschen aus allen Teilen der Welt, aus allen Rassen und Ständen behandelt und dabei viel über das Leiden erfahren. Es ist, wie ich meine, eine universelle Erfahrung, die jeden betrifft.

Traumata

Ich schreibe in diesem Buch viel über die Ereignismuster hinter den Leiden, die ich Traumata nenne. Ich meine hiermit emotionale Traumata, die aus der Empfindung des Verletztseins entstehen. Wenn eine bestimmte Situation zu überwältigend wird, so daß wir sie nicht mehr verarbeiten können, dann wird das Trauma in unserem Inneren gespeichert. Ich bin der Überzeugung, daß alle unsere Dysfunktionen letztlich von einem Trauma herrühren, das wir weder zum Zeitpunkt des Ereignisses noch später verarbeiten können.

Wenn zum Beispiel unerwartet jemand stirbt, der uns nahesteht, müssen wir trauern; wenn wir aber nicht weinen können, weil wir vergessen haben, wie man weint, fügen wir uns Schmerz zu. Wenn wir dann später Symptome wie das chronische Müdigkeitssyndrom (CMS), Heuschnupfen oder Kopfschmerzen entwickeln, können wir oft keine Verbindung zu der unverarbeiteten Trauer mehr herstellen. Diese Art von Ursache und Wirkung ist aber der Leitgedanke, wenn wir Gesundheit verstehen wollen; das eine folgt auf das andere mit einer mechanischen Gesetzmäßigkeit. Wenn jemand krank wird und es sich nicht gerade um eine Infektionskrankheit wie Masern handelt, dann ist es sehr hilfreich, danach zu fragen, was davor geschehen war – ein Jahr, eine Woche oder eine Minute vor der Erkrankung. Man kann zwei Arten von Traumata unterscheiden: »grobe« und »subtile«.

Grobe Traumata

Bei groben Traumata handelt es sich um überwältigende und plötzliche Verletzungen. Häufig vorkommende grobe Traumata, bei denen Selbsthilfe möglich ist, sind schwere Krankheiten in der Familie, eine gescheiterte Liebesbeziehung, Vergewaltigung, Überfall, Ehescheidung, Trennung oder ein Todesfall.

In den ersten Lebensjahren können Inzest, Kindesmißbrauch, das Verlassen des Kindes, eine Adoption, eine schwere Geburt und vieles mehr beim Kind und beim Erwachsenen schlimme Traumata verursachen. In diesen Fällen ist oft Hilfe durch einen ausgebildeten Homöopathen notwendig.

Subtile Traumata

Subtile Traumata geschehen in einer nicht offenkundigen und daher oft schwer zu durchschauenden, heimtückischen Weise beim Kind, und zwar schon ab dem Zeitpunkt der Empfängnis. Sie können dadurch entstehen, daß das Kind bei Eltern aufwächst, die selbst an einer emotionalen Verletzung leiden und diese an das Kind weitergeben, zum Beispiel durch Grausamkeit, Mißbrauch, Traurigkeit, Rückzug, Sarkasmus oder distanziertes Verhalten. Eine Ohrfeige, beim Weinen nicht getröstet zu werden, Strafen, fehlende körperliche Zuwendung – wenn solche Dinge immer geschehen, kann dies für ein Kind zu einem schweren Trauma werden. Dies führt letztlich dazu, daß das Kind unbewußt eine Abwehrhaltung einnimmt, um mit der Empfindung fertig werden zu können, nicht geliebt zu werden.

In den Ländern, die ich besuche, erlebe ich es ständig, daß Kindern Verletzungen dieser Art zugefügt werden. In gewissem Umfang ist das unvermeidlich, weil auch die Eltern selbst oft schwer traumatisiert sind. Solche Haltungen und Handlungen erscheinen den betreffenden Erwachsenen oft belanglos – schließlich wurden sie von ihren Eltern auch nicht anders behandelt. Das kleine verletzliche Kind aber erfährt es vielleicht als eine äußerst schmerzhafte Emotion. Diese subtilen Traumata sind die Grundursache für unsere spätere Unfähigkeit, mit größeren Verletzungen umzugehen. Wenn wir als Kind nicht lernen zu weinen, dann können wir als Erwachsene auch nicht richtig trauern.

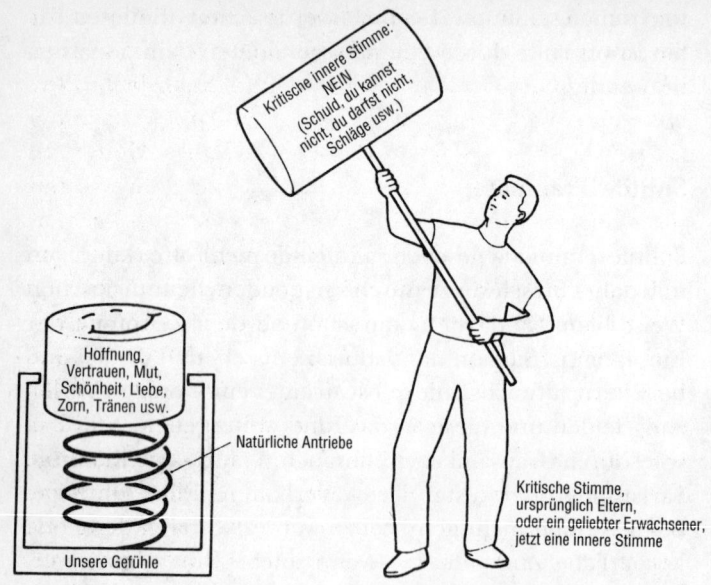

Abb. 1: Subtiles Trauma, das zur Ausbildung einer Abwehrhaltung führt

Es gibt aber ein noch subtileres Problem: Manche Kinder werden sensibel geboren und brauchen besondere Liebe und Zuwendung, um gedeihen zu können. Ich sehe oft kranke Kinder, deren Eltern ohne zusätzliche Hilfe und Unterweisung einfach nicht in der Lage sind, ihrem Kind genügend Liebe zu geben.

Eine Krankenschwester erzählte mir einmal, daß sie als Kind viel lachte. Ihr lautes Lachen ärgerte ihre Mutter so sehr, daß sie das Kind strafte. Es war mir bereits aufgefallen, daß sie um Mund und Kinn einen sehr angespannten Zug hatte, als ob sie ständig versuchte, ihren Mund unter Kontrolle zu halten. Dann erzählte sie mir, ihr Sohn lache ebenfalls viel;

und ich fragte sie, was sie empfände, wenn ihr Sohn lachte. Sie antwortete: »Ich werde so wütend, daß ich ihn schlage; ich kann einfach nicht anders.« Das alte Trauma beherrschte sie also noch. Ich fragte sie, was ihrer Ansicht nach der Grund dafür gewesen sein könnte, daß ihre Mutter ihr Lachen nicht ausstehen konnte, und sie sagte, ihre Mutter sei wiederum von ihrer Großmutter wegen ihres Lachens geschlagen worden. Man braucht nicht viel Phantasie, um sich noch einige Generationen weiter zurückzuversetzen und zu erkennen, daß hier ein klassisches, offenbar äußerst wirksames Trauma vorlag, das von Generation zu Generation weitergegeben wurde. Es war mir klar, daß die Beschwerden dieser Frau von diesem Trauma herrührten, und ich konnte nach einem geeigneten Mittel suchen, das die Kette des Leidens unterbrechen könnte. Ihre Hauptbeschwerde Verstopfung rührte von ihrer starren Haltung her. Traumata können auch durch unterdrückten Kummer, Zorn oder Ärger oder durch quälende Gedanken wie Haß, Treuebruch oder Zurückstoßung verursacht werden. Sie können durch Krisen zu Hause, in der Schule oder am Arbeitsplatz entstehen. Es gibt viele Situationen, in denen Ereignisse unser Leben traumatisieren können, wie zum Beispiel ein Unfall, der Verlust des Arbeitsplatzes, ein Umzug oder ein verdorbener Urlaub.

Alle diese Dinge geschehen heute und sind in der ganzen Geschichte geschehen. Die moderne Medizin hat das posttraumatische Streßsyndrom nach Kriegen und persönlichen Katastrophen erkannt und nimmt es ernst, indem sie es mit psychologischer Beratung und Unterstützung angeht. Dieses Buch handelt von solchen persönlichen Reaktionen auf Traumata, was immer ihre Ursache ist.

Die Einteilung in subtile und grobe Traumata läßt sich nicht so pauschal in allen Fällen anwenden. Ein scheinbar subtiles Trauma kann von einem Kind in seiner verletzlichen Phase als grobes Trauma erfahren werden. Die subtilen Traumata bewirken beim Kind einen Zustand verminderten Selbstwertgefühls, das seine Widerstandskraft schwächt, so daß spätere grobe Traumata eine verstärkte Wirkung haben und nicht verarbeitet werden können.

Man kann sicher sagen, daß Kinder, die mit unbedingter Liebe und intakten Gefühlsäußerungsmechanismen (Weinen, adäquate Äußerung von Aggressionen und so weiter) erzogen wurden, später gegen überwältigende grobe Traumata praktisch immun sind. Natürlich würden sie bei entsprechenden Ereignissen betrübt sein, aber sie würden sich davon von selbst wieder erholen oder bei Freunden und Verwandten Zuflucht suchen.

Solche Menschen sind allerdings selten. Im Westen scheint vom sozialen Gewebe nichts weiter als eine seichte, oberflächliche, bindungslose, fernsehsüchtige Gesellschaft übriggeblieben zu sein. Statt starker, weit verzweigter verwandtschaftlicher Bindungen und lebenslanger Freundschaftsbande haben wir heute in alle Welt zerstreute Familien, die nur noch über Telefon, lange Autobahnfahrten und Flugzeugreisen miteinander Verbindung aufnehmen können. Freundschaften sind durch die fortwährenden Verschiebungen in unserer geldorientierten Gesellschaft nur noch auf Zeit möglich. Die Menschen haben daher oft niemanden, dem sie sich anvertrauen können.

Der Schwarze Tod, die Pest, löschte in einem Zeitraum von einhundert Jahren in vielen Ländern Europas bis zu zwei Drittel der Bevölkerung aus. Unzählige Indianer fielen den Krankheiten und den Gewehren der weißen Eindringlinge zum Opfer, so daß nur ein kümmerlicher Rest von ihnen überlebte. Diese Ereignisse müssen eine unauslöschliche Spur im Gedächtnis der Überlebenden hinterlassen haben, die von Generation zu Generation weitergegeben worden sein muß.

Zu meinen Lebzeiten erfaßte ein furchtbarer Krieg die ganze Welt und hat ungeheure Verwüstungen hinterlassen, deren Spuren bis heute nicht getilgt sind. Neue Katastrophen bedrohen uns heute: der Treibhauseffekt, die Zerstörung der Ozonschicht, die Verschmutzung von Luft und Wasser, das Artensterben – Krisen, die einen großen Teil des Lebens auf dieser Erde auslöschen könnten, ökologische Katastrophen unvorstellbaren Ausmaßes, die Tiere, Pflanzen und die Erde in einer bisher nie dagewesenen Weise gefährden. Aids bedroht ganze Kontinente, und möglicherweise geht von anderen Seuchen wie dem Rinderwahnsinn eine ähnliche Gefahr aus. Manche Menschen sagen, daß die ganze Erde auf allen Ebenen heute eine tiefe Trauer erfaßt hat.

Es besteht keine Aussicht, daß die weltweiten Traumata ein Ende haben werden; sie sind heute epidemisch, und es sieht so aus, als ob dies so bleiben würde.

Die inneren traumatischen Empfindungen

Traumata stehen normalerweise mit bestimmten Kombinationen von Emotionen im Zusammenhang, zum Beispiel
Furcht, Zorn, Trauer und einem großen Mangel an Zuwendung. Diese sind meiner Meinung nach die primären Traumata.

Traumata gliedern sich in die Phase ihres Auftretens und
der Erholung. Es gibt eine Traumadynamik, die je nach
Selbstwertgefühl, früheren traumatischen Erfahrungen
und so weiter individuell verschieden ist. Es gibt heute
einige gut belegte und erforschte traumatische Muster, zum
Beispiel die Arbeiten von Elisabeth Kübler-Ross über das
Sterben und diejenigen von Alice Miller und anderen über
Gewalt und Mißbrauch.

Mangel an liebevoller Zuwendung scheint mir die Grundlage der meisten traumatischen Empfindungen zu sein, insbesondere von Isolierung, Zurückweisung, von Mangel an
Selbstvertrauen und mangelndem Selbstwertgefühl, wiewohl auch Furcht eine Rolle spielt. Wir alle leben in einer
Haltung, die die uns umgebende Liebe abweist. Wir alle
leiden dadurch an einem Mangel an Liebe. Der Ausweg
kann nur darin bestehen, Liebe zu geben und selbst liebevoll zu sein, nicht darin, Liebe zu erwarten. In diesem
Zusammenhang ist unter »Liebe« vor allem Güte zu verstehen, für jemanden dasein, ihm Vertrauen schenken und
dergleichen – ohne alle sexuellen Anklänge.

Nähren negativer Empfindungen

Nach meiner Erfahrung wirkt Furcht wie eine Mauer: Wir
haben Angst, das Gute um uns hereinzulassen. Wir verhal-

ten uns, als wären die Zuwendung und Unterstützung, die uns angeboten wird, bedrohlich.

Die Angst vor den Konsequenzen ist oft der Grund dafür, daß wir unseren Ärger unterdrücken. Durch Furcht verschärfter Ärger kann sich nach innen kehren und sich in Kummer und Verzweiflung verwandeln. Diese bilden dann die Grundlage für verwickeltere emotionale traumatische Zustände wie Depression, Schuldgefühle, Eifersucht, Einsamkeit, Enttäuschung, Mißtrauen, Gewalt, Mißbrauch, Suchtverhalten (Alkoholismus, Drogenabhängigkeit, Rauchen, Abhängigkeit von der Arbeit oder einer bestimmten Beziehung und so weiter), und all dies kann sich in den verschiedensten Beschwerden und Erkrankungen niederschlagen.

Wenn wir uns aus einem Zustand wie Einsamkeit, Haß oder Depression nicht mehr lösen können, sind wir in einen Teufelskreis geraten, in dem wir unsere negativen Empfindungen durch unsere Reaktionen auf den normalen Lebensalltag beständig vermehren. So verstärken wir zum Beispiel jedesmal unseren Haß, wenn wir unseren Ärger unterdrücken, statt ihm Ausdruck zu geben. Wenn wir aber unseren negativen Gefühlen nicht bei jeder nur denkbaren Gelegenheit neue Nahrung gäben, würden sie nach meiner Überzeugung wie ein Strohfeuer verlöschen.

Homöopathische Mittel bieten uns die Möglichkeit, das Feuer verlöschen zu lassen oder es aktiv zu löschen. Wenn wir dann die Chance ergreifen, uns zu erholen, uns zu verändern und das Leben wieder zu genießen, können alle Krankheitsprozesse aufgelöst werden.

Die dynamischen Stufen des Traumas

Ablehnung, Furcht, Schrecken, Kummer, Schock, Zorn, Isolierung, Weinen, Trennung, Wut, Verlorensein, Freude, Akzeptieren – all diese Stufen des Empfindens können bei der Genesung von einem Trauma durchlaufen werden, manchmal auch mehrmals, wobei jeder jeweils in einer anderen Phase länger verweilt und je nach seiner persönlichen Traumageschichte einen anderen Weg geht. So wird zum Beispiel jemand, der sich von einer Vergewaltigung erholt, während dieser Erholung eher Furcht, Entsetzen und Wut empfinden, während ein anderer, der sich vom Tod eines Angehörigen erholt, eher Schock, Alleingelassensein, Zorn und Trauer empfindet.

Ähnliches geschieht aber auch mit denen, die ein Verbrechen begangen haben. Wer eine schwere Straftat wie etwa eine Vergewaltigung begangen hat, wird diese Tat meist anfänglich leugnen. Die Behandlung muß sich hier zunächst darauf richten, den Betreffenden zur Einsicht in die Wahrheit zu bringen. Hieran schließt sich vielleicht die Einsicht in die Beweggründe für die Tat an; vielleicht war sie eine Reaktion auf die eigene Opferrolle in der Kindheit, wofür wieder eine andere Traumabehandlung notwendig ist.

Die Phasen bei dem Umgang mit dem Tod eines nahen Angehörigen können Nicht-wahrhaben-Wollen, Zorn, Schuldgefühle, Depressionen, Akzeptieren und schließlich die neue positive Hinwendung zum Leben sein.

Dies sind jedoch nur Möglichkeiten. Jeder Mensch durchläuft andere Gefühle je nach den verschiedenen Facetten seiner Vergangenheit und den Anknüpfungspunkten zu einer Erholungsmöglichkeit, die sich ihm anbietet. Bei manchen ist der Prozeß mit körperlicher Krankheit oder emotionalen Schmerzen verbunden, bei anderen nur mit einer kleineren Mißbefindlichkeit.

Die Ableugnungsphase

Wenn uns etwas zustößt, das uns überwältigt, und wir nichts dagegen unternehmen können, begraben wir dies sehr oft im Gewebe und in den Zellen unseres Körpers, um es gewissermaßen absichtlich zu vergessen. Dies ist manchmal die einzige Möglichkeit, die zu diesem Zeitpunkt auch richtig sein kann. Alle Traumata haben diese Eigenschaft: Was nicht sofort verarbeitet werden kann, wird »ausgeblendet« und im Inneren gespeichert. Später können die Verletzungen in vielerlei Weise als Neuinszenierungen, als Erinnerungen und Träume oder manchmal auch als Krankheiten wiederauftauchen. An einem bestimmten Punkt kann therapeutisches Eingreifen notwendig werden.

Ableugnung und Betäuben des Traumas treten zuerst auf; es ist eine typische Reaktion nach einem Unfall, daß der Betroffene umhergeht und sagt: »Mir ist nichts passiert«, auch wenn dies unübersehbar nicht der Fall ist. Die Ableugnungsphase kann Minuten, Stunden, Tage, aber auch Monate, Jahre oder auch Jahrzehnte dauern. Bei einem Inzest hält dies oft bis in das Erwachsenenalter an; bei einem Unfall kann es Minuten dauern, manchmal aber auch zwanzig Jahre.

Homöopathisches Arnica ist bekannt dafür, daß es die Nachwirkungen alter physischer Verletzungen fast beiläufig heilt. Wenn eine frische Verletzung mit Arnica behandelt wird, verschwinden manchmal auch die Nachwirkungen einer alten Verletzung wie zum Beispiel Arthritis: Irgendwo hatte sich der Körper in einem alten Verletzungsmuster festgefahren, das durch Arnica freigesetzt und aufgelöst wurde. In solchen Fällen waren die Muskeln seit dem Zeitpunkt der Verletzung angespannt und verkrampft. Dies ist nur möglich, wenn eine Empfindung oder ein Gedanke besteht, diese Anspannung aufrechtzuerhalten, wie unbewußt der Gedanke auch sein mag, und der vielleicht bei diesem Unfall im Bruchteil einer Sekunde auftrat.

Solche »ausgeblendeten« alten emotionalen Traumata veranlassen uns, die jeweiligen Ereignisse immer wieder neu zu inszenieren. Gewalttätiges Verhalten und Angst vor Gewalt, sexueller Mißbrauch und sexuelle Hemmungen, unerklärliche Depression und Schizophrenie und die verschiedensten Wahnvorstellungen, Einbildungen und psychischen Zustände beruhen praktisch immer auf wirklichen Ereignissen, die wir »vergessen« haben, weil wir sie zum betreffenden Zeitpunkt nicht verarbeiten konnten.

Verleugnung, Nicht-wahrhaben-Wollen, ist eine häufige Reaktion auf die Diagnose Krebs oder einer anderen schweren Erkrankung. Der Patient tut, als ob alles in bester Ordnung wäre, selbst wenn ihm der Arzt klar und deutlich gesagt hat, daß wenig Hoffnung besteht. Verleugnung kann in einer solchen Situation jede Chance einer Genesung zunichte machen, da sich erst nach Äußerung der Angst und Wut wieder innere Freude oder andere auflösende Empfindungen einstellen können. Wenn man in der Verleugnung festgefahren ist, wird der Heilungsprozeß blockiert.

Verleugnung tritt oft selbst dann auf, wenn ein Patient zum Arzt geht, um sich von einer Krankheit heilen zu lassen. Meist fehlt sowohl beim Patienten wie beim Arzt jedes Verständnis dafür, daß der Patient selbst Verantwortung für die Entstehung der Krankheit trägt, und beide verhalten sich so, als ob sie von etwas außerhalb des Patienten verursacht oder einfach Pech wäre. Wenn, wie es oft der Fall ist, die

Behandlung keine Heilung bringt, sondern lediglich ein Herumkurieren an den Symptomen mit immer mehr Nebenwirkungen und immer weniger positiven Wirkungen ist, kann die Verleugnung nicht enden.

Die medizinische Verleugnung

Die Anzeichen und Symptome einer Krankheit sind nicht die Krankheit selbst, sondern nur Ausdruck der Tatsache, daß »etwas nicht in Ordnung« ist. Diese Anzeichen sind die positive Aktivität des Immunsystems, das alles unternimmt, um das Problem zu beseitigen. Unterdrückung der Anzeichen ist praktisch die Ableugnung, daß etwas nicht in Ordnung sein könnte, und verzögert außerdem die Einleitung einer Heilungsstrategie. Dies kann das Immunsystem schädigen, weil ihm letztlich deutlich gemacht wird, daß es »unrecht« hat. Dadurch wird der Krankheitsprozeß oft noch verschärft.

Das Übertünchen der Risse mit allopathischen Mitteln ist ein sehr häufiges Verfahren, um Traumata in Krankheiten zu verwandeln. Ein Kloß in der Kehle ohne Tränen, häufiges Seufzen, Kopfschmerzen und Niesen sind Beispiele für blockierte traumatische Empfindungen, die in kleinere Beschwerden und Symptome übergegangen sind. Im späteren Leben können schwerere Erscheinungen auftreten. Was in unserem gegenwärtigen westlichen Gesundheitssystem als Gesundheitspflege hingeht, ist oft nur eine Verleugnung des Traumas. Dies drückt sich sogar in den Namen der Arzneimittel aus: Begriffe wie *Anti*biotika, *Anti*histamine, entzündungs*widrige* Mittel verdeutlichen das Ethos der Verleugnung, das die Grundlage und Substanz der Behandlung mit allopathischen Mitteln ist. Selbstverständlich sind diese

Mittel notwendig, wenn die Krankheit lebensbedrohlich oder sehr weit fortgeschritten ist oder wenn gute Alternativen wie die Homöopathie nicht verfügbar sind. Es kommt aber darauf an, daß diese Mittel in der richtigen Weise eingesetzt werden – und dies ist heute in aller Regel nicht der Fall.

Furcht und Angst

Wenn ein Trauma mit panischer Angst verbunden war, dann wird es wahrscheinlich in irgendeiner Weise wiederauftauchen.

Ich wurde einmal von einem bulligen Mann mit einem Messer angegriffen; die Klinge war so lang wie mein Arm. Mein unmittelbarer Instinkt war, es mit ihm aufzunehmen, aber nach der ersten klaffenden Wunde wurde mir die Torheit meines Verhaltens klar, und ich rannte davon. Danach hatte ich einige Wochen lang auf der Straße Angst. Furcht und panische Angst entstehen durch Überfälle, Kriege, Bombenexplosionen, Stürze oder Unfälle, und zwar auch dann, wenn der Betreffende keine physischen Verletzungen davonträgt. Beispiele hierfür finden sich im nächsten Kapitel.

Wut und Zorn

Nach einer Krise, einem Überfall, einer Bestrafung oder einem Ärger kann sich Zorn gegen den oder die Betreffenden regen, die man für die traumatischen Ereignisse verantwortlich macht. Dieser Zorn kann sich auch innerlich in Form von Schuldgefühlen oder Selbstvorwürfen äußern:

»Hätte ich nur etwas (oder nichts) unternommen.« Wut kann eine durchaus angemessene Emotion sein, die aber sehr häufig unterdrückt wird, weil sie als sozial inakzeptabel gilt.

Zorn tritt bei Verlust eines Angehörigen ebenso auf wie bei gewalttätigem Mißbrauch, und wenn er nicht zum Ausdruck gebracht wird, kann eine Depression entstehen.

Trauer

Trauer entsteht normalerweise nach einem Verlust. Weinen ist eine positive Möglichkeit, sie zu äußern, und ein wichtiges Element des Heilungsprozesses.

Genesung

Nach den negativen Gefühlsäußerungen folgen verschiedene Einsichten, Erkenntnisse und neue Begründungen, warum man leben und lieben will. Zu diesem Zeitpunkt heilen Menschen ihre gescheiterten Beziehungen, lösen sich von belastenden Beziehungen, schlagen neue Lebenswege ein, akzeptieren Situationen, fällen wichtige Entscheidungen oder entspannen sich einfach und genießen, was sie haben. Nachfolgend beschreibe ich einen Fall aus der Praxis, der den Prozeß beispielhaft darstellt, wie er nach Einnahme eines homöopathischen Mittels eintrat. Natürlich sind nicht alle Fälle so beeindruckend:

Ich brach ohne Grund in ein heftiges Schluchzen aus, und ich hatte das Gefühl, daß es wegen des alten Mißbrauchs war. Ich war so wütend auf den Täter, daß ich zu schreien und zu weinen begann, und dann bekam ich Angst, weil ich glaubte, daß ich verrückt werden würde. Dann bekam ich eine schreckliche Wut auf meine Mutter, weil sie mich nicht geschützt hatte; sie muß es gewußt haben, oder sie hätte es wissen müssen. Ich bekam Schuldgefühle, weil ich ihr Vorwürfe machte, aber ich hatte das Gefühl, daß sie mich im Stich gelassen hatte; sie war nie wirklich für mich da, vor allem nicht in Krisenzeiten. Später wurde mir klar, daß ich in meinem Leben einen falschen Weg eingeschlagen hatte und daß ich an meinem Platz bleiben und eine Bestandsaufnahme machen mußte.

Die Betreffende durchlief also Kummer, Zorn, Furcht, Wut und Vorwürfe, Schuldgefühle, Erkenntnisse, Neuausrichtung und Genesung. Dieser Prozeß wird manchmal mehrmals durchlaufen, bevor eine vollständige Heilung eintritt.

Natürliche Traumaauflösung

Wenn Sie einen sympathischen Menschen kennen, der Ihnen zuhört, jemanden, bei dem Sie sich sicher fühlen, jemanden, auf den Sie wütend sein können, oder wenn Sie sich einer Sportart oder sonstigen Aktivität widmen, bei der Sie Ihren Gefühlen Raum lassen können (Fußball, Tennis, Golf, Squash, Schwimmen, Tanzen, Musik, Theater, Dichtung – was immer Ihnen Spaß macht), dann haben Sie bessere Chancen, ein Trauma aufzulösen.

Die Genesung von einem Trauma kann – unmittelbar oder zu einem späteren Zeitpunkt – in natürlicher Weise eintreten. Weinen, Kichern, (viel) Reden, Fluchen, Lachen, Scherzen, Schluchzen, Gähnen, Seufzen und Zittern sind sämtlich Möglichkeiten der Genesung von alten und neuen

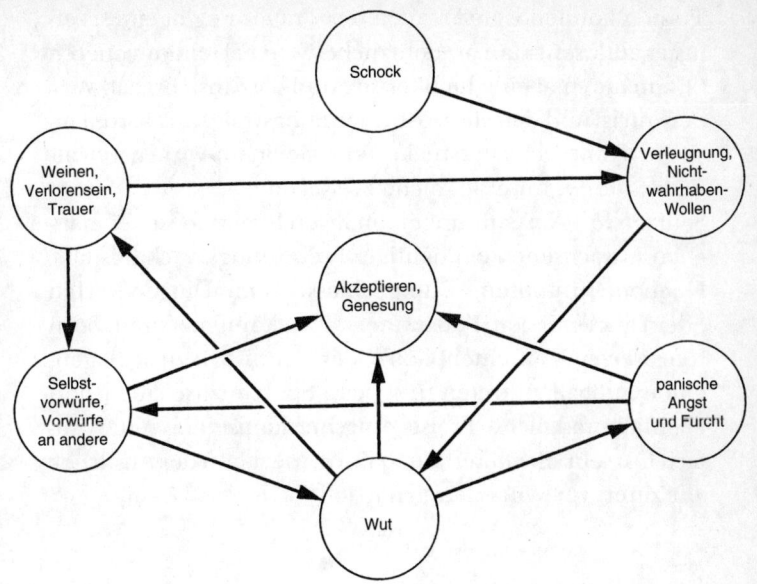

Abb. 2: Stationen des Traumas

Traumata. Tritt andererseits eine der vorstehenden Gefühlsäußerungen immer wieder auf, kann dies ein Zeichen dafür sein, daß man in einem Trauma festgefahren ist.

Furcht läßt sich oft durch Kichern auflösen. Komiker, die in unserer Kultur die Funktion von Heilern haben, bringen uns durch Gags oder Späße, die durch ihre Anzüglichkeit verlegen machen, zum Kichern. Verlegenheit ist eine Form von Furcht, einer Furcht zu lachen, einer Furcht, die Aufmerksamkeit auf sich zu ziehen. Wenn wir einmal ausgiebig gelacht haben, fühlen wir uns oft besser – es hat sich etwas gelöst. Ich weiß von einem Krebspatienten, der sich viele lustige Videos ansah und sich gesund lachte!

Tränen können viele Formen der Trauer wegen eines Verlustes auflösen. Man braucht nichts weiter als einen sicheren Ort, manchmal eine Liebkosung und die Einsicht, daß Weinen gut ist und sich alles löst. Stimmungsvolle Musik, romantische Filme, Theaterstücke und Gedichte wirken oft als Katalysatoren für eine solche Freisetzung.

Seufzen löst Anspannungen im Zwerchfell und ist bei manchen Erwachsenen ein häufiger Freisetzungsmechanismus. Fluchen, Schimpfen, »Dampf ablassen«, mit Dingen werfen oder Dinge mit dem Fuß umherstoßen können helfen, Zorn freizusetzen. Auf einen Golf- oder Tennisball zu schlagen, einen Fußball zu treten und beim Sport zuzuschauen sind ebenfalls mögliche Freisetzungsmechanismen. Auch Zittern löst sehr oft aufgestauten Zorn, wie schon der Ausdruck »Er zittert vor Wut« deutlich macht.

Hemmung der natürlichen Traumaauflösung

Die Mechanismen, durch die Kinder emotionale Traumata auflösen können, sind häufig blockiert. Dies ist sehr oft dann der Fall, wenn die Eltern, der Lehrer oder ältere Geschwister Gefühlsregungen nach einem Programm unterdrücken, das sie selbst als Kind verinnerlicht haben. Sie unterbinden oder hemmen die spontanen Auflösungen (Kichern, Schreien, Weinen und so weiter) oft deshalb, weil es sie an ihre eigenen unaufgelösten Traumata erinnert. Die Wendung »Hör schon auf zu weinen« drückt dies beispielhaft aus. Meist ist die Botschaft »Hör auf zu weinen« von einer impliziten Drohung begleitet, manchmal einem Klaps oder sehr oft mit dem Versuch einer Ablenkung (»Schau mal, da ist doch …«).

Wenn diese Unterdrückung wiederholt wird, lernt das Kind

dadurch, nicht zu weinen (oder zornig zu sein, zu tanzen, neugierig zu sein und so weiter), doch wird dabei auch die Richtigkeit der natürlichen Reaktionen des Kindes verleugnet, seiner natürlichen Wesensart. Wenn diese sehr häufige Form von »Erziehung« systematisch durchgeführt wird, werden dadurch das Weinen oder andere Reflexe blockiert, die uns als Auflösungsmechanismen dienen, und es entstehen im späteren Leben Verhärtungen.

Die lösende Gefühlsäußerung des Weinens wird oft schon früh unterbunden, vor dem dritten Lebensmonat oder im ersten Lebensjahr. Dies ist bei Jungen häufiger als bei Mädchen, da bei Mädchen Tränen im allgemeinen akzeptiert werden, während bei Jungen eher Zorn toleriert wird. Häufig findet man pervertierte Gefühlsäußerungen: Wenn ein Ventil blockiert wird, wirkt ein anderes als schlechter und untauglicher Ersatz. Zum Beispiel weinen manche Mädchen und Frauen, wenn sie eigentlich wütend sind, und sie leiden daher unter dem Trauma unterdrückten Zorns. Dies kommt daher, daß man ihnen verboten hat, wütend zu werden, weil es gesellschaftlich nicht akzeptabel ist. Umgekehrt können Knaben und Männer einem Trauertrauma unterliegen, weil sie nicht weinen können; sie reagieren sogar mit Zorn, wenn sie in Wirklichkeit traurig sind.

Natürlich sind diese Beispiele sehr stark vereinfacht und geradezu stereotyp, weil viele Menschen beiderlei Geschlechts nicht weinen oder wütend werden können; dennoch sind solche Traumata häufig.

Angstinduzierte Hemmung

Die Angstprogrammierung kann mit einer ängstlichen, übervorsichtigen Mutter beginnen, die ihre Kinder nicht in die Nähe von Feuer, Abgründen, Teichen und anderen »Gefahren« läßt, oder die übermäßig besorgt ist, wenn die Kinder krank sind, selbst wenn es verläßliche Heilmittel gibt und keine ernsthafte Gefahr besteht. Durch Aufforderungen wie »Bleib da weg« oder »Laß das« lernen Kinder, ihrer Neugierde nicht nachzugeben und sich so zu verhalten, als ob an jeder Ecke furchtbare Gefahren lauerten. Wenn ihnen irgend etwas Neues begegnet, sind sie konditioniert, eine Haltung übermäßiger Vorsicht einzunehmen, und sie engen ihre Lebensaktivitäten oft auf das ein, was ihnen bekannt und vertraut ist.

Diese Form einer negativen Traumatisierung ist besonders schädlich, weil Ängstlichkeit die Äußerung so vieler anderer Dinge blockiert.

Die Somatisierung

»Komprimierte« Gefühle

Ein Kind wurde, wenn es aufgeregt oder durcheinander war, von seinen Eltern gerügt. Weinen wurde durch freundliche, aber ablenkende Kommentare unterbrochen, und Begeisterung wurde auf ein Lächeln herabgedämpft. Die Eltern hatten die Angewohnheit, ihre Schultern hochzuziehen und zusammenzuziehen; wenn man das versucht, wird man feststellen, daß es sehr schwerfällt, in dieser Haltung Empfindungen zu haben. Das Kind lernte, seine Eltern mit demselben Hochziehen und Zusammenziehen der Schultern nachzuahmen, und »komprimierte« dadurch seine Gefühle. Im Laufe der Monate und Jahre gewöhnte sich das Kind diese Haltung an und blieb sehr dünn. Es hatte sein Trauma somatisiert und es zu einem Teil seiner Lebensbefindlichkeit gemacht. In dieser Weise werden viele Körperhaltungen von den Eltern auf die Kinder übertragen, in denen sich unterdrückte emotionale Reaktionen und festsitzende Traumata ausdrücken.

Essen als Kompensation

Ein Baby lernte, daß immer, wenn es Kummer hatte, Essen oder eine Puppe da war, um es zu beruhigen. Das Mädchen bekam bei jedem Weinen die Flasche, gleichgültig, ob es Hunger hatte oder nicht (das Weinen eines Babys kann bedeuten: Füttere mich, nimm mich, wechsle meine Windeln, ich langweile mich, spiele mit mir, drehe mich um, mir ist heiß/kalt und so weiter). Heute ißt das Mädchen genau wie ihre Eltern bei jedem Kummer und wird ebenso dick wie ihre Eltern, die vermutlich eine Generation zuvor in derselben Weise erzogen wurden (dies ist vereinfacht dargestellt: Das Kind wehrt sich anfänglich gegen solche Vorgehensweisen und muß subtilem Druck in irgendeiner Form unterworfen werden, bevor es nachgibt).

Vaterverlust als Krankheitsursache

Ein vierzehnjähriger Knabe kam wegen eines Ekzems zu mir. Mit Ausnahme einer Lungenentzündung, die er als Sechsjähriger hatte, war er sein ganzes Leben gesund gewesen. Mir fiel sein trauriger Blick auf. Ich fragte ihn zunächst nach seinem Vater, und die prompte Antwort lautete: »Er ging weg, als ich fünf war.« Es war mir klar, daß er seinen Vater vermißte und daß die Trauer hierüber vermutlich die Lungenentzündung ausgelöst hatte (Trauer wirkt sehr stark

auf die Lungen und führt häufig zu Erkrankungen im Brust-
bereich). Seine Augen verrieten mir, daß er immer noch litt,
traumatisiert und in chronischer Trauer war.

Ich mußte mehr über ihn in Erfahrung bringen und fragte
ihn daher nach seinen Hobbys. Er spielte Fußball. In welcher Position? Linksaußen. Ich fragte ihn, warum er Linksaußen spielte, und er sagte mir, daß er das Gefühl hatte, daß
es ihn immer auf diese Seite »zog«. Dadurch wurde mir klar,
daß er sich auf seiner linken Seite sicherer fühlte, die für das
weibliche Prinzip steht (in seinem Fall die Mutter). Wie man
weiß, steht die linke Körperhälfte für die weiblichen Eigenschaften (Gefühle, Intuition, Empfänglichkeit, Geben), die
rechte für die männlichen (Körperkraft, Handeln, Logik),
die wir alle haben, unabhängig von unserem biologischen
Geschlecht.

In diesem Fall war es vor allen Dingen notwendig, daß der
Knabe entweder seinen Vater sehr regelmäßig sah oder
andere Männer fand, mit denen er eine Beziehung aufbau-
en konnte (in den Vereinigten Staaten gibt es speziell für
diesen Zweck die Organisation der »Buddies«). Eine meiner
Fragen war: »Warum ist das Ekzem jetzt erschienen?« Seine
Mutter vermutete, daß es der Übergang in das Mannesalter
war, der ihm jetzt in der Pubertät zu schaffen machte und
den Streß verursachte. Das Fehlen des Vaters trat jetzt
schmerzlich in den Vordergrund.

Das Trauma hatte diesen Knaben stark geprägt. Es färbte
seine ganze Lebenswahrnehmung, und die Trauer sprach
überdeutlich aus seinen Augen. Es bestimmte seine Position
auf dem Fußballfeld, es bestimmte seine Krankheiten, die
akute Lungenentzündung ebenso wie das chronisch wiederkehrende Ekzem, und prägte sein Leben tiefgreifend. Dies
gilt für jedes Trauma, das nicht behoben wird.

Vererbte Tendenzen

Nichtaufgelöste Verletzungen und Erkrankungen, die auf alte Traumata zurückgehen, haben oft eine Vorgeschichte, die bis zu unseren Eltern und Großeltern reicht. Die Geschichte mit dem Lachen (siehe Seite 26 f.) ist ein Beispiel hierfür. Traumata können sogar jahrhundertealt sein. Es ist sicher interessant, einmal in seiner eigenen Familie nach traumatischen Strukturen zu suchen. Beginnen Sie mit Ihren ältesten Verwandten; ihre Erzählungen enthüllen vielleicht einige sehr interessante Zusammenhänge. Vielleicht entdecken Sie in sich selbst noch einen Nachhall davon.

Es gibt Philosophen, die sagen, daß es nichts wirklich Neues gibt. Dieser Sichtweise zufolge hätten alle Traumata schon immer bestanden und sind in Ihrer Familie seit vielen Generationen vorhanden.

Nehmen wir ein Beispiel. Ein Baby ist ein unerwünschtes fünftes Kind, das die Frau geboren hatte, nachdem die Familienplanung längst abgeschlossen war. Das Kind wächst mit dem ständigen intensiven Gefühl auf, daß es unerwünscht ist, und dies wirkt sich auf seine eigenen Kinder aus, weil es sein eigenes Trauma neu inszeniert, indem es sich nicht um sie kümmert und sich kalt und gefühllos ihnen gegenüber verhält.

Dies kann sich über Generationen fortsetzen. Die Eifersucht der »dritten Generation« ist nach meiner Erfahrung ein ziemlich häufiges Problem.

Familiarität des Traumas

Ich bin oft erstaunt, wie sehr sich innerhalb einer Familie Haltung, Gesichtsausdruck, Körperform, Gestalt, Bewegungen, Sprache, Ausdrucksformen und Interessengebiete ähneln. Auch die Traumata können dieselben sein: Sie werden im Inneren als Erinnerungen, Gedanken und Empfindungen, in den Muskeln als Verspannungen, in der Haltung zum Beispiel in Form einer eingesunkenen Brust oder einer gebückten Haltung, in den Zellen und überhaupt im ganzen Körper aufbewahrt. Traumata äußern sich auch in Form von Erschöpftheit, Vitalitätsmangel und unterdrückten Gefühlen, die im Inneren schwelen.

Wirkungen von Traumata im täglichen Leben

Über- und Unterreaktionen

Oft werden schmerzliche Ereignisse wegen der oben beschriebenen Programmierung und Blockierung in einem gewissen Umfang unterdrückt oder beschränkt. Die Ansammlung kleinerer Traumata ballt sich dann meist zu einem einzigen großen Trauma-»Kloß« zusammen, der mit jedem neuen kleinen Trauma größer wird, bis sich dies schließlich als Krankheit manifestiert. Sooft dann ein neues Trauma auftritt, bringt es als Reaktion eine entsprechende Empfindung, aber auch alle bisherigen damit verbundenen Empfindungen zum Vorschein. Die Folge ist eine Über- oder Unterreaktion. Nachfolgend will ich zwei Beispiele für die Wirkung »überfrachteter« Traumata anführen.

Wenn jemand auf Ihren Zehen steht, dann wäre die angemessene Reaktion, ihm dies sofort und direkt zu sagen: »Sie stehen auf meinen Zehen – würden Sie bitte schnell weggehen?«

Eine traumatisierte Überreaktion wäre etwa: »Geh sofort von meinen Zehen runter, du Idiot, oder ich schlag dir eins in die Fresse.« Dies ist natürlich eine überzogene Bemerkung, die keinen Grund angibt und unterdrückte alte Wut, ein tiefes Trauma, Zorn und aufgestaute Gewalt, eine aggressive Haltung anzeigt.

Wenn man andererseits mit einer leisen, schüchternen Stimme und einem lieben Lächeln sagt: »Entschuldigen Sie bitte, äh, würde es Ihnen etwas ausmachen, einen Schritt zur Seite zu treten« und ebenfalls keinen Grund nennt, dann wäre dies ein Hinweis auf eine beträchtliche Verinnerlichung, auf eine Unterdrückung von Zorn und eine Opferhaltung.

Nicht in der Gegenwart sein

Alle alten traumatischen Zustände hemmen und überlasten unsere Reaktionen auf den gegenwärtigen Augenblick und halten uns an alte Verhaltensmuster gefesselt. Anstatt in angemessener Weise auf den Augenblick zu reagieren, schleppen wir Ballast aus der Vergangenheit mit: Wenn man zum Beispiel vom Tod eines Nachbarn hört, wird man von der schmerzlichen Erinnerung an den Tod eines eigenen Angehörigen überwältigt.

Wenn man in Furcht erzogen ist, verfährt man in der Regel bei allem, was man tut, äußerst vorsichtig, hat Angst vor allem Neuen und haßt Veränderungen. Wenn man selbst als Kind Gewalt ausgesetzt war, neigt man wahrscheinlich seinen eigenen Kindern gegenüber zu Gewalt, schlägt sie und reagiert auf kleinere Verfehlungen völlig überzogen.

Durch Traumatisierung neigt man oft dazu, andere beherrschen zu wollen, sie zu kritisieren und zu mißbrauchen, statt sie zu unterstützen und zu ermuntern.

Wiederholung

Wenn sich ein Trauma im Inneren festgesetzt hat, wird es oft beständig wiederholt. Wenn sich jemand zum Beispiel von Kummer nicht lösen kann, dann gibt es wahrscheinlich in seinem Leben besonders viele Situationen, die Kummer bereiten. Ein halbwüchsiges Mädchen, das Ablehnung durch ihren Vater erfuhr, der die Familie verließ, als sie noch ein kleines Kind war, behielt eine idealisierte Vorstellung von ihm. Sie neigte daher unbewußt dazu, Freunde anzuziehen, die ihrem Vater ähnelten, und erfuhr wiederum Ablehnung. Es war ihr nicht bewußt, daß sie diesen Prozeß ständig wiederholte. Ebenso wird ein Mädchen, das im Mutterschoß von der Abtreibung bedroht war, vermutlich Freunde wählen, von denen etwas Bedrohliches ausgeht und die gewalttätig sind.

Sehr viele Menschen kennen die Erfahrung, daß sie sich, wenn sich etwas Unangenehmes ereignet, in der Weise traumatisiert fühlen, daß sie an eine ähnliche Erfahrung in der Vergangenheit erinnert werden und sie den Schmerz des alten Ereignisses zusätzlich zu dem aktuellen Schmerz empfinden.

In der Praxis scheint es so zu sein, daß wir, wenn wir einmal ein Trauma in uns tragen, Ereignisse anziehen, die zu einem Wiederauftreten der Empfindungen der alten Traumata führen. Dies nenne ich »Neuinszenierungen«.

In diesen Wiederholungen liegt eine gewisse Logik. Wir sind innerlich traumatisiert, und unsere tiefinnere Heilungsintelligenz sucht nach Möglichkeiten, das Problem zu lösen.

»Neuinszenierungen«, die uns an die alten Traumata erinnern, können durchaus ein aktiver Schritt zur Heilung sein. Wenn wir hierdurch Hilfe erlangen, die wirklich sinnvoll ist, können dadurch alle alten Traumata geheilt werden. Wenn diese aber einmal geheilt sind, besteht keine Notwendigkeit zu weiteren Wiederholungen mehr, sofern eine wirkliche innere Auflösung und äußere Verhaltensänderungen eingetreten sind.

In jeder Lebenskrise liegt also der Keim zu unserer vollständigen Genesung. Deshalb ist es so wichtig, daß man jede Krise als dasjenige begreift und schätzt, was sie ist, nämlich ein summarischer Ausdruck von allem, was falsch ist.

In der Homöopathie sagen wir, daß die Symptome und Krankheitsanzeichen eines Menschen der Versuch des Körpers sind, auf Falsches hinzuweisen. Sie sind nicht die Krankheit oder das Trauma, sondern nur deren Anzeichen. Sie sind, wenn man so will, ein Spiegel von allem, was mit dem ursprünglichen Trauma zusammenhängt. Damit sind die Ereignisse des Lebens, insbesondere diejenigen, die wir als traumatisch und belastend empfinden, die Anzeichen und Symptome von »Neuinszenierungen« unserer tiefsten Traumata. Indem wir die Neuinszenierungen wahrnehmen, können wir die ursprünglichen Traumata entschlüsseln. Das ist eine außerordentlich hilfreiche und praktische Möglichkeit, Geschehnisse der Vergangenheit aufzuklären. Dies bedeutet, daß man die Vergangenheit von der Gegenwart aus entschlüsseln kann (und umgekehrt).

Hier kommt wieder jenes universelle Prinzip zur Geltung, daß es zu jeder Wirkung eine gleich große und entgegengesetzte Gegenwirkung gibt.

Wiederholte Traumata und Berufswahl

Auch in der Berufswahl kann eine Neuinszenierung liegen. Hierfür gibt es viele klassische Beispiele – die nachfolgenden sind sämtlich aus der Realität genommen:

- der Tierarzt, der als Kind nur bei Tieren emotionale Geborgenheit fand;
- der Detektiv, der als Knabe getäuscht wurde;
- der Polizist, der als Kind geschlagen wurde;
- der Chirurg, der als Kind viele Operationen über sich ergehen lassen mußte;
- der Osteopath, der unter strenger Zucht gehalten wurde;
- die Prostituierte, die sexuell mißbraucht wurde;
- das einsame Kind, das viel las und Bibliothekar wurde;
- der spirituelle Lehrer, der nach der Geburt von seiner Mutter getrennt wurde;
- das Mädchen, das konditioniert wurde, seiner Mutter zu helfen, um Anerkennung zu erhalten, und das heute in einem sozialen Beruf arbeitet.

Eine primäre Traumatisierung hat in unterschiedlich starkem Maße Einfluß auf die Lebensweise des Betreffenden, entweder durch die Berufswahl oder die Ausdrucksform in seiner Lebensweise. Dies gilt für Popstars und Politiker, Milliardäre und Büroangestellte gleichermaßen. Ich kenne viele Menschen, bei denen das Bemühen, sich von der Vergangenheit zu befreien, fast zu einer Obsession wurde, und doch blieben diese Strukturen erhalten. Unser Leben ist eine einzige große Traumastruktur, der vergleichsweise gesunde Teile eingegliedert sind. Der Mensch ist, wie einer meiner Lehrer einmal sagte, ein »lose zusammengefügtes Bündel kaum zusammenpassender Attribute«. Die Heilung solcher Traumata ist daher kein einfacher Prozeß.

Zwang- und suchthafte Lebensweisen spiegeln den traumatisierten Zustand und den Versuche wider, vor ihm die
Augen zu verschließen, ihn zu leugnen und ihn gleichzeitig
voll auszuleben. Ich zähle hierzu Beziehungssüchtige, die in
einer Beziehung leben müssen, um sich geborgen fühlen zu
können, Alkoholiker, Drogensüchtige, Raucher, Menschen,
die zwanghaft helfen müssen, Freßsüchtige, Workaholics,
Fernsehsüchtige und einfach alle Menschen, bei denen eine
bestimmte Tätigkeit das ganze Leben beherrscht. Dies sind
die lebensgroßen Neuinszenierungen, bei denen eine fixe
Ausdrucksform das Verhalten dominiert. Man kann auch
Krankheit als eine Form von Sucht sehen, wobei sich Verhalten in Krankheit verwandelt.

Neuinszenierungen in einem starren Rahmen

Manche Situationen können permanent belastend sein, ohne daß sich eine Möglichkeit anbieten würde, sie zu ändern.
Sie sind als permanente Streßursachen zu betrachten, die
sich nicht beseitigen lassen. Natürlich kann man sagen, daß
es im Leben immer Streß gibt, daß Streß für den individuel-
len und kollektiven Fortschritt unverzichtbar ist, und möglicherweise ist dies auch richtig. Uns geht es hier aber um
Fälle, in denen sich ein Mensch nicht aus einer sehr stark
belastenden Situation lösen kann.
Nehmen wir den Fall eines Mannes mit einer gut bezahlten
Stelle in einer Gegend mit hoher Arbeitslosigkeit. Seine
Kollegen sagen vielleicht: »Sie haben vielleicht Glück, hier
Arbeit zu haben.« Er weiß, daß Stellen rar sind, und er ist
der Ernährer einer fünfköpfigen Familie. Aber er haßt seine

Arbeit. Nach vielen kleineren Erkrankungen zieht er sich eine Erkältung zu, die sich auf die Brust schlägt und aus der sich eine Lungenentzündung entwickelt. Dies ist die einzige Möglichkeit, eine »Atempause« zu bekommen, um sich vom Streß zu erholen.

Manche Tätigkeiten passen einfach nicht zu bestimmten Menschen, und Krankheit kann der unbewußte Versuch sein, sich »Luft« zu verschaffen. Die Arbeit kann unter solchen Bedingungen ein fortgesetztes Trauma und eine wiederkehrende Krankheitsursache sein.

Ein trauriges Beispiel für überwältigenden Streß ist ein »mißratenes« Kind, das drogensüchtig wird und von seiner Mutter immer mehr Geld verlangt, um sich mit Drogen versorgen zu können. Die Mutter, die ihr Kind abgöttisch liebt, zahlt. Später sitzt das Kind jahrein, jahraus nur noch vor dem Fernsehgerät. Kein Arzt und kein Psychiater können helfen. Die Mutter ist vollkommen unfähig, hierüber zu sprechen, auch mit ihrem Mann – der Schmerz ist zu groß. Der Vater findet Trost und Ablenkung bei seinen Freunden in der Kneipe nebenan. Die Mutter, die sich aus der ihr unerträglich erscheinenden Situation nicht zu lösen vermag, leidet schwer darunter; sie erkrankt schließlich an Krebs und stirbt.

Solche Ereignisse sind vielleicht selten; weniger extreme Fälle sind aber an der Tagesordnung.

Selbstverständlich kann man solche Situationen beheben. Möglicherweise ist sich aber der Betreffende ihrer gar nicht bewußt, oder er hat Angst, sie zu ändern, oder es bestehen wirtschaftliche Zwänge. Nicht jeder ist bereit oder willens, die Anstrengung zu unternehmen, doch sind Veränderungen notwendig, wenn eine Heilung eintreten soll. Letztlich hat man in sehr schwierigen Situationen nur die Wahl, sich entweder bewußt zu ändern oder unbewußt durch Krankheit oder andere traumatische Ereignisse verändert zu werden.

Die Wirkung von Erbkrankheiten

Erbkrankheiten sind oft ein schweres Problem für Kinder. Solche Krankheiten beeinträchtigen häufig die ganze Kindheit und bedürfen der Hilfe des Arztes.

Hinter Tuberkulose als Krankheitstrauma verbirgt sich letztlich Zorn, der als Trauer in den Lungen gespeichert wird, und auf dieser Grundlage entwickeln sich wie bei jeder schweren Erkrankung endlose Beschwerden der Atemwege, ständig wiederkehrende Erkältungen und so weiter. Selbstverständlich ist es das beste, solche Krankheiten möglichst schon vor der Empfängnis zu heilen; der Unterschied zwischen Kindern, die vor und nach der Behandlung von Krankheitstraumata empfangen wurden, kann sehr bemerkenswert sein. Krankheitstraumata werden in Kapitel 2 ausführlicher behandelt.

Komplikationen bei Traumata

Doppelbindungen, die die Heilung behindern

Eine Doppelbindung ist eine Situation, in der gerade diejenige Person, die einem in einer Krise helfen könnte, selbst an der Krise beteiligt ist oder sogar ihre Ursache ist.

Wenn der Ehepartner stirbt und man einen guten Freund hat, kann man mit ihm darüber sprechen und sich erholen. Wenn aber dann der beste Freund stirbt, liegen die Verhältnisse anders. Nach der Bestattung ist man alleine, und man hat niemanden, der einem nahesteht und an den man sich wenden könnte. Dies ist die Doppelbindung, die eine Erholung wesentlich schwieriger macht.

Wenn man geschieden wird und der Ehepartner der engste Vertraute war, dann hat man niemanden mehr, dem man sich anvertrauen und mit dem man alles besprechen kann. Beim Inzest ist der Täter oft ein Elternteil, und der andere Elternteil duldet dies stillschweigend, so daß das Kind niemanden hat, an den es sich mit seinem Kummer wenden kann. Dasselbe gilt für Vertrauensbruch und viele andere Situationen.

Bei einer Doppelbindung ist also oft der »Traumatisierer« derjenige, bei dem der Traumatisierte normalerweise Hilfe suchen würde.

Der paradoxe Faktor

Traumata scheinen sich wegen eines sehr auffälligen menschlichen Instinkts festzusetzen und inszeniert zu werden. Der Mensch versucht Probleme dadurch zu lösen, daß er das genaue Gegenteil dessen tut, was notwendig wäre. Wenn man zum Beispiel seine Eltern nicht ausstehen kann und etwa sagt: »So wie sie will ich nicht werden«, dann wird man mit größerer Wahrscheinlichkeit gerade so wie sie, wenn man sich von ihnen abwendet und Distanz zu ihnen hält. Um Persönlichkeitsprobleme zu lösen, die auf die Eltern zurückgehen, ist es besser, in ihrer Nähe zu bleiben und die Irritationen in seinem Inneren aufzuarbeiten, da sie sonst wachsen und sich verhärten. Wenn man einem Problem ausweicht, wird es nicht gelöst, sondern verschärft. Sich dem Problem zu stellen ist der Weg durch das Nadelöhr.

Dieses obengenannte paradoxe Verhalten scheint eine dem Menschen angeborene Reaktion auf Probleme zu sein. Wegzulaufen, statt an ihnen zu arbeiten, sie zu ignorieren, statt sich ihnen zu stellen, sich loszukaufen, statt geduldig zu sein, den Kopf in den Sand zu stecken – all dies ist die Ursache dafür, daß sich Traumata festsetzen.

Heilen

Krankheit als Krise

Krankheiten können als etwas Positives gesehen werden. Sie sind Krisen, die durch die innere Notwendigkeit entstehen, alte Traumata aufzulösen und unser inneres und äußeres Leben zu verändern. Sie sind Krisen – aber Krisen sind keine Katastrophen.

Kenntnis des Traumas ist hilfreich

Die Kenntnis der Natur des zugrundeliegenden Traumas kann sehr hilfreich sein, wenn man in Erfahrung bringen will, wie man eine Lösung für das Trauma wie auch für seine Folge, nämlich die Erkrankung, erreichen kann. Dies kann auch einen Hinweis darauf liefern, wie lange der Heilungsprozeß in Anspruch nehmen wird und anhand welcher Anzeichen man feststellen können wird, daß die Heilung in Gang gekommen ist.

Erkenntnisse über Traumata – wie man mit ihnen lebt, wie man sich von ihnen erholt oder wie man sie mildert – können auch eine große Hilfe für die elterlichen Aufgaben und das Leben im allgemeinen sein. Andererseits ist es aber möglich, die Heilung mit homöopathischen Mitteln zu unterstützen, ohne das Trauma zu kennen.

Mißerfolge beim Heilen

Wegen der Hartnäckigkeit, der Tiefe und der Komplexität des Traumageschehens genügt oft eine oberflächliche Heilung nicht. Selbst eine jahrelange herkömmliche oder alternative Behandlung kann unwirksam bleiben, wenn sie nicht an die Wurzeln des Traumas gelangt. Viele therapeutische Ansätze kratzen nur an der Oberfläche. Die Verabreichung allopathischer Mittel zur Behandlung von Symptomen tut nicht einmal das; sie übertüncht nur die Risse und fördert die Verleugnung. Sie ist in keiner Weise ein Versuch einer Heilung.

Ich habe die Erfahrung gemacht, daß viele energetische und vitalisierende Therapien wie zum Beispiel Homöopathie, Akupunktur, Psychotherapie und Osteopathie nicht an die Wurzeln von Krankheit und Trauma gelangen, weil die Therapeuten und Patienten die Tiefe des Problems nicht richtig einschätzen oder die entsprechende Lösung nicht kennen. Zur Auflösung tiefer Traumata müssen die Kernprobleme ganz gezielt angesprochen werden, und dies über Monate und oft auch Jahre. Notwendig ist auch die Ausbildung einer neuen Grundhaltung, neuer Funktionsmechanismen, wenn spätere Traumata verarbeitet und nicht erneut angesammelt werden sollen. Es muß Unterstützung bei der Entwicklung neuer Formen der Äußerung von Zorn, Furcht und Trauer bei entsprechenden Ereignissen angeboten werden, statt solche Gefühlsregungen einzusperren. Aus all diesen Gründen ist eine Heilung nicht einfach und wird durchaus nicht immer erreicht.

Heilen Sie die Traumata, und die natürlichen Prozesse des Betreffenden werden wieder greifen und die Krankheiten zum Verschwinden bringen. Die Heilmaßnahmen gehen das Trauma an; dann tut der Körper in natürlicher Weise das, woran ihn das Trauma gehindert hat.

Meine Freunde in anderen therapeutischen Richtungen gehen im Prinzip in dieser Weise vor. Heiler verfahren ebenso. Massagetherapeuten tun es. Osteopathen tun es. Psychotherapeuten tun es in ähnlicher Weise ebenso. Dies ist der universelle Prozeß, den wir alle durchlaufen müssen, um uns von Traumata zu erholen und ein erfülltes Leben führen zu können.

Zusammenfassung

In diesem Kapitel habe ich Ideen und Erkenntnisse skizziert, die ich über das menschliche Leben gewonnen habe. Diese Ideen tauchen in anderem Gewand in allen Systemen auf, die versuchen, das Dilemma des Menschen zu verstehen, und dies ist in keiner Weise mehr als ein flüchtiger Einblick. Ich hoffe jedoch, daß dies den Leser wenigstens zu einem Grundverständnis des Traumas hingeführt und ihm verdeutlicht hat, daß das Wesen von traumatisch bedingten Erkrankungen in blockierter Energie zu sehen ist.

Im weiteren wird der Leser mehr über Traumata erfahren, und es werden grundlegende Informationen gegeben, die für die Herbeiführung einer Heilung auf homöopathischem Wege oder als Wegweiser zu sonstiger professioneller ganzheitlicher Hilfe nützlich sein können.

2 Emotionale Heilung

Die nachfolgenden wahren Lebensberichte von Menschen illustrieren viele der häufigen Traumata, die die Menschheit heute als Ganzes durchmacht. In einigen dieser Fälle wäre eine homöopathische Selbsthilfe möglich, in anderen müßte ein Fachmann zu Rate gezogen werden.

Diese Lebensgeschichten sollen auf mögliche Traumata aufmerksam machen und das Verständnis für den Prozeß vertiefen. Meist hebe ich jeweils einen bestimmten Aspekt besonders hervor, doch überschneiden sich die Fälle stets und haben viele Aspekte. Ich stelle eine Vielzahl von Problemen vor, die natürlich in keiner Weise alle bekannten Traumata abdecken; sie sind vielmehr eine Auswahl, die meine eigenen Erfahrungen wiedergibt.

Die Fallbeispiele beginnen mit Trauer und Schmerz über einen Verlust, da diese am häufigsten sind; es folgen Traumata im Mutterschoß, bei der Geburt, während der Zeit des Heranwachsens und im Erwachsenenalter. Ich habe versucht, eine gewisse Gliederung durchzuhalten, doch läßt sich das wirkliche Leben nicht in Kategorien pressen.

Es ist mir bewußt, daß ich manche Fälle vereinfacht habe, so daß sie hier banal erscheinen. Dies entspringt teilweise der Notwendigkeit, die Anonymität der Menschen zu wahren, die mir ihre Geschichte anvertraut haben, teils dem Bestreben, exemplarische Fälle vorzuführen, da sich meiner Erfahrung nach viele persönliche Lebensberichte auf ein einfaches, aber sehr wirksames Trauma zurückführen lassen.

Traumata durch Trauer

Tod des Ehepartners

Eine ältere Frau kam zu mir in die Praxis. Ihr Mann war vor kurzem gestorben, und seither traten bei ihr wieder klimakterische Beschwerden auf, unter anderem starke Hitzewallungen. Der Arzt hatte ihr eine Hormonersatztherapie vorgeschlagen, doch wußte sie intuitiv, daß dies nicht die Lösung war.

Im Gespräch stellte sich heraus, daß sie den Verlust noch nicht genügend beweint hatte. Die Trauer saß noch fest, und sie seufzte im Gespräch immer wieder. Hier war Ignatia notwendig, um ihre Gesundheit wiederherzustellen.

Ihr Trauma war frische Trauer, wobei die Doppelbindung hinzukam, daß sie niemanden hatte, mit dem sie hätte sprechen können, denn ihr verstorbener Mann war ihr einziger Vertrauter gewesen. Erschwerend wirkte ihre Überzeugung, daß man sich »zusammennehmen« müsse; sie glaubte, daß sie mit ihrem Kummer niemandem zur Last fallen dürfe. Auch ihr Arzt hatte das tatsächliche Problem nicht erkannt.

Fälle wie diesen gibt es immer wieder. Ignatia war hier das homöopathische Mittel der Wahl, weil es ihr half, leichter zu weinen, statt die Tränen ständig zurückzuhalten, und so konnten auch ihre klimakterischen Symptome verschwinden.

Frustration und Trauer

Sharon war knapp vierzig und war nach einer gescheiterten ersten Beziehung in zweiter Ehe glücklich verheiratet. Sie hatte seit einigen Jahren leichtes Asthma, das in letzter Zeit sehr viel schlimmer geworden war.

Sharon wollte von ihrem jetzigen Ehemann ein Kind bekommen, was jedoch nicht gelang. Untersuchungen ergaben, daß ihre Eileiter verschlossen waren. Mehrmals wurde eine künstliche Befruchtung versucht, jedoch ohne Erfolg. Nachdem sie einen allerletzten Versuch unternommen hatten, gelang es schließlich doch.

Die bisherigen Versuche hatten jedoch so oft Hochstimmung erzeugt, die jedesmal mit einer Enttäuschung endete, und sie war so oft verzweifelt und niedergeschlagen gewesen, daß der Erfolg dies schließlich nicht mehr ausgleichen konnte. Zudem war Sharons Vater, den sie zärtlich liebte, vor einem Jahr gestorben. Es lag also ein komplexes Symptomenbild von Frustration und Trauer vor.

Für ihr verschlimmertes Asthma brauchte sie vor allen Dingen Ignatia, um die Anspannungen der Empfängnisversuche abzubauen und um den Tod ihres Vaters besser verwinden zu können.

Tod der Mutter bei der Geburt

Eine Mutter starb bei der Geburt ihres Kindes, während das Kind selbst überlebte. Der Tod der Mutter beruhte auf einem Kunstfehler, den die Ärzte zunächst vertuschen wollten, der aber bei der Obduktion offenkundig wurde. Der Vater war untröstlich; er fühlte sich wütend und verletzt. Leider hing auch er der Überzeugung an, daß man sich nichts anmerken lassen dürfe, und er sprach nicht über seine Gefühle. Jahrelang unterdrückte er seinen Kummer. Für das neugeborene Mädchen bedeutete dies, daß es nicht nur unter dem Verlust seiner Mutter zu leiden hatte, sondern auch bei einem Vater aufwuchs, der schwer traumatisiert und innerlich selbst »abwesend« war, das heißt für sie nicht »da«, weil er mit seinem eigenen Schmerz beschäftigt war.

Was wird geschehen, wenn das Mädchen selbst Kinder haben wird? Wenn diese doppelte Verlassenheit und dieser doppelte Kummer nicht aufgelöst werden, wird sie möglicherweise selbst keine Kinder haben wollen. Wenn sie dennoch schwanger wird, wird sie vielleicht tief im Inneren Angst davor haben, sterben zu müssen; wenn dies in ihr Bewußtsein gelangt, wird sie vielleicht befürchten, wie ihre Mutter im Kindbett sterben zu müssen und zusätzlich Kummer wegen ihres Vaters/Ehemannes haben. Vielleicht verkrampft sie sich bei der Geburt so sehr, daß ein Kaiserschnitt notwendig wird. Und das Kind – wieviel Angst und Kummer wird es im Mutterschoß aufnehmen?

Wie man einer erwachsenen Frau in einer solchen Situation helfen kann, hängt davon ab, wie das Trauma letztlich geschah, und davon, ob möglicherweise mehrere Traumata vorliegen. Solche komplexen Traumata müssen oft schrittweise behandelt werden, das letzte Trauma zuerst, so daß sie sich in umgekehrter zeitlicher Reihenfolge auflösen können. In diesem Fall müßte man möglicherweise so vorgehen, daß man zuerst den Kummer und dann die Zurückweisung/das Verlassensein behandelt. Bei mehrfachen Traumata gilt die Regel, daß man sich zuerst um dasjenige kümmert, das »oben« liegt, wie es sich möglicherweise in den »Neuinszenierungen« äußert, und dann den Anzeichen und Symptomen folgt, wenn sie zu dem tieferliegenden, älteren Problem hinführen. Dabei können einzelne Traumata, die in engem zeitlichem Abstand aufeinanderfolgten, später erst in einem Abstand von Monaten und Jahren wiederauftauchen.

Selbstverständlich hätte sich in obigem Fall der Verlauf wesentlich ändern können, wenn der Vater zum Zeitpunkt des Todes Ignatia bekommen hätte und das Kind ebenfalls behandelt worden wäre. Es ist nie zu früh, Kinder zu behandeln, und sie sprechen hervorragend auf homöopathische Mittel an.

Ein todkranker Knabe

Ein etwa neunjähriger Knabe hatte eine schwere Nierenerkrankung. Sein Fall wurde von vielen der besten Ärzte untersucht, und es wurden keine Kosten gescheut. Als der Junge dem Tode nahe war, untersuchte ihn im Krankenhaus ein Homöopath. Es stellte sich heraus, daß sich die Eltern in einer langwierigen und erbitterten Scheidungsauseinandersetzung befanden, und der einzige Grund, warum sie überhaupt noch miteinander sprachen, war die schwere Krankheit ihres Kindes. Der Arzt stellte fest, daß das Kind sehr unter dieser Trennung litt.

Der Knabe bekam Ignatia, ein homöopathisches Mittel bei Enttäuschungen/Kummer/Verlust, und vier Tage später ging er zur völligen Überraschung aller selbst in das Sprechzimmer, schwach, aber unbestreitbar auf dem Weg der Besserung. Die Trennung war ein überwältigendes Trauma, das die Ärzte übersahen, weil sie nur gelernt haben, auf körperliche Krankheitssymptome zu achten, insbesondere in schweren Fällen, und erst recht, wenn ein tödlicher Ausgang droht.

Traumata im Mutterschoß

Traumata im Mutterschoß können bei vielen Gelegenheiten entstehen. Zwei klassische Zeitpunkte sind die Empfängnis und der Zeitpunkt, zu dem die Schwangerschaft bekannt wird. Beispiele hierfür sind nachfolgend gegeben. Die Verfassung der Eltern zum Zeitpunkt der Empfängnis spielt eine ganz entscheidende Rolle; ich bin der Meinung, daß dies der wichtigste Moment überhaupt ist, da hier für das Kind die Grundlage für das weitere Leben gelegt wird.

Trauma vor der Geburt

Zwei Menschen begegneten einander nach beiderseits gescheiterten Beziehungen. Die Frau wurde schwanger. Sie bemerkten zu spät, daß sie einen Fehler gemacht hatten, blieben aber wegen des Kindes zusammen. Bald haßten sie einander und gaben unbewußt dem Kind dafür die Schuld. Dies war für das Kind verheerend. Es wuchs mit einem ständigen Zorn heran, ohne zu wissen, woher diese Empfindung kam. Als Erwachsener hatte der Mann häßliche rote Pickel, in denen sich diese Wut ausdrückte.

Solche sehr frühen Traumata können dem Betreffenden unbekannt bleiben, wodurch es sehr schwierig ist, sie in den Griff zu bekommen. Eltern enthalten Kindern solche Informationen oft vor, weil sie Schuldgefühle haben oder nichts von den Spätfolgen ahnen. Solche Informationen können aber durch Wiederholungen entdeckt werden. In manchen Fällen ist es dabei möglich, aus Bruchstücken die ganze Geschichte wieder zusammenzusetzen. Hilfreiche Informationsquellen sind oft Onkel und Tanten.

Ein unerwünschtes Kind

Ich erinnere mich an einen Fall, in dem eine Frau sich ein Kind wünschte, ihr zweites, während ihr Mann nichts davon wissen wollte. Sie wurde ohne sein Wissen schwanger, und sie sagte ihm nichts, bis es zu spät war. Er war wütend und verlangte, daß sie das Kind trotzdem abtreiben lassen sollte.

Man muß sich einmal vorstellen, was unter diesen Voraussetzungen im Mutterschoß geschieht. Das Kind spürte vermutlich, daß es unerwünscht war – es kam autistisch zur Welt, unfähig zur Kommunikation. Die ersten beiden Jahre seines Lebens wollte sich der Knabe nicht von seinem Vater nehmen lassen. Er bekam jedesmal einen Wutausbruch, in dem sich die unterdrückten Gefühle des Vaters und zugleich sein eigener Zorn widerspiegelten, auch wenn ich bezweifle, daß der Vater dies wahrnahm. Und selbst wenn dies der Fall gewesen wäre – was hätte er tun können? Wie hätte er ein solches Trauma in sich selbst und in dem Kind ungeschehen machen können?

Die Idee des vollkommenen Kindes

Man hört oft, daß ein neugeborenes Kind im Zustand der Vollkommenheit sei. Aber die Verfassung der Eltern bei der Empfängnis, ihre Reaktion auf die Schwangerschaft bieten bereits vielfältige Möglichkeiten vorgeburtlicher Traumata. Es gibt daher keine Babys ohne Trauma, auch nicht zum Zeitpunkt der Geburt. Selbst die bloße Erörterung einer Abtreibung kann schon eine Wirkung haben.

Der Gedanke, daß Ereignisse im Mutterschoß Folgen für das Kind nach der Geburt haben können, wird von neueren wissenschaftlichen Befunden gestützt. Wissenschaftler haben bei Patienten, die jetzt im achten Lebensjahrzehnt stehen, die aktuelle Krankengeschichte und die Anamnese im Mutterschoß überprüft und sehr zuverlässige Entsprechungen zwischen Erlebnissen im Mutterschoß und Erkrankungen im späteren Leben festgestellt. Aus diesen Ergebnissen ziehe ich den Schluß, daß es bei jedem Organ oder Körpersystem während seiner Bildung eine kurze kritische Phase gibt, in der äußere Einwirkungen den Wachstumsprozeß beeinträchtigen können. Eine kurze Störung kann Auswirkungen auf das ganze weitere Leben eines Menschen haben und zu einer Schwäche des betreffenden Bereichs führen. Eine Krise während der Schwangerschaft kann der entscheidende Faktor für die Todesursache sein. Die Wissenschaft unterstützt diese These, indem sie auf die Tatsache verweist, daß vierzig von siebenundvierzig Ebenen der Zellteilung beim Wachstum zwischen Empfängnis und körperlicher Reife im Mutterschoß stattfinden. Es leuchtet daher ein, daß die Zeit im Mutterschoß die kritischste Phase des Lebens ist.

Bei der Geburt befindet sich das Kind also durchaus nicht im idealen Zustand der Vollkommenheit. Babys werden traumatisiert geboren und inszenieren diese Traumata ab ihrem ersten Atemzug. Eine schöne, liebevolle Umgebung sollte daher während der Schwangerschaft und der ersten Jahre nach der Geburt oberstes Ziel sein, denn dies legt die Grundlage für die spätere Gesundheit des Kindes. Die Realität steht hierzu in krassem Widerspruch: Praktisch alle Eltern sind noch in ihren eigenen frühkindlichen Traumata befangen und werden unvermeidlich zu Rollenmodellen für das Kind, das diese Traumata wiederholt. Allerdings ist dies kein Anlaß zu Verzweiflung oder Schuldgefühlen. Ich bin von Eltern von kleinen Kindern umgeben (einschließlich meiner Tochter und Enkelin), die mit Erfolg versuchen, bessere Eltern zu sein als ihre eigenen Väter und Mütter.

Geburtstraumata

Viele wissen nicht, daß bei der Geburt eine Fülle von Traumata auftreten können, und doch gilt diese Zeit in manchen Kreisen gerade als die entscheidende Zeit für Traumata.
Die Regressionsforschung hat gezeigt, daß sich der Geburtsvorgang in vier Phasen gliedern läßt.

– Im Uterus, anfänglich ein Zustand relativer kosmischer Seligkeit. Wir befinden uns in einer warmen, harmonischen Flüssigkeit, vor der Außenwelt geschützt, die wir aber dennoch wahrnehmen können. Zunächst ahnen wir unsere Umgebung nur; später fühlen wir sie. Jemand, der in seinen Beziehungen sehr empfindsam ist, könnte also ein sehr frühes »In-utero-Trauma« haben. In den späteren Phasen der Schwangerschaft werden uns äußere Einflüsse zunehmend bewußt; wir spüren, was emotionell in unserer Mutter vorgeht, und wir spüren die Wirkungen von Tabak, Alkohol und so weiter. Wir beginnen jetzt, die Wirkungen der unvollkommenen Realität außerhalb des Mutterschoßes zu spüren.
– Wenn die Wehentätigkeit einsetzt, werden wir mit unerträglichem Druck zusammengepreßt; wir haben das Gefühl zu ersticken und eine Empfindung der Verzweiflung.
– Die Austreibungsphase beim Geburtsvorgang erscheint uns als eine einzige Katastrophe, als Weltuntergang, als furchtbare Schlacht, ein Kampf auf Leben und Tod, eine tödliche Bedrohung, und oft glauben wir zu sterben.

– Am Ende der Austreibungsphase tritt das Gefühl einer
   Befreiung und Wiedergeburt, nicht einer Geburt auf.

Natürlich bekommen wir es oft auch mit ärztlichen Eingriffen zu tun. Die Geburtszange verursacht möglicherweise ein
physisches Trauma und die Empfindung eines schweren
körperlichen Angriffs, die ein Leben lang Bestand haben
kann. Wenn man sich nicht vom Geburtsprozeß zu lösen
vermag, kann dies zu Erstickungsgefühlen und Angstzustän-
den beim Gedanken an den Tod führen, die unter Umständen jahrelang bestehenbleiben. In den ersten Augenblik-
ken des Lebens kann die Trennung von der Mutter zu einer
überwältigenden Verlassenheitserfahrung führen. Studien
haben gezeigt, daß Babys, die unmittelbar nach der Geburt
auch nur wenige Minuten von ihrer Mutter getrennt werden, später weniger gut an der Brust trinken, und eine
längere Trennung kann die Grundlage für viele intensive
Ablehnungsempfindungen im späteren Leben sein. An den
Beinen hochgehalten zu werden, Schläge, um die Atmung
in Gang zu bringen, die Verabreichung von Spritzen werden
als schwere Angriffe empfunden.
Einer meiner Kollegen praktiziert Rebirthing. Er sagte mir,
daß dies ursprünglich eine Yoga-Praxis war, um Traumata
im Körper aufzulösen. Als diese Technik in westlichen Ge-
sellschaften angewandt wurde, stellte man fest, daß sie eine
Vielzahl von Geburtstraumata zum Vorschein brachte, weshalb sie die Bezeichnung »Rebirthing« erhielt. Hunderte
von Menschen praktizieren heute Rebirthing, das eine gute
Möglichkeit zur Entdeckung der eigenen Geburtstraumata
ist, wenn die eigenen Eltern nicht darüber sprechen wollen.
Man kann sich natürlich fragen, warum Menschen glauben,
daß es sich bei ihren Erlebnissen um Geburtstraumata handelt; deshalb will ich nachfolgend einige der klassischen

Beschreibungen solcher Erlebnisse wiedergeben, die Menschen mir im Gespräch gegeben haben:

– »Es ist wie ein enges Band um den Kopf.«
– »Es fühlt sich an, als ob mein Kopf zusammengepreßt würde.«
– »Ich träumte, daß ich in einem Tunnel sei« (hier liegt oft die Wurzel einer Klaustrophobie).
– (Aus einem Traum:) »Ich war an einem nassen und haarigen Ort.«
– »Ich träumte, daß ich an einem dunklen, feuchten Ort war, an dem ich mich aber zugleich sicher fühlte.«
– »Ich sah ein Licht am Ende des Tunnels.«
– »Wenn ich wirklich verstört bin, rolle ich mich zu einer Kugel zusammen.« (Was bedeutet, daß der Mutterschoß der letzte Ort war, an dem sich der Betreffende wirklich sicher fühlte.)

Es ist erstaunlich, daß die Details so plastisch wiedergegeben sind und dies alles doch unverstanden bleibt. Eine meiner Schülerinnen erläuterte mir einmal einen ganzen Fall, ohne eine der versteckten Botschaften zu erkennen. Als ich sie auf einige Zusammenhänge hinwies, konnte sie es selbst nicht fassen, daß sie ihr entgangen waren.

Medizinische Forschung

Die Suizidforschung hat festgestellt, daß das Geburtstrauma bei Selbstmördern einen erheblichen Einfluß auf die Wahl der Todesart hat: Wenn bei der Geburt viele Arzneimittel verabreicht wurden, begeht der Erwachsene möglicherweise Selbstmord mit Tabletten (und ich würde hieraus auch den Schluß ziehen, daß eine verstärkte Neigung zum Drogenmißbrauch besteht). Wenn das Kind bei der Geburt unter Sauerstoffmangel litt, dann kommt es am ehesten zum Selbstmord durch Ersticken; und wurde die Geburt mechanisch beschleunigt, zum Beispiel mit Hilfe einer Zange, dann geschieht der Selbstmord häufig in einer mechanischen Weise, etwa durch Erhängen. Dies paßt auch auffallend zu dem oben beschriebenen Phänomen der »Neuinszenierung« (siehe Seite 51). All dies weist darauf hin, welche überragende Bedeutung Geburtstraumata haben.

»Neuinszenierung« bei der Geburt

Einen verläßlichen Hinweis darauf, welche Probleme bei der Geburt auftreten könnten, liefern die Ereignisse bei der Geburt der Mutter oder des Vaters, da eine Neuinszenierung durchaus wahrscheinlich ist. Auch die Ereignisse bei davorliegenden Geburten sollten berücksichtigt werden.

Wenn der Vater bei seiner Geburt beinahe gestorben wäre, dann kann die Gefahr auch beim ersten Sohn bestehen. Wenn ein Elternteil beinahe von der Nabelschnur stranguliert worden wäre, dann könnte dies auch beim ersten Kind der nächsten Generation der Fall sein. Wenn Vater oder Mutter als Neugeborenes nicht trinken wollten, dann wiederholt sich dies möglicherweise in der nächsten Generation beim selben Geschlecht. Neuinszenierungen treten nach meinen Erfahrungen immer wieder auf, und zwar oft mit einer unglaublichen Präzision und Konsequenz. Wie dies geschieht, ist schwierig zu verstehen, aber meine eigenen bitteren Erfahrungen und diejenigen meiner Patienten haben mir gezeigt, daß dies eine verläßliche Gesetzmäßigkeit und ein sehr häufiges Phänomen ist.

Bei der Geburt können also alte Traumata wiederkehren, die in einem Zusammenhang mit den Ereignissen bei der Geburt der Mutter und/oder des Vaters stehen. Dabei können auch eventuelle Geburtstraumata derjenigen, die an der Geburt teilnehmen, wieder an die Oberfläche kommen – und dies ist meiner Ansicht nach ein Grund mehr, sich für eine Hausgeburt zu entscheiden.

Der Ort der Geburt

Aufgrund meiner eigenen Geburtserfahrungen und aufgrund der Hunderte von Geburtsberichten, die ich gehört habe, trete ich mit allem Nachdruck dafür ein, daß Geburten, insbesondere die erste, wenn irgend möglich zu Hause und *mit einem Minimum an ärztlichen Eingriffen* durchgeführt werden sollten.
Stellen Sie sich nur einen Augenblick vor, daß die bei Ihrer Geburt anwesenden Ärzte und Hebammen unter Schrecken geboren wurden, auch wenn sie sich dessen nicht bewußt sind. Stellen Sie sich weiterhin vor, daß sie während ihrer Ausbildung dramatische Beispiele vor Augen geführt bekamen, was alles bei der Geburt geschehen kann. Stellen Sie sich vor, daß sie all dies im Bewußtsein haben, und denken Sie an die schöpferische Macht der Gedanken. Sobald es bei der Geburt irgendwelche Probleme zu geben scheint, drängen bei ihnen sofort alle jene Ängste vor extremen Komplikationen an die Oberfläche. Denken Sie auch an den Zeitdruck des Personals, den Zwang, die eigene Laufbahn nicht zu gefährden und gesetzliche Auflagen zu erfüllen, die Normen der krankenhausüblichen Praxis und so weiter. Alle diese Traumata und Ängste sind hier gegenwärtig, während die Mutter doch vor allen Dingen eine

ruhige, gelassene, friedliche und liebevolle Umgebung
braucht.

Aus diesem Grund empfehle ich, sich mit möglichst wenig
medizinischem Personal zu umgeben, sofern man nicht
sicher ist, daß dieses seine eigenen Traumata bewältigt hat.

Mechanische Geburtstraumata

Ein zu frühes Durchtrennen der Nabelschnur kann ein
Trauma sein und ist nicht immer notwendig. Meine zweite
Tochter wurde zu Hause mit der Nabelschnur um ihren
Hals geboren. Angesichts der Tatsache, daß meine erste
Tochter in der Klinik bei voller ärztlicher Versorgung durch
eine Nabelschnurumschlingung starb, hätte ich in Panik
geraten können. Aber ich blieb ruhig, und als die Hebamme
hastig nach der Schere griff, schlug ich ihr vor, die Nabelschnur vorsichtig über den Kopf zu ziehen, da sie sicherlich
lang genug sei. Sie tat dies, und die Geburt lief natürlich ab.
Zur Erleichterung der Geburt wird oft ein Scheidendamm-
schnitt durchgeführt, bevor sich der Damm in natürlicher
Weise dehnen oder einreißen kann. Letzteres ist aber nur
natürlich und heilt besser, sofern der Riß nicht zu groß ist
(wiewohl viele auch dies in Frage stellen). Ein Dammschnitt
wird oft als Angriff auf einen sehr intimen Bereich empfunden, wie gut er auch gemeint sein mag. Diese Empfindung
eines Angriffs kann sich auf den ganzen Körper ausdehnen.
Das homöopathische Mittel, das ein solches Trauma oft
heilt, ist Staphisagria. Einige wenige Dosen lindern den
Zorn und die Empfindung des Mißbrauchs und bewahren
die Frau vor der Empfindung, vergewaltigt worden zu sein,
insbesondere wenn die sexuellen Beziehungen wiederauf-
genommen werden (nach einer Entfernung der Gebärmut-

ter ist bei vielen Frauen jegliches Interesse an sexuellen Beziehungen erloschen, und der Grund hierfür könnte sehr wohl in der Empfindung des Angriffs oder des Verlustes liegen, die wieder an die Oberfläche kommt, wenn sie versucht, den Verkehr auszuüben). Da es vielen Menschen sehr schwerfällt, ihren Gefühlen Ausdruck zu geben oder sie auszusprechen, vor allem in solchen sensiblen Dingen, ist oft eine Auflösung ohne Hilfe unmöglich.

Ein Kaiserschnitt hinterläßt eine Frau oft in tiefem Zorn. Wenn dieser nicht geäußert wird, kann er sich nach innen wenden und in das bekannte postpartale Depressionssyndrom übergehen.

Wenn sich die Geburt hinzieht, kann dies daran liegen, daß die Mutter nicht loslassen will. Hier können tiefsitzende Trennungstraumata an die Oberfläche drängen, wofür Pulsatilla angezeigt ist.

Arnica ist sehr wirksam bei physischen Traumata und den damit verbundenen Emotionen. Es ist daher bei der Geburt gegen den Wehenschmerz hilfreich und erweist sich oft auch danach als sehr nützlich.

Geburt und Kindheit

Trennung bei der Geburt und danach

Die Trennung kann bereits bei der Geburt geschehen. Das Baby kommt vielleicht einige Tage in die Säuglingsabteilung; dort wird es von den Schwestern gefüttert, aber ansonsten bleibt es allein und ohne menschliche Nähe. Manche Babys erleiden nach der Geburt eine tagelange Trennung, weil die Mutter schlafen und sich von einer »schweren« Geburt erholen möchte. Nicht selten verbringen zu früh geborene Babys bis zu einem Monat im Inkubator und sehen während dieser Zeit ihre Mutter nur selten.

Nach meiner Kenntnis ist die Isolation in einem Inkubator oft eine verheerende psychologische Erfahrung, die das Baby für das ganze Leben verletzt und ihm eine tiefe und grundlegende Empfindung des Alleingelassenseins einprägt (siehe das Stramonium-Bild in Kapitel 8 und das Stichwort Isolierung auf den Seiten 182 und 190). Dies legt es meiner Meinung nahe, auf Inkubatoren zu verzichten. Es gibt etwas Besseres: In einem bestimmten Land waren keine Inkubatoren mehr erhältlich, weshalb man auf die Idee kam, die zu früh geborenen Babys am Körper ihrer Mütter festzubinden. Zur Überraschung der Ärzte überlebten diese Babys besser als diejenigen in den Inkubatoren.

Weil nicht erkannt wird, wie sehr diese Traumata in die Tiefe gehen, wird dem Kind zwar Aufmerksamkeit zuteil, aber niemals so viel, daß es sich wirklich erholen könnte, weil die Eltern nicht wissen, wie groß der angerichtete Schaden ist. Die Isolationserfahrung geht daher mit einer Doppelbindung einher, und es besteht keine Aussicht auf eine Erholung. Die Krise wächst sich zur Katastrophe aus.

Es ist hilfreich für die werdende Mutter oder den werdenden Vater eines zu früh geborenen Babys, hierüber Bescheid zu wissen. Diese Kinder brauchen unaufhörlichen körperlichen und emotionalen Kontakt, zum Beispiel eine Trageschlinge, kein Kinderbettchen; sie müssen bei den Eltern schlafen und dürfen nicht von ihnen getrennt werden, wie dies auch in dem Buch *Auf der Suche nach dem verlorenen Glück* von Jean Liedloff (eine Pflichtlektüre für Eltern!) beschrieben ist.

Solche Trennungen können dazu führen, daß der Erwachsene schwer depressiv ist und vielleicht Selbstmordneigungen hat, daß er in ständiger ängstlicher Unruhe, magersüchtig, von Panik erfüllt und krank ist, kriminelle Neigungen hat oder aber ein tiefreligiöser Mensch wird. Die Gesellschaft sperrt vielleicht solche Menschen ein, oder solche Menschen sperren sich selbst ein, zum Beispiel in der Kirche oder in einer Krankheit, und die wenigsten werden zwischen dieser späteren Haltung oder Krankheit und der Trennung bei der Geburt einen Zusammenhang herstellen können.

Auch das Fehlen des Vaters kann ein Trauma verursachen. Der Vater läßt die Familie oft mit Gefühlen des Verratenseins, des Verlorenseins, der Trauer, des Zurückgestoßenseins und so weiter zurück. Vielleicht muß er in den Krieg ziehen, oder er stirbt durch eine schwere Krankheit oder einen Unfall. Meist aber läuft er fort, weil die Ehe gescheitert ist oder weil er sich in eine andere verliebt hat. Aber auch dann, wenn der Vater physisch anwesend ist, kümmert er sich oft nicht um das Kind, weil er zu sehr mit seiner Arbeit beschäftigt ist. Die Rolle des Vaters ist in unserer Gesellschaft so unklar, daß die wenigsten wissen, was sie mit ihren Kindern anfangen sollen.

Aus diesen und vielen anderen Gründen sind Väter und Mütter »abwesend« oder verlassen ihre Kinder. Die Kinder können dadurch außerordentlich verstört werden, ohne daß den Eltern dies klar wäre, und ein schweres Trauma davontragen. Wenn den Eltern wirklich bewußt wäre, welchen Schmerz eine Trennung den Kindern zufügen kann und welche Traumata entstehen können, gäbe es wohl weniger Ehescheidungen. Aber mit Schuldgefühlen zusammenzubleiben ist durchaus keine Lösung, sondern führt nur zu einer weiteren Doppelbindung.

Eine Adoption zieht fast immer ein Trauma nach sich. Nehmen wir folgendes Beispiel: Ein Mädchen verliebt sich in einen Fremden und wird schwanger. Anfänglich scheint alles in schönster Ordnung, und sie wollen heiraten. Dann kommt ein Brief von der Frau des Freundes. Die Folge sind Schock, Wut, tiefe Enttäuschung und schwerer Kummer. Ihre Eltern möchten, daß sie das Kind zur Adoption freigibt. Als das Kind drei Wochen alt ist, wird es den neuen Eltern übergeben, aber die Mutter besucht es immer noch. Ein Jahr lang ist die wirkliche Mutter unschlüssig, ob sie sich von dem Kind trennen soll oder nicht. Die Adoptiveltern bleiben reserviert, weil sie bei all dieser Ungewißheit ihre Liebe nicht bedingungslos schenken können. Schließlich wird doch eine Entscheidung gefällt.

Dreißig Jahre später hat der Erwachsene eine Serie gescheiterter Beziehungen hinter sich und in der Liebe schwere Enttäuschungen erlebt. Er ist jetzt zwischen einer neuen Liebe und seiner derzeitigen Freundin hin und her gerissen und kann sich nicht entschließen. In dieser Situation spiegeln sich seine Empfindungen und der Kampf während der Adoption wider. Die wiederholten Enttäuschungen sind das Spiegelbild des Traumas der Mutter, als er noch im Mutterschoß war.

Ein kleiner Junge wurde bei der Geburt von seiner Mutter verstoßen und kam in ein Waisenhaus, wo er *ein ganzes Jahr* ständig in seinem Bettchen bleiben mußte – er wurde gefüttert und gewickelt, erhielt aber im übrigen keine Zuwendung. Dann adoptierte ihn eine ältere alleinstehende Frau, die ein Kind aufziehen wollte. Man sagte ihr, daß mit ihm alles in Ordnung sei. Es stellte sich aber heraus, daß er schwere Ohrgeräusche hatte, die ihn in die Verwirrtheit trieben. Als Achtjähriger hörte er nichts mehr. Er hatte zu diesem Zeitpunkt noch nie ein Wort gesprochen, litt unter ständigen Schmerzen und hielt sich Tag und Nacht die Ohren.

Er zerrte an seinen Kleidern und klammerte sich verzweifelt an seine Adoptivmutter, war ständig ängstlich, wollte sie nicht aus dem Haus lassen, wachte immer wieder nachts schreiend auf und hatte große Angst vor der Dunkelheit. Das EEG war normal, und die Fachärzte konnten nicht helfen.

Hier war offensichtlich Stramonium angezeigt. Das Mittel wurde wie in diesem Buch angegeben verabreicht, und innerhalb von zwei Tagen beruhigte er sich, schlief nachts durch, hörte sein erstes Wort und sagte zum erstenmal in seinem Leben »Mama«.

Auseinandersetzungen zwischen den Eltern

Während der neun Monate im Mutterschoß können viele Traumata auftreten, aber wenn die Schwangerschaft in einer im allgemeinen liebevollen Umgebung abläuft und alles einschließlich der Geburt gutgeht, dann kann das Kind im Prinzip psychisch gesund zur Welt kommen. Wenn jedoch dann die Eltern ihre eigenen traumatisierten Reaktionen zeigen oder zwischen ihnen Spannungen entstehen, können sich im Kind diese Probleme widerspiegeln. Es kann auf Empfindungen, die es als schmerzhaft erfährt, mit Zorn, Furcht und Trauer reagieren, was sich in Weinen, Wimmern und häufigem Aufwachen äußert. Wenn diese Traumata stark genug sind, kann das Kind Symptome und Krankheiten entwickeln, in denen sich die Gefühle der Eltern, nicht seine eigenen Probleme spiegeln.

In einer solchen Situation müssen die Eltern ihre Intuition auf der Ebene des Kindes einsetzen und herausfinden, worüber sich das Kind mittels seines sehr beschränkten Ausdrucksrepertoires beklagt.

Wenn die Kinder älter werden und sich ihres logischen Verstandes und der Sprache zu bedienen beginnen, können sie auch mehr Selbstverantwortung übernehmen; zunächst aber ist es Aufgabe der Eltern, ihre eigenen Probleme zu bewältigen und aufzuhören, damit die Kinder zu belasten.

Koliken

Koliken sind eine häufige Beschwerde von Kleinkindern und beruhen oft auf unterdrücktem Zorn. Das Kind frißt Ärger, den es nicht ausdrücken kann, in sich hinein. Vielleicht braucht die Mutter Staphisagria wegen eines Dammschnitts oder anderer Geburtstraumata oder Sepia wegen erstickter Affekte. Möglicherweise aber braucht das Kind Colocynthis, das wichtigste homöopathische Mittel bei Zusammenkrümmen, Sichwinden, Bauchschmerzen und schweren Koliken. Colocynthis ist wie Staphisagria hilfreich bei unterdrückten Zorntraumata und deren Folgen.

Schlafmangel

Bei der Mutter und beim Vater kann Schlafmangel über längere Zeit wegen eines häufig aufwachenden Babys zu einem vorübergehenden Trauma werden, und wenn man keine Möglichkeit hat, das Schlafdefizit auszugleichen, kann hieraus ein bleibendes Problem entstehen. Ein Jahr Schlafmangel kann verheerende Folgen haben. Hier kann Cocculus gute Wirkung zeitigen, doch sind selbstverständlich auch praktische Maßnahmen unerläßlich, die für die ausreichende Menge an Schlaf sorgen.

Schwäche

Schwäche durch Blutverlust, Durchfall oder den Verlust anderer Körperflüssigkeiten wird oft durch China geheilt, das wichtigste homöopathische Mittel für körperliche Erschöpfung durch den Verlust von Körperflüssigkeiten.
Eine Frau war nach einer Geburt sehr geschwächt und hatte ein Geschwür von fünf Zentimetern Durchmesser am Bein. Homöopathische Mittel wurden erfolglos eingesetzt. Dann sah sie im Traum einen Homöopathen, der ihr die Einnahme von China empfahl; dies tat sie, und das Geschwür war innerhalb eines Tages geheilt. Wenn man also gut entwickkelte innere Beziehungen zu höheren Aspekten seiner selbst oder zur Natur hat und Informationen aus solchen Quellen erhält, können diese den Kern des persönlichen Lebensdramas, das zugrundeliegende Trauma und das benötigte Heilmittel enthüllen. Meine Patienten geben mir oft solche symbolischen Informationen, die zur Mittelwahl hinführen können.

Eifersucht

Das erste Kind ist oft unerwünscht oder hat das »falsche« Geschlecht, oder die Eltern »mußten« seinetwegen heiraten, und das Kind muß es jetzt büßen.
Wenn dann das zweite Kind kommt und das »richtige« Geschlecht hat oder geplant und erwünscht war oder wenn

die Eltern aus anderen Gründen eine starke Beziehung zum zweiten Kind aufbauen, dann tritt beim ersten Kind oft eine intensive Eifersucht auf, für die das homöopathische Mittel Lachesis angezeigt ist. Manchmal zeigt ein Erwachsener mit eifersüchtigen Kindern klassische Lachesis-Symptome, indem er ein wenig unordentlich und sehr geschwätzig ist und eine starke irrationale Angst vor Schlangen hat. Dies könnte sein eigenes kindliches Eifersuchtstrauma sein, das sich bei ihm selbst und bei seinen Kindern äußert.

Trauma beim Erwachsenen

Panikanfälle

Ein vierzigjähriger Computerverkäufer kam mit Hautbeschwerden, geplatzten Äderchen im Gesicht und verstopften Nebenhöhlen zu mir.

Nach einigen Behandlungen, die sich als unwirksam erwiesen, erzählte er mir seine Geschichte, wie sie ihm seine Tante erzählt hatte. Als er sechs Wochen alt war, ließ ihn seine Mutter kurz in der Badewanne allein, um ans Telefon zu gehen. Er drehte sich um und wäre beinahe ertrunken.

Er erzählte mir auch von wiederkehrenden Erstickungsträumen, die er bisher nicht in einen Zusammenhang mit dem Ertrinken gebracht hatte. Er sprach auch oft davon, daß er in Schreibarbeit »ertrinken« würde, und die verstopften Nebenhöhlen schienen in der Rückschau sein Hauptproblem zu sein.

In Situationen wie diesen versetze ich mich oft in die traumatische Situation. Vielleicht versucht der Leser dies auch einmal. Stellen Sie sich vor, daß Sie die Hände hinter dem Rücken haben und mit dem Gesicht nach unten in einer

Badewanne liegen und es Ihnen nicht gelingt, den Kopf über Wasser zu halten. Sie möchten einatmen, aber es strömt nichts als Wasser in Ihre Lungen. Sie bekommen einfach keine Luft mehr. In dieser Weise kann man sich eine Vorstellung von einer solchen Erfahrung machen.

Bei sehr liebevollen Eltern kann eine solche Erfahrung ohne weitere Folgen bleiben, aber angesichts der Träume des Patienten, seiner Wortwahl und der verstopften Nebenhöhlen war dies offensichtlich nicht der Fall. Ich hatte das Gefühl, daß dies alles zusammenhing.

Panische Angst nach Alleinbleiben in der Dunkelheit

Ein vierjähriges Mädchen schlief an Sommerabenden im Gartenhaus. Die Eltern waren draußen im Garten, und die Mutter sah etwa alle zehn Minuten nach dem Rechten. Wenn die Dunkelheit anbrach, machte sie Licht, weil das Kind im Dunkeln Angst hatte.

Eines Abends war die Mutter in etwas vertieft und vergaß nachzusehen. Inzwischen war es dunkel geworden, und das Kind wachte auf und schrie. Wie die Mutter sagte, wußte sie sofort, daß etwas in ihrem Kind geschehen war, etwas Erhebliches, das sie nicht benennen konnte, aber es war klar, daß das Kind ein Trauma davongetragen hatte. Das Kind wachte noch eine ganze Zeit nachts mit Alpträumen auf, die dann irgendwann aufhörten.

Im Alter von etwa zehn Jahren kam das Mädchen wieder wegen Alpträumen zu mir. Im Leben des Kindes war wieder ein schwerwiegendes Ereignis eingetreten: Die Eltern hatten sich getrennt, und das alte Problem war wiederaufgetaucht. Wenn Traumata eine gewisse Ähnlichkeit haben, wird auch das jeweils ältere Trauma wieder aktiviert. In diesem Fall handelte es sich um zwei traumatische Trennungen.

Weil sie jetzt älter war, konnte sie ihren Alptraum erzählen. In ihm kamen schwarze Gegenstände vor, und sie erwachte voller Angst. Zusammen mit ihrer heftigen Abneigung dagegen, im Dunkeln allein gelassen zu werden, führte dies zur Indikation Stramonium, das mit durchschlagendem Erfolg gegeben wurde. Es verschwanden nicht nur die Angstträume, sondern sie konnte auch an einem Zeltlager teilnehmen, einer vergleichbaren Situation wie in einer Gartenlaube, was ihr bisher nicht möglich gewesen war. Viele kleinere Veränderungen wie diese zeigten, wie gut die Wunde geheilt war.

Stramonium ist ein sehr häufiges Mittel für Kinder mit Dunkelangst. Ich vermute, daß das ursprüngliche Trauma in obigem Fall etwas mit der Geburt zu tun hatte.

Angst vor innerer Gewalttätigkeit

Ein Mann kam wegen Magenbeschwerden zu mir. Er gab sich fröhlich, lächelte und hatte immer einen Scherz parat. Er lebte allein, nachdem er sich von Frau und Tochter getrennt hatte.

Er hatte eine irgendwie defensive Haltung, und ich spürte intuitiv, daß er innerlich zu Gewalt neigte. Nachdem ich ein gewisses Vertrauensverhältnis geschaffen hatte, erkundigte ich mich nach seinen Phantasien. Er bekannte schließlich, daß er gewalttätige Phantasien hatte. Ich ließ dann das Thema fallen, weil ich bemerkte, daß ich zuviel von ihm verlangte, und kam später auf einem anderen Wege wieder auf seinen Zorn zurück.

Ich fragte ihn nach seiner Trennung und seinen Besuchen

bei seiner Tochter. Er räumte ein, daß er seine Tochter nur selten sah. Als ich ihn nach dem Grund hierfür fragte, wich er der Frage aus, doch sagte er später bei diesem Gespräch von sich aus, er wolle nicht mehr mit ihr zusammenleben, weil er Angst habe, sie zu schlagen, und dies sei ihm jetzt zum erstenmal bewußt geworden. Ich konfrontierte ihn mit meiner Vermutung, sein Vater sei gewalttätig gewesen und habe ihn als Kind geschlagen; und er bestätigte dies. Dadurch wurde mir klar, daß sein fröhliches, lächelndes Äußeres ein Trick war, um Gewalt abzuwehren: »Sieh her, ich bin glücklich und lächle – es gibt also keinen Grund, mich zu schlagen« – für ein Kind eine intelligente Abwehrhaltung.

Hier saß also ein Vater vor mir, der den »Spiegel« seines Kindes nicht ertragen konnte. Er ging weg, um es nicht schlagen zu müssen. Das Kind aber fühlt sich vermutlich zurückgestoßen und muß ohne Vater aufwachsen. Ich frage mich, was für einen Mann sie heiraten wird? Angesichts dieser Zurückweisung und der latenten Gewalttätigkeit des Vaters könnte ich mir denken, daß sie sich für einen gewalttätigen Mann entscheiden wird, der sie schlägt und dann verstößt. Eine solche Situation ist typisch für das Mittel Nux vomica.

Überfälle

Überfälle auf der Straße und unerwartete Angriffe von Unbekannten können panische Angst erzeugen, auf die das homöopathische Mittel Stramonium oft die Antwort ist. Nachfolgend beschreibe ich einen entsprechenden Fall.

Eine junge Studentin wurde überfallen und vergewaltigt. Der Täter versuchte sie dann zu erwürgen, damit er nicht identifiziert werden könnte. Als sie das Bewußtsein verlor, geriet er in Panik und rannte davon. Die junge Frau konnte danach nur noch schlafen, wenn ein helles Licht brannte und eine Freundin bei ihr im Zimmer war. Sie war von der Angst völlig überwältigt. Unterschwellig waren zunächst vielleicht Zorn und Wut vorhanden, doch war die erste Stufe panische Angst, weil sie glaubte, ermordet zu werden, als sie das Bewußtsein verlor.

Stramonium zeigte sofortige Wirkung, und sie schlief wieder normal. In der nächsten Phase der Genesung war Staphisagria für den Zorn erforderlich, der nach der Auflösung der Angst an die Oberfläche trat.

Bedrohung mit einer Schußwaffe

Ein Mann, der allein in einem abgelegenen Bauernhaus lebte, wurde überfallen und mit einem Gewehr bedroht. Der Verbrecher sagte, daß er ihn erschießen werde. Er lud das Gewehr mit zwei Patronen und zielte auf den Kopf des Mannes, der gefesselt am Boden lag. Der Verbrecher drückte ab, aber nichts geschah. Er trieb ein grausames Spiel mit seinem Opfer: Er hatte die Patronen eingelegt und schnell wieder herausgenommen.

Der Mann war voller panischer Angst. Er war Dichter und stotterte, vor allem bei den ersten Wörtern, und beides sind klassische Indikationen für das homöopathische Mittel Stramonium. Ich kam zu dem Schluß, daß dies ein Wiederholungsereignis war, in dem sich frühere Traumata in seinem Leben widerspiegelten. Stramonium erwies sich als außerordentlich wirksam, weshalb es also irgendwo im Inneren ein zutiefst verwundetes Kind gab, das von etwas in panische Angst versetzt worden war, das ich damals nicht aufzuklären brauchte. Für mich selbst war es schwer zu glauben, daß dies eine »Neuinszenierung« eines wirklichen Ereignisses und nicht einfach ein Zufall war, wie der logische Verstand behaupten würde. Trotzdem war Stramonium praktisch in seinem ganzen Leben »sein« Mittel gewesen; die Fakten waren klar, und dieser angsterregende Zwischenfall verlangte eindeutig ebenfalls nach Stramonium.

Meine Erfahrungen mit »Neuinszenierungen« erschüttern die übliche Annahme eines Zufalls, weil Neuinszenierungen so oft stattfinden und so gut zu den Geschehnissen in vielen Leben passen.

Kriegsschock

Der folgend beschriebene Fall ist die Geschichte eines UNO-Soldaten aus dem Jahre 1993.

Die Einheit des Mannes wurde zur Friedenssicherung in ein Kriegsgebiet entsandt. Einmal war er siebzehn Tage ohne Schlaf im Schützengraben; es war, wie er sagte, »zu gefährlich zum Schlafen«. Er wurde einer Gruppe zugeteilt, die in einem Spähfahrzeug eine Aufklärungsfahrt durchführen sollte, doch wurde sein Marschbefehl in letzter Minute rückgängig gemacht, und ein anderer nahm seinen Platz ein. Das Spähfahrzeug erhielt einen Volltreffer, und sein Freund, der dieser Gruppe zugeteilt war, wurde buchstäblich zerfetzt. Ein weiterer Soldat wurde verletzt, und die übrigen konnten aus dem Fahrzeug herauskriechen. Der Soldat, von dem hier berichtet wird, erhielt den Befehl, den Toten und den Verwundeten zu bergen. Er mußte die Leichenteile seines Freundes einsammeln und zurückbringen.

Nach diesem Erlebnis war er in einem schweren Schockzustand. Nachdem man ihm einige Zeit Medikamente verabreicht hatte, wurde er nach Hause geschickt, und seine Frau sagte, daß er weder wußte, wer er selbst war, noch, wer sie war. Er war völlig desorientiert. Er litt unter Kopf- und Magenschmerzen, und vier Monate nach dem Ereignis konnte er mit Schlafmitteln nur kurz, mit Alkohol immerhin zwei Stunden schlafen.

Er war ein stämmiger, kräftiger Mann, in dessen Augen sich eine große Angst spiegelte. Seine Frau sagte mir, daß er in diesem Zustand war, seit er zurückgekehrt war, und auch sie litt. Er hatte Angst, allein zu sein. Er fürchtete, daß etwas geschehen würde. Die Angst ging mit ständigem Herzklopfen einher. Wenn man ihn fragte, wovor er genau Angst hatte, antwortete er, er befürchtete vor allem, daß sein Herz stehenbleibe, und dies könne in jedem Augenblick geschehen. Er stellte sich auch unaufhörlich die Frage: »Eigentlich hätte ich in dem Spähfahrzeug sein müssen; warum bin ich davongekommen?«

Bis zu diesem Ereignis war er immer gesund gewesen. Ich stellte jedoch fest, daß er ein Zwillingskind war, das zwei Monate zu früh geboren wurde. Die Ärzte hatten nicht erkannt, daß noch ein weiteres Baby kommen wollte, das deshalb zu spät geboren wurde und bald starb. Seine erste Lebenserfahrung war also der Tod desjenigen Menschen, der ihm damals am nächsten gewesen war, aber es hätte auch ihn treffen können. Jetzt wurde mir klar, warum ihn dieses Kriegstrauma so tief getroffen hatte: Es hatte sein ältestes Lebenstrauma reaktiviert. Seine erste Lebenserfahrung war ein plötzlicher Tod und die Vorstellung, daß es ihn selbst hätte treffen können. Dies war eine Erinnerung, die tief in das Unbewußte abgesunken war. Als ob dieses Trauma noch nicht ausgereicht hätte, mußte er anschließend auch noch dreißig Tage isoliert im Inkubator zubringen. Erst dann empfing er wirkliche Elternliebe.

Nachdem das alles aufgeklärt war, fiel die Analyse nicht mehr schwer:

- *Schock.*
- Erwartung des Todes in jeder Minute.
- Todesangst mit Herzklopfen.
- Alkohol lindert die Angst.

Das Mittel war Aconitum. Er nahm es am selben Abend ein und schlief bis zehn Uhr vormittags, was bis dahin unmöglich gewesen war. Seine Schmerzen hörten auf, und es ging ihm stetig besser. Man kann nur immer wieder verblüfft sein über die Wirkung homöopathischer Mittel in solchen Situationen.

Interessant war, daß eine Nachbarin bei der Konsultation dabeisaß, die in Form eines Abendessens stattfand. Sie erzählte mir nachher, daß ihr Mann ebenfalls beim Militär gewesen war. Er war jetzt im Ruhestand, aber er hatte eine ähnliche Erfahrung gemacht, und er schlief seit zwanzig Jahren nicht mehr richtig.

Vertrauensbruch und Geheimnisse

Vertrauensbruch, von einem engen Freund, den Eltern oder einem Partner im Stich gelassen zu werden und ähnliche Kränkungen können manchmal sehr tief gehen und Primärtraumata in den Vordergrund rücken, die vor langer Zeit geschahen. Nachfolgend ist ein solcher Fall beschrieben.

Ein Detektiv kam wegen eines Reizkolons zu mir. Nachdem er mir seine Geschichte erzählt hatte, war mir klar, daß das schwerwiegendste Ereignis in seinem Leben darin zu sehen war, daß ihm als Zwölfjährigem am Weihnachtstag eröffnet wurde, daß er ein Adoptivkind sei. Weiter wurde ihm nichts gesagt; die Eltern hielten die Angelegenheit damit für erledigt. Ausgerechnet an einem solchen Tag mußten die Eltern die Bombe hochgehen lassen und dann so tun, als ob alles in bester Ordnung wäre. Der Knabe aber war sehr wütend über diese Täuschung, und als Trauma ergab sich »Vertrauensbruch, der Trauer und eine Demütigung auslöste«.

Der entscheidende Punkt des Falles schien mir die völlig unangemessene Form der Mitteilung zu sein, ohne Vorbereitung und Gespräch, insbesondere vor dem Hintergrund seines Berufs, mit dem er es sich zur Aufgabe gemacht hatte, Täuschung und Vertrauensbruch aufzudecken. Daneben gab es noch weitere Informationen, die meine Auffassung bestätigten.

Der Vertrauensbruch, die Demütigung, die Arbeitswut und einige andere Hinweise ergaben eindeutig, daß dies ein Nux-vomica-Fall war. Nux vomica kann grausam, hart und gefühllos sein, genau so, wie die Wunde zugefügt wurde. Dies kann auch das Opfer eines solchen Verhaltens prägen. Nux vomica wird aus einer strychninreichen Nuß gewonnen, und Strychnin ist eine krampfauslösende Substanz, die ein ähnliches Verhalten hervorruft, wie es sich in seinen Symptomen ausdrückte: Reizkolon.

Geheimhaltung der Identität der Eltern

Es gibt noch tiefere Vertrauensbrüche, die mit einer Unaufrichtigkeit im Zusammenhang mit der Empfängnis zu tun haben. Es ist heute eine weitverbreitete Praxis, bei einer Unfruchtbarkeit des Mannes eine künstliche Befruchtung mit Samen durchzuführen, dessen Spender unbekannt ist, und dies dem Kind gegenüber immer geheimzuhalten, so daß es glaubt, sein »Vater« sei auch sein biologischer Vater. Ich bin mit anderen der Meinung, daß dies ein schwerer Fehler ist und den Betreffenden für sein ganzes Leben mit einer Trennung, einer Lüge belastet.

Ich meine, alle Väter und Mütter müssen identifizierbar sein. Die Mutter trägt das Kind die ersten neun Monate seines Lebens in ihrem Leib, und dies ist eine außerordentlich wichtige Zeit und die Grundlage seiner weiteren Entwicklung. Auch der Vater kann nach meiner Erfahrung einen wesentlichen Einfluß haben, selbst wenn er nicht weiß, daß er ein Kind gezeugt hat.

Ein Beispiel: Eine adoptierte Frau begegnete ihrer wirklichen Mutter nur einmal und ging später zu ihrer Beerdigung. Am Grab standen einige Verwandte, denen sie nie zuvor begegnet war, die ihr aber in ihren Bewegungen, ihrer Sprache und ihrem Aussehen sehr stark ähnelten – in völligem Gegensatz zu ihrer Adoptivfamilie. Dies weckte in ihr ein intensives Gefühl der Zugehörigkeit, eine tiefe Verbundenheit.

Ich bin ganz entschieden der Meinung, daß man möglichst keine Geheimnisse haben sollte. Geheimnisse schaffen stets eine emotionale Distanz und erzeugen eine Haltung der Wachsamkeit. Hierin liegt immer das Potential zu einem Problem, das irgendwann in der Zukunft zu einer tiefen Verwundung führen kann. Ich glaube auch, daß der Getäuschte irgendwo tief in seinem Inneren doch Bescheid weiß. Ein offenes Gespräch hat das Potential zu einer Kräftigung, zu Wachstum und Vertrauen.

Beendigung einer Beziehung

Wenn eine Beziehung beendet wird, kann der Partner das Gefühl haben, daß sein Vertrauen mißbraucht wurde. Er hat die Empfindung, daß der Partner alle Vereinbarungen, den ungeschriebenen Vertrag gebrochen hat und einfach wieder seiner Wege geht.

Die Gedanken des verlassenen Partners kreisen ständig um die Ereignisse, und er kann sich nicht von diesen Gedanken lösen (ein klassischer Natrium-muriaticum-Fall). Die größte Schwierigkeit liegt oft darin, daß der ehemalige Partner gerade diejenige Person war, der man am nächsten stand und mit der man normalerweise über solche Dinge gesprochen hätte.

Es kann dazu kommen, daß man den anderen haßt, und hieraus können Rache- und Mordgelüste entstehen (man »möchte ihn erwürgen«) oder aber Empfindungsverlust. Man fühlt sich innerlich sehr zornig, sieht jedoch keine Möglichkeit, diesen Zorn in irgendeiner Weise äußerlich auszudrücken. Unter solchen Umständen kommt es oft zu »mahlenden« Gedanken, aggressiven Empfindungen und Handlungen oder auch starken Flüchen. Diese Prozesse treten sehr oft bei Scheidungen und in anderen Situation auf, in denen Vertrauen schwer erschüttert wird.

Verheimlichung einer Krise

Eltern begehen oft einen Vertrauensbruch an ihren Kindern, indem sie so tun, als ob eine Krise nicht stattgefunden hätte. Kinder dürfen einen verstorbenen Elternteil oder Verwandten nicht sehen und nicht zur Beerdigung gehen, oder man erzählt ihnen nichts von dem Todesfall. Ich habe viele Berichte gehört, in denen ein Todesfall verheimlicht wurde. Das Kind wird zu Verwandten geschickt, solange man trauert, und danach wird nie mehr über den Verstorbenen gesprochen. Vielleicht hat der Vater Selbstmord begangen, und dem Kind wird dies niemals erzählt. Es lebt daher ständig mit dem Gefühl, daß etwas Schreckliches geschehen wird, aber es kann keinen Grund dafür dingfest machen. Wie sollen solche getäuschten Kinder in der Lage sein, Abschied zu nehmen, zu trauern, die Ereignisse zu verarbeiten, ihr Leben neu zu ordnen?

Gewalttätigkeit

Ein achtjähriger Knabe, der zu mir in die Sprechstunde kam, war zu extremer Gewalt fähig. Er schien sie anzuziehen. Er ging auf den Spielplatz, und andere Kinder, die ihm unbekannt waren, fielen über ihn her.

Zu Hause zertrümmerte er Türen und schikanierte seine alleinerziehende Mutter. Er terrorisierte Lehrer, Sozialarbeiter, die Mitarbeiter von Kinderheimen und Erziehungsberater, und wenn ihn der Zorn packte, gab es kein Halten mehr. Niemand wurde mit ihm fertig, wenn er seine Wutanfälle hatte, weil er dann eine außerordentliche Kraft entwickelte. Wenn dieses Kind bei mir ist, fixiert es mich manchmal mit einem durchbohrenden Blick, mustert mich mit einem Ausdruck kalter Distanz, einem Anflug nackter Grausamkeit. Es zeichnet Wölfe mit scharfen Zähnen.

Seine Mutter leidet an einem pathologischen Mangel an Vertrauen. Sie kam ursprünglich wegen einer Nebenhöhlenentzündung zu mir, den Nachwirkungen eines Nasenbeinbruchs, nachdem sie zusammengeschlagen worden war.

Der Vater verbüßt eine lebenslange Gefängnisstrafe wegen eines kaltblütigen Mordes. Mehrere Zeugen hatten beobachtet, wie er etwa vierzigmal auf einen Fremden einstach, und trotzdem leugnete er die Tat.

Der Knabe schien sein Trauma von beiden ererbt zu haben. Auf der einen Seite stand die Mutter mit ihrem pathologischen Minderwertigkeitsgefühl, das seine Grundlage in der als Kind erlittenen Gewalt hatte, auf der anderen der Vater, der zum Mörder wurde und der mit ziemlicher Sicherheit ebenfalls an einem pathologischen Minderwertigkeitsgefühl mit einem mörderischen Reflex litt, das seine Grundlage in der Erfahrung extremer Gewalt in der Kindheit haben dürfte. Auf beides paßt das homöopathische Arzneimittelbild von Anacardium. Die Hauptmerkmale sind mörderische Wut, extreme Grausamkeit, Bösartigkeit und schwerer Mangel an Vertrauen.

Ich nehme an, daß es für dieses Kind schwierig war, die Liebe seiner Mutter zu erlangen, weil sie selbst so sehr verwundet war. Der Knabe muß statt dessen das Gefühl gehabt haben, daß er nur durch Gewalt lebendig, sichtbar, menschlich sei und Beachtung finden könne. Ich glaube, daß ihm seine Erfahrungen bei der Empfängnis und im Mutterschoß kaum eine andere Möglichkeit ließen, als sich in der Welt getrennt und allein gelassen, von allen isoliert zu fühlen, als ob es überhaupt keine anderen Menschen gäbe, denn dies ist die grundlegende Empfindung beim Anacardium-Bild.

Soweit ich sehen konnte, und die Mutter bestätigte mir dies, bewirkte Anacardium mehr als die Fachärzte, die Kinderpsychologen, die Lehrer, die Sozialarbeiter und die Beratungsstellen.

Der Begriff des sexuellen Mißbrauchs kann für sehr unterschiedliche Situationen angewandt werden; ich benutze ihn für alle Ereignisse, bei denen ein Erwachsener ungebührlichen sexuellen Kontakt mit einem Kind hat. Es gibt hier drei sich überschneidende, aber zu unterscheidende Bereiche:

- sexueller Kontakt mit einem Kleinkind, das sich noch nicht erinnern kann, wobei die Erholung am schwierigsten ist,
- sexueller Kontakt, der zunächst ausgelöscht wird, an den jedoch eine klare Rückerinnerung möglich ist, wenn das Kind keine Bedrohung mehr zu fürchten hat,
- und sexueller Kontakt mit Halbwüchsigen, der niemals vergessen wird und wobei das Trauma nur an einem sicheren Ort aufgelöst werden kann.

Dabei ist zu unterscheiden, ob der Täter ein Fremder, ein naher Verwandter oder ein Freund der Familie ist. Sexueller Mißbrauch findet meist im Elternhaus statt und wird in den meisten Fällen von den Eltern, nahen Verwandten, Schulfreunden, guten Bekannten der Familie und Aufsichtspersonen wie zum Beispiel Babysittern verübt. Frauen beuten ihre Söhne sexuell aus, Männer ihre Töchter und Söhne. Beide Vergehen sind weitaus häufiger, als man glaubt.
In vielen Fällen sind beide Eltern beteiligt, indem der eine den Mißbrauch ausübt und der andere dies stillschweigend duldet oder ebenfalls Opfer des Mißbrauchs wird. Oft wurden die Täter als Kinder ebenfalls mißbraucht. Gewalttäter und Kinderschänder haben viele gemeinsame Merkmale.

Verleugnung

Wenn ein Mensch in sehr jungem Alter von seinem Vater sexuell mißbraucht wird, haßt er ihn deswegen, aber liebt ihn trotzdem noch – zwei völlig realistische, aber widersprüchliche Empfindungen. Wenn der Erwachsene sagt, daß sie nun ein »kleines Geheimnis« miteinander hätten, das nur sie beide wissen dürfen, dann ist dies für das Kind in seinem bewußten Denken nicht mehr faßbar. Oft besteht der einzige Ausweg darin zu leugnen, daß etwas geschehen ist. Möglicherweise erinnert es sich im späteren Leben wieder daran; wenn nicht, beginnt es, dies an anderen auszuagieren.

Bei Eltern kann die Verleugnung eine andere Form annehmen. Wenn das Kind versucht, mit dem anderen Elterteil darüber zu sprechen, ergreift dieser Partei für den Partner oder schlägt das Kind sogar, weil es »lügt«.

Die Verleugnung, daß ein Mißbrauch stattfindet oder stattgefunden hat, bleibt so lange wirksam, bis der Betreffende in eine Umgebung kommt, in der er sich sicher genug fühlt, um damit umzugehen. Dies kann eine Stunde, einen Monat, ein Jahr oder zwanzig Jahre dauern. Die Emotionen, die dazu führen, daß die Erinnerung ausgesperrt und verleugnet wird, entspringen dem Konflikt zwischen der selbsterfahrenen Verletzung und der Aussicht, den Täter zu verletzen und möglicherweise das gesamte Familiengefüge zu zerstören. Die Konsequenz ist oft, daß die Familie mit einer Lüge lebt, wobei zum Beispiel Vater und Tochter nicht miteinander sprechen können, weil die ständige Bedrohung zwischen ihnen steht, daß ihr Geheimnis offenkundig werden könnte.

Selbstvorwürfe

Das Opfer glaubt manchmal, daß es eine Mitschuld hätte, daß es den Mißbrauch selbst herausgefordert oder dazu ermuntert hätte, insbesondere wenn es die Handlungen oder die spezielle Beziehung zum Vater anfänglich genoß.

Den Mißbrauch ausagieren

Selbsthaß kann sich in Form von Drogenmißbrauch, Selbstmordneigungen, Selbstverstümmelung, Wut und dem Wunsch manifestieren, jemand Nahestehenden zu töten. Es können auch Panikanfälle auftreten.

Neuinszenierungen dieses Mißbrauchstraumas können bei einer Mutter auftreten, wenn ihre Tochter in das Alter kommt, in dem sie selbst mißbraucht wurde. Die Mutter kann dann außerordentlich emotional werden, wenn einige der unterdrückten Empfindungen wiederauftauchen und sie sich nicht erklären kann, woher sie stammen.

Verleugnete Gefühle können zu einer Gefühllosigkeit führen, oder die Unmöglichkeit einer Trennung zwischen Sexualität und der Geborgenheit der Beziehung zwischen Kind und Eltern führt zu einem exzessiven Sexualverhalten. Ebenso bestehen möglicherweise zahlreiche sexuelle Fixierungen. Das Geheimnis kann in sehr tiefen Schichten bleiben, wodurch die verschiedensten Ängste, Phantasien und Wahnvorstellungen entstehen. Womöglich besteht eine tiefe Abneigung und ein Widerwille gegen Männer oder Frauen. Häufig findet sich auch eine Abneigung oder eine Entfremdung gegenüber der ganzen Familie oder einigen ihrer Mitglieder.

Die Mißbrauchserfahrung durchzieht wie ein Geflecht den mißbrauchten Menschen und die ganze Familie und korrumpiert die verschiedensten Daseinsbereiche.

Nach einem Mißbrauch versucht das Opfer oft, die Erfahrung aus seinem Bewußtsein zu verbannen, sie nicht mehr sehen zu müssen. Durch diese Verleugnung wird dem mißbrauchten Bereich Energie entzogen, weil ihm keine Aufmerksamkeit mehr geschenkt wird. Dies kann den betreffenden Bereich schwächen und die Heilung von Infektionen behindern. Wir wissen, daß man eine Heilung beschleunigen kann, indem man immer wieder positive Empfindungen auf den betroffenen Bereich richtet. Umgekehrt kann die beständige unbewußte Ablehnung eines bestimmten Körperbereichs das Gegenteil bewirken.

Weil sich der Mißbrauch auf den Genitalbereich richtete, führte die Verleugnung in vielen Fällen dazu, daß Empfindungen von diesem Bereich abgeschnitten oder gerade dort gespeichert werden, so daß hier viele Beschwerden entstehen können. Alle Frauenkrankheiten wie zum Beispiel schmerzhafte Regelblutung, Sexualprobleme, Unfruchtbarkeit, Vaginismus, Blasenentzündung, Candidose, prämenstruelles Syndrom (PMS) und hartnäckige Endometriose können auf einen Mißbrauch hinweisen. Sexualprobleme bei Männern wie zum Beispiel ausbleibende Erektion oder Libidoschwäche können ihre Ursache ebenfalls in Mißbrauch haben. Wenn der Mißbrauch den Analbereich betraf, können hierdurch auch Analbeschwerden auftreten.

Elterliche Einflüsse auf Traumata

Es gibt eine sehr große Gruppe von Traumata, die nicht durch plötzliche Ereignisse, sondern durch einen schleichenden, heimtückischen Prozeß verursacht werden, auf den der Betroffene keine Antwort hat.

Demütigungen

Demütigungen entstehen, wenn die Eltern dem Kind immer wieder sagen, daß es in irgendeiner Weise »nichts taugt«. Zunächst wird sich das Kind dagegen auflehnen; wenn aber die Eltern ihren Worten mit Drohungen oder Schlägen Nachdruck verleihen, gibt das Kind auf. Es verliert das Selbstvertrauen und in gewissem Maße das Vertrauen in die Welt überhaupt.

Beständige Demütigungen haben eine nachhaltige Wirkung auf das Selbstvertrauen. Wenn einem Kind ständig gesagt wird, daß es wertlos ist, entsteht fast immer Niedergeschlagenheit, aus der sich ein Trauma entwickeln kann, wenn kein Gegengewicht gefunden wird.

Spezifisches Lob

Ein weiteres klassisches Trauma tritt auf, wenn ein Kind schon früh lernt, daß Liebe nur für Leistung gegeben wird. Das Trauma kann dazu führen, daß das Kind ständig wegen seines erfindungsreichen, ungewöhnlichen oder eigentümlichen Verhaltens oder wegen seines Spezialwissens Lob heischt.

Die Traumaform, die durch eine solche Konditionierung entsteht, läßt sich mit dem homöopathischen Mittel Lycopodium behandeln. Die Betreffenden lernen, daß Wertschätzung und Liebe vor allem durch intellektuelle Leistungen erlangt werden. Durch schulische Erfolge erlangen sie Hochachtung und Lob, weshalb für sie Lernen der Weg zu Liebe wird. Hier wird das Denken höher eingeschätzt als Gefühle, wie dies beispielsweise der Film »Der Club der toten Dichter« eindrücklich illustrierte.

Hinter jedem Kindheitstrauma liegt ganz sicher ein Mangel an Zuneigung, Kontakt, Aufmerksamkeit und sichtbarer Liebe, wie es Jean Liedloff in *Auf der Suche nach dem verlorenen Glück* so lebendig darstellt.

Viele Traumata werden durch Eltern verursacht, die ihre Kinder zwar ernähren und kleiden, aber emotional nicht gegenwärtig sind. Die Kinder werden mit Kindermädchen, Kinderkrippen und Internaten abgespeist, was zu Zorn, Trauer und dem Gefühl des Zurückgestoßenseins führt. Das Kind hat das Gefühl, daß die Welt unsicher und einsam ist, und wächst mit einer tiefen, unbestimmten Empfindung der Unsicherheit auf.

Ich glaube, daß in der westlichen Welt die meisten Kinder unter Liebesentzug leiden.

Abspiegelung

Wenn Ihr Kind Ihnen Ihre eigenen Traumata vorführt, kann dies für Sie ein sehr lehrreicher Spiegel sein. Es kann Ihnen jede einzelne Fixierung vor Augen führen, die Sie jemals hatten.

Es kann Sie geradezu zwingen, den Blick auf die verborgenen Probleme zu richten, die Sie normalerweise ignorieren würden. Kinder können die Darsteller Ihrer eigenen Inszenierungen sein, und sie bleiben dies manchmal ihr ganzes Leben, wenn Sie sich nicht Ihren eigenen Traumata zuwenden. Sie können eine außerordentlich bereichernde Erfahrung sein, der man sich nicht zu entziehen vermag, es sei denn, man unterdrückt sein Kind – und genau dies ist meist der Fall. Ich habe an anderer Stelle typische Beispiele dafür angeführt, wie Eltern diese Abspiegelung nicht ertragen.

Wenn man seinem Kind emotionalen Halt gibt, ihm wirklich zuhört, sich mit ihm austauscht, ihm Liebe und Wertschätzung gewährt, dann bietet es einem die Chance, seine eigene Biographie neu zu erfahren und zu durchleben, sie aufzuarbeiten und dadurch zu einem bewußteren Menschen zu werden. Kinder sind manchmal besser, präziser und direkter als jeder Heiler oder Therapeut, und sie sind zudem immer und »kostenlos« für Sie da!

Besuche bei den Großeltern können für die Eltern ebenfalls sehr erhellend sein. Sie behandeln das Enkelkind oft so, wie sie ihr Kind behandelten, insbesondere wenn das Enkelkind dasselbe Geschlecht hat. Man kann dabei aus erster Hand beobachten, wie man selbst behandelt wurde.

Typische Kindheitsskripte

Ein Skript ist eine typische Verhaltensform, die in der Kindheit als Überlebensstrategie angenommen wird. Es kann ein Leben lang prägend bleiben. So geht zum Beispiel das erste Kind nach der Mutter, das zweite nach dem Vater. Dies ist besonders ausgeprägt, wenn die Eltern Geschlechtsstereotypen entsprechen und wenn das erste Kind ein Mädchen, das zweite ein Knabe ist. Wenn die Eltern weniger geschlechtsspezifisch polarisiert sind und harmonisch zusammenarbeiten, ist dieser Effekt weniger stark, und die Kinder ziehen eher beide Eltern als Rollenmodelle heran.

Wenn der Vater fehlt, regt sich beim ersten Kind manchmal schon im Alter von fünf Jahren die Empfindung, daß es dessen Rolle übernehmen müsse. Der älteste Sohn fühlt sich dann als Erwachsener, als Familienoberhaupt, und spielt

diese Rolle, wobei er in Wirklichkeit das am stärksten traumatisierte von allen Kindern ist.

Traumata durch Erziehungsfehler

Ein Zweijähriger, der einem anderen Kind sein eigenes
Spielzeug wieder entreißt, denkt nicht an den Schmerz der
Zurückweisung oder vereitelten Absichten, den das andere
Kind empfindet. Er denkt nur an seinen eigenen Verlust,
wenn er sein Lieblingsspielzeug in den Händen eines ande-
ren sieht. Er verfügt noch nicht über die Erinnerung, die
ihm sagen würde, daß er sein Spielzeug mit hoher Wahrscheinlichkeit bald wieder zurückbekommen wird (dieses
Wissen entsteht aus Erfahrung und der sich entwickelnden
Fähigkeit der Erinnerung). Er lebt völlig im Augenblick und
wird höchstwahrscheinlich heftig protestieren.
Solange ein Kind noch kein Verständnis für seine eigenen
Empfindungen und für seinen sinnvollen Umgang mit ihnen entwickelt hat, ist es auch nicht in der Lage, die Empfindungen anderer zu berücksichtigen. Es besitzt diese Fähigkeit einfach noch nicht. Der Zweijährige, der sich sein
Spielzeug ohne Bösartigkeit, aber im klaren Bewußtsein
seiner eigenen Empfindungen zurückholt, ist durchaus offen für neue Erfahrungen, wenn ihm zum Beispiel seine
Eltern als Ersatz für das Spielzeug etwas noch Besseres
anbieten. Wenn es nur oft genug solche kritikfreien Reaktionen erlebt, wird es sich immer mehr anderen Möglichkeiten einer Reaktion auf solche Situationen öffnen.
Im Gegensatz dazu erzeugt jeder Hauch von Kritik (und
Kinder haben ein außerordentlich feines Empfinden für
Kritik, weil sie alle neuen Erfahrungen für bare Münze
nehmen) in ihnen eine Empfindung des Unbehagens. Un-

sere erste Reaktion auf Unbehagen besteht darin, daß wir uns in einer Verteidigungshaltung ein wenig abschließen und uns dadurch mit uns selbst beschäftigen (das heißt, wir setzen uns mit dem Problem des unmittelbaren Unbehagens auseinander). Dadurch bleibt in unserem Bewußtsein weniger Raum für das Einfühlen in den anderen Menschen. Gutgemeinte Versuche, ein Kind, das die entsprechende Entwicklungsstufe noch nicht erreicht hat, zum Nachdenken über andere zu ermuntern, bewirken das Gegenteil dessen, was man beabsichtigt hat.

Liebevolle Eltern, die dem Kind ihre Liebe zeigen, gleichzeitig aber auch ihre Enttäuschung über das Verhalten des Kindes (und diese Enttäuschung kann sehr tief sein), vermitteln dem Kind die Botschaft, daß sie es lieben, obwohl es sich nicht richtig verhalten hat. Das Kind akzeptiert daher ganz selbstverständlich, daß es sich nicht richtig verhalten hat – schließlich sagt ihm dies die beste Autorität, die es kennt, nämlich der Mensch, den es in der Welt am meisten liebt. Das Kleinkind, dessen Eltern meinen, es sei »böse« gewesen, kann das Stirnrunzeln des Erwachsenen nicht richtig interpretieren; es vermag die komplexe Mischung von Reaktionen nicht zu verstehen, die sich in einem Erwachsenen regen, wenn sich sein Kind antisozial verhält. Es hat noch nicht die intellektuelle Reife, um dies alles zu begreifen.

Ebenso hat ein Siebenjähriger, den seine Mutter auf dem Weg zur Schule anschreit, weil er etwas vergessen hat, noch kaum die notwendige Reife, um für solche Dinge die Verantwortung zu übernehmen. Er empfängt einfach die Botschaft, daß er kein gutes Kind ist, daß er versagt hat.

Natürlich unterlaufen uns allen solche und ähnliche Dinge, weil wir Menschen sind und vielfach unter Druck leben. Aber wir sind Erwachsene mit dem Verstand eines Erwachsenen, und wenn wir uns klarmachen, daß unser Tun nicht das bewirkt, was wir bewirken wollten, dann ist es für uns einfacher, hieran etwas zu ändern.

Einige Fälle von Erziehungstraumata

Übertriebene Reaktionen der Eltern
Ich war einmal bei Bekannten zu Besuch, und wir setzten uns zu Tisch, vier Erwachsene und die siebenjährige Tochter. Das Mädchen war das einzige Kind der stolzen Eltern und wurde geboren, als beide schon weit über dreißig waren. Wir saßen noch nicht lange, als das Mädchen, ein hübsches, zartes Kind, das normalerweise durchaus nicht ungeschickt war, ihr Wasserglas umstieß. Sofort erhoben sich strafend die Stimmen beider Eltern: »Geraldine, wie stellst du dich wieder an, kannst du nicht achtgeben, hol sofort einen Lappen!« polterte der Vater, und die Mutter sagte mit betrübter Stimme: »Ach, Geraldine! Du Schussel.« Ich als Erwachsener war erschüttert von der Wucht ihrer Reaktion, und ich war nicht einmal der Schuldige! Man kann kaum ermessen, wie sich dies auf ein empfindsames und waches Kind auswirken mußte, das eine kleine Ungeschicklichkeit begangen hatte.
Ihre unmittelbare Reaktion muß gewesen sein, daß sie sich unter dem Schlag duckte, sich körperlich zusammenzog, indem sie die Muskeln wie zur Abwehr anspannte. Jeder Mensch tut dies als natürliche instinktive Reaktion auf einen Angriff, sei er physisch oder verbal. Die Folge einer solchen Anspannung ist eine Zusammenziehung der Lungen. Dadurch wird unsere Atmung flacher, wodurch die Sauerstoffversorgung des Körpers beschränkt wird, und dies beeinträchtigt die Funktionstüchtigkeit des ganzes Körpers.

Warum reagierten die Eltern so? Ich bin mir sicher, daß alle drei einschließlich des Kindes dies als ein kleines alltägliches Mißgeschick betrachteten, das Unannehmlichkeiten bereitete und daher die Eltern irritierte und ihnen möglicherweise vor einem Gast peinlich war. Wohl nicht bewußt war ihnen allerdings die Heftigkeit ihrer Reaktion im Vergleich zur Geringfügigkeit des Vorfalls. Warum war dies so schlimm? Alle drei waren sich wohl auch der körperlichen Reaktion des Kindes nicht bewußt.

Für die Gesundheit ist bei solchen Vorfällen von Bedeutung, wie der Körper mit den Wirkungen umgeht. Wenn dies ein isolierter Zwischenfall war, würde das Kind im Laufe des Tages allmählich die durch den Tadel ausgelösten Empfindungen vergessen, und die ganze Angelegenheit würde aus seiner Erinnerung ausgelöscht, bis es wieder in einer ähnlichen Situation wäre, vielleicht wenn die Eltern es wieder einmal anschreien. Hierin liegt nun die Bedeutung relativ kleiner Traumata. Es könnte zweierlei geschehen sein. Entweder könnte Geraldines Schrecken allmählich abgeklungen sein; wenn sich dann die Eltern im Laufe des Tages entspannten, könnten sie sich vielleicht eine Weile liebevoll mit ihr beschäftigt haben, indem sie etwas zusammen unternahmen, ihr etwas vorlasen oder mit ihr schmusten, so daß sie körperlich und emotional spürte, daß ihre Eltern sie akzeptierten und liebten. Dadurch hätte sich ihre restliche Muskelanspannung gelöst, und das Wohlbefinden und die volle Funktionstüchtigkeit ihres Körpers wäre wiederhergestellt worden.

Es könnte aber auch sein, daß die Eltern im Laufe des Tages immer angespannter wurden. In diesem Fall kann man sich leicht vorstellen, daß das nächste kleine Mißgeschick des Mädchens eine ähnliche Reaktion wie beim Mittagessen ausgelöst hätte. Diesmal wäre die Wirkung noch etwas stärker gewesen, da sie noch vom ersten Tadel angespannt und verletzt gewesen wäre.

Unsicherheit infolge inkonsequenter Reaktionen
Ich kannte ein vierzehnjähriges Mädchen aus einer Familie der Mittelschicht, wobei ein Elternteil Lehrer, der andere Intellektueller war. Das Mädchen schlug sich schon in ihrem Alter mit dem Problem herum, wie sie herausfinden könnte, welche ihrer natürlichen Reaktionen für die Erwachsenen in ihrer Umgebung (in der Schule, zu Hause oder wenn sie bei anderen Leuten zu Besuch war) akzeptabel wären. Seit sie ein Baby war, hatte sie manchmal große Zuwendung und Liebe erfahren: Belohnungen, wenn sie etwas richtig gemacht hatte, Geschenke, wenn ihre Mutter in guter Stimmung war und sie verwöhnen wollte. Andererseits hat sie auch Ablehnung erfahren, wenn ein Verhalten, das ihrem Alter nur angemessen war, ihre Mutter störte. In einer redefreudigen und impulsiven Familie machte sie diese Zurückweisung ebensosehr frösteln und schaudern, wie sie die Liebesbeweise erwärmten und trösteten. Beides war aber weder eine vorhersehbare noch eine verständliche und angemessene Reaktion auf ihr Verhalten, sondern hing einfach von der Stimmung ihrer Eltern ab. So wurde sie manchmal verhätschelt, manchmal heftig getadelt, wobei sie nie wußte, was ihr bevorstand, wodurch sie sich in einem beständigen Zustand banger Erwartung und Anspannung befand. Diese Verfassung trifft man häufig bei Kindern von Eltern an, deren Reaktionen auf ihre Kinder von ihrem eigenen emotionellen Befinden und weniger vom Verhalten des Kindes abhängen. Es ist für Kinder sehr verwirrend, wenn »Nein« einmal bedeutet: »Nein, und du bekommst eine Ohrfeige, wenn du es nicht kapierst«, ein andermal: »Jetzt nicht, aber wenn du lange genug quengelst, bekommst du,

was du willst, weil ich im Augenblick nicht die Kraft habe, mich mit dir auseinanderzusetzen«, und wieder ein anderes Mal nichts weiter als »Ich möchte dich nicht dabei erwischen, aber solange es mir keinen Ärger macht, ist es mir gleichgültig, was du tust«.

Das Ergebnis einer solchen Erziehung sind sehr unsichere und ängstliche Menschen, die nicht abschätzen können, ob ihr Verhalten eine Belohnung oder einen Tadel nach sich ziehen wird. Solche Kinder sind entweder unsicher und zornig und lehnen sich gegen ihre Eltern und jede Form von Autorität auf (dies ist der Kern vieler Probleme in den heutigen Schulen), oder sie sind übervorsichtig, weil sie unfähig sind, durch Erfahrung herauszufinden, was akzeptabel ist, und sie sind daher in einer untypischen Weise ängstlich und scheuen sich, etwas Neues auszuprobieren.

Anspannung infolge übertrieben ängstlicher Reaktionen

Der dreieinhalbjährige Henry besuchte uns eines Tages mit seiner Mutter, einer Sozialarbeiterin mit zwei Kindern, die ein schönes Haus hatte und eine gute Ehe führte. Henry ging mit meinen Kindern in den Garten, und wir folgten ihnen mit unserem Kaffee. In meinem Garten ist ein relativ großer Teich, der knapp einen halben Meter tief ist. An beiden Enden gibt es einen Kiesstrand, und in der Mitte führt eine Brücke hinüber.

Henry lief glücklich mit den anderen Kindern auf dem Weg, der zur Brücke führte. Als seine Mutter sah, wohin sie liefen, erstarrte sie neben mir und rief ängstlich: »Paß auf, Henry« und wollte ihm hinterherlaufen. Ich beruhigte sie, daß der Teich nicht tief sei, und wir selbst waren ja nur wenige Schritte entfernt. Sie drehte sich daraufhin nervös zu mir um und sagte, daß sie immer Angst hätte, daß den Kindern etwas zustoßen könnte. Während sie Henry nicht aus den

Augen ließ, erzählte sie mir, ihr zweites Kind sei so unbeholfen und dauernd geschehe ihm etwas.

Ich sah, wie der Ausdruck spontaner Freude aus Henrys Gesicht wich, als er die Ängstlichkeit in der Stimme seiner Mutter vernahm. Ich konnte beobachten, wie er die zwei kleinen Stufen auf dem Weg, die zur Brücke führten, ganz vorsichtig hinaufging, während er noch einen Augenblick zuvor genauso unbekümmert und locker wie die anderen Kinder einige andere Stufen hinaufgelaufen war. Die Mutter übertrug ihre übertriebene Ängstlichkeit auf ihr Kind und hemmte dadurch seine natürliche Fähigkeit, seinen Körper ohne Anspannung zu gebrauchen und durch Erfahrung zu lernen, so daß er gewissermaßen gezwungen war, sein Leben durch sie zu leben.

Ich habe bewußt ein solches belangloses Alltagsereignis gewählt, das man wohl nicht einmal ein Trauma nennen kann, um zu zeigen, wie sich doch in einem Kind sehr schnell ganz erhebliche Anspannungen aufbauen können. Selbstverständlich sammeln sich solche Anspannungen ebenso bei einem Erwachsenen an, der den Zwängen seiner Verantwortlichkeiten und des modernen Lebens ausgesetzt ist. Wenn man sich vorstellt, daß solche Ereignisse täglich und oft mehrmals täglich eintreten, kann man erkennen, mit welchen Belastungen der Körper ständig zu kämpfen hat.

Sprachbehinderung durch den Anblick von Gewalt
Ein Mädchen, das als Zweijährige mit ansehen mußte, wie ihre Mutter halb totgeprügelt wurde, konnte noch nicht richtig sprechen, als sie in die Schule kam. Noch als Sieben- oder Achtjährige galt sie als sprachbehindert. Ich sah sie als Neunjährige, und man berichtete mir, daß sich bisher niemand um ihre psychischen Probleme gekümmert hatte, weil

sie nur eine von so vielen war. Insgesamt hätte sich ihr Verhalten gebessert, als sie richtig zu sprechen begann, und sie machte weniger Schwierigkeiten als manche anderen Kinder.

Dieses Kind schleppt das entsetzliche Erlebnis mit sich herum, daß seine Mutter zusammengeschlagen wurde, ohne daß jemand seinen Schmerz anerkannt hätte; niemand hatte je wahrgenommen, was es fühlte, und es glaubt nach wie vor, daß seine Reaktionen normal, nicht seine persönliche, verzweifelte, verborgene und geheimnisvolle Besonderheit sind. Die ganzen Jahre über aber war ihr Leiden deutlich sichtbar gewesen: Ein kleines Kind, das die unaussprechliche Hilflosigkeit erfahren mußte, die einzige Zeugin brutalster Gewalt zu sein, die an ihrer geliebten Mutter verübt wurde, unfähig, als Zweijährige etwas dagegen zu tun, und sie äußert diese hilflose Ohnmacht in ihrer jahrelangen Stummheit. Beruhte die späte Entwicklung ihrer Sprache auf einem langsamen Aufbau von Vertrauen zu etwas oder jemandem?

Angst als Grundlage psychischer Schäden

Die obigen Beispiele zeigen, wie ich meine, daß eine anscheinend normale Erziehung, in der aber Gewalt auftritt oder die das Kind in Unsicherheit über die elterliche Billigung oder Mißbilligung läßt, zu einem beständigen Angsthintergrund führen kann. Angst ist aber die schädlichste aller Empfindungen; sie ist die Grundlage zu psychischen Schädigungen, deren Schwere kaum überschätzt werden kann, weil sie zu einem oft lebenslang anhaltenden Verlust des Vertrauens und des Interesses führen können.

Schulen

John Taylor Gatto, New Yorker »Lehrer des Jahres 1991«, sagte anläßlich der Verleihung der Auszeichnung:

> »Obwohl sich die Lehrer alle Mühe geben und hart, sehr hart arbeiten, ist die ganze Institution psychopathisch; sie hat kein Gewissen, und wenn die Glocke läutet und ein junger Mensch gerade dabei ist, ein Gedicht zu schreiben, muß er aufhören und sich einem anderen Thema zuwenden ... Wir müssen uns darüber im klaren sein, daß in unseren Schulen mehr dressiert als gelehrt wird ... Die Kinder lernen, Befehlen zu gehorchen, aber dies ist keine Erziehung. Eine solche scheitert schon an der Struktur des Schulwesens ... Den Kindern wird buchstäblich jegliche Neugier ausgetrieben.«

Internate

Internate stellen oft ein langwieriges Trauma dar, weil Gefühle abgeschnitten werden.

Ein Kind, das ein sehr angesehenes Internat besuchte, wurde zu mir gebracht. Es litt an einem mangelnden Zugang zu seinen Eltern und wurde in der Schule schikaniert. Zunächst einmal versuchte die Schule bewußt, den Kontakt mit den Eltern zu beschränken, um das Kind einzugewöhnen. Dies war das »Skript«, durch das das Band der Gefühle und der Unterstützung durchschnitten wurde; der Schüler sollte lernen, Gefühle zu mißachten und »ein Mann zu sein«. Hierauf beruhten seine Störungen.

Als ich äußerte, das Kind litte darunter, in dieser Schule sein zu müssen, sagte der Vater in bester Privatschulmanier: »Ich war auch auf dieser Schule. Ich haßte sie, aber sie tat mir gut, und deshalb wird sie ihm auch guttun.« Mit anderen Worten, er war darauf programmiert, seine Gefühle oder diejenigen anderer Menschen nicht zu achten.

Ein anderer Patient, ein Verwaltungsbeamter mit bleibenden körperlichen Schäden aufgrund eines hemmungslosen Gebrauchs des spanischen Rohrs, beschrieb das Internat als eine brutalisierende Erfahrung.

Krankheitseinprägungstrauma

In der Homöopathie ist es eine bekannte Tatsache, daß Krankheiten früherer Generationen sich auf spätere Generationen auswirken können. Dies nenne ich Krankheitseinprägungstrauma, und ich nehme an, daß es sich um eine Schädigung des psychischen und physischen Immunsystems handelt. Die medizinische Wissenschaft neigt immer mehr der Auffassung zu, daß alle chronischen Krankheiten durch »langsame« Viren verursacht sind. So ist zum Beispiel Diabetes ein lebenslanger Prozeß, der erst im fortgeschrittenen Stadium oder durch eine traumatische Schwächung des Immunsystems manifest wird. Die Homöopathie hat oft eine wirksame Antwort auf solche Prozesse.

Die häufigsten Erkrankungen mit dramatischen Nachwirkungen sind Tuberkulose, Krebs und Gonorrhöe (einschließlich der unspezifischen Urethritis, bei der es sich um eine mit Antibiotika unterdrückte Gonorrhöe handelt). Samuel Hahnemann fügte zwei weitere Krankheiten hinzu: Syphilis und die von ihm so genannte Psora, bei der es sich letztlich um eine aus verschiedenen Gründen geschwächte Vitalität handelt, unter anderem durch die Anwendung von Chemotherapie zur Unterdrückung von Hauterkrankungen. In solchen Fällen sinkt die Energie des Patienten, und seine Funktionen sind beständig geschwächt. Psora ist im Grunde ein Sammelbegriff für die vielfältigen Gründe, warum bei Menschen eine Unterfunktion auftritt.

Tuberkulose hinterläßt Schäden, die zu wiederkehrenden Erkrankungen führen wie zum Beispiel dem chronischen Müdigkeitssyndrom (CMS), auch Polio- bzw. Post-Poliomyelitis-Syndrom, einer generalisierten Erkrankung, die nicht eindeutig definierbar ist (CMS ähnelt auch einer ohne Lähmung verlaufenden Form von Polio und ist möglicherweise erst seit der Einführung der Polioimpfungen aufgetreten, die sich noch als ursächlicher Faktor herausstellen könnten).

Die tuberkulösen Formen haben einfache Symptomenbilder, die in dem Abschnitt über Traumabilder ausführlich dargestellt sind. Wenn zum Beispiel eine Tb-Einprägung besteht, unternimmt der Betreffende mehrmals Weltreisen. Reisen ist ein starker Hinweis auf eine Tb-Einprägung. Dies kann sich bei einem oder bei allen der Kinder fortsetzen, was zeigt, daß die Krankheitsprägung nicht immer aktiviert wird. Bei einem solchen Menschen können wiederkehrende Träume auftreten, daß er auf langen Bahnreisen in ferne Länder entflieht, und Kinder können die Neigung haben, im Supermarkt bei jeder Gelegenheit auszureißen; gerade umgekehrt verhält es sich bei Kindern mit Trennungsängsten, die sich an ihre Eltern klammern und sie nicht aus den Augen lassen.

Kinder und Erwachsene mit einer Tb-Krankheitseinprägung haben oft Angst vor Hunden und knirschen nachts mit den Zähnen, und die Kinder haben schlimme Wutanfälle. Sie neigen zu Erkältungen und akuten Krankheiten und gedeihen nicht, wenn die Tb-Einprägung nicht angegangen wird.

Tb-Typen neigen auch eher zu Krebs, und es ist daher ratsam, das Tb-Profil möglichst früh im Leben abzubauen oder zu beseitigen. Es scheint, daß die Tb-Einprägung, bei der es sich um eine Form einer Immunschwäche handelt, die Entwicklung von Krebs beschleunigt oder die psychischen Voraussetzungen hierfür schafft. So sind zum Beispiel Tb-Typen sehr störrisch, und dies kann zu anhaltendem und tiefem Ärger führen, was eine der Ursachen von Krebs ist. So entwickeln oft Frauen, die einen Groll gegen ihren Partner hegen, eine Geschwulst in ihrer Brust.

An Gonorrhöe ist zu denken bei emotional getriebenen Menschen, die allgemein zum Übermaß neigen. Sie übertreiben gern alles, vom Gebrauch von Drogen über Sex bis zu Partys. Sie schlafen am liebsten auf dem Bauch, lieben meist das Meer und Tiere und haben als Kinder einen feuerroten Windelausschlag (siehe Medorrhinum auf Seite 281 bis 285).

Krebstypen dagegen sind emotions- und ausdrucksarm und haben nicht die üblichen Kinderkrankheiten; statt dessen entwickeln sie oft andere schwere Krankheiten wie zum Beispiel wiederholte schwere Lungenentzündungen. Auch sie lieben das Meer und Tiere und schlafen am liebsten auf dem Bauch. Krebs-Typen zeigen ein sehr breites Spektrum von Symptomen, bieten aber ein spezielles Bild, das der Homöopath leicht erkennen kann und das in dem Abschnitt über Traumabilder näher beschrieben ist. Häufig ist in der Familie schon öfter Krebs aufgetreten. Krebs kann sich auf der Grundlage einer Gonorrhöe entwickeln, die wiederum auf der Grundlage einer Tuberkulose entsteht.

Syphilitische Typen sind selbstzerstörerisch und neigen zu verschiedenen Verhaltensweisen, durch die sie sich ruinieren, zum Beispiel Alkoholismus.

Krankheitseinprägungen bedeuten nicht zwangsläufig, daß die Krankheit bei dem Betreffenden ausbricht. Allerdings besteht eine verstärkte Neigung hierzu; so bricht zum Beispiel bei einem Gonorrhöetyp die Krankheit nach einer Infektion leichter aus, und er ist durch sein exzessives Verhalten auch stärker infektgefährdet. Bei ihm heilt eine Infektion außerdem schwieriger als bei jemandem, der keine solche Krankheitseinprägung hat.

Meiner Auffassung nach gibt es kaum einen Zweifel daran, daß die meisten therapeutischen Ansätze keine wirkliche Antwort auf diese ererbten Krankheitstraumata haben, insbesondere wenn diese stark ausgeprägt sind, und oft ist das entsprechende homöopathische Mittel gegen die Krankheitseinprägung erforderlich, um das Trauma zu beseitigen, da es andernfalls weiter schwärt.

Vergiftungstraumata

Jedes Metall kann bei einem Menschen zu einem Vergiftungsbild führen, das jedoch oft wesentlich gelindert werden kann, wenn die Erkrankung noch nicht zu weit fortgeschritten ist, und zwar oft dadurch, daß man das Gift in einer homöopathischen Potenz gibt. Die Alzheimer-Krankheit kann in einem Zusammenhang mit Aluminium stehen, das aus Kochgefäßen und Essensbehältern in den Körper gelangt, und die Aufnahme ist fast unvermeidlich, wenn man essen geht. Quecksilber stammt von Zahnplomben, Blei aus alten Druckerpressen, Silber vom Entwickeln von Schwarzweißfotografien mit ungeschützten Händen. Eine Behandlung ist immer möglich. Eine Silbervergiftung läßt sich vermeiden, indem man dünne Wegwerfhandschuhe trägt. Zahnfüllungen müssen bei empfindlichen Menschen gegebenenfalls durch Kunststoffüllungen ersetzt werden. Menschen mit einer Quecksilbervergiftung haben oft im ganzen Mund kleine Geschwüre, die auf keine Behandlung ansprechen, bis die Amalgamfüllungen entfernt werden.

Arzneimitteltrauma

Nachfolgend eine Fallgeschichte, die sich wirklich so ereignet hat: Die Warzen eines Patienten wurden mit einem vom Arzt verordneten Medikament weggeätzt. Zwei Jahre später hatte der Betreffende Pfeiffer-Drüsenfieber und war einige Zeit arbeitsunfähig. Außerdem bestanden Gelenkschmerzen in den Fingern. Nach weiteren zwei Jahren erschienen große rote Flecken auf der Haut, die mit Steroiden unterdrückt wurden. Anschließend entwickelte der Patient eine ulzeröse Kolitis und ein chronisches Müdigkeitssyndrom (CMS). Das gegen die Kolitis eingesetzte Mittel löste einen systemischen Lupus erythematodes aus, eine schwere Autoimmunkrankheit. Für mich war dies ein Fall einer systematischen Unterdrückung von Symptomen mit allopathischen Mitteln, ohne daß jemandem aufgefallen wäre, daß es dem Patienten ständig schlechter ging. Als der Patient zu mir kam, war er bereits ein halbes Jahr wegen CMS krankgeschrieben. Eine Dosis des richtigen homöopathischen Mittels brachte eine sofortige Besserung, die der Arzt, als man ihm dies berichtete, als »Zufall« abtat.

Durch chemisch definierte Arzneimittel verursachte Schäden sind ein schweres Problem, das weder eingestanden noch verstanden wird. Wenn man einsehen könnte, daß die Symptome eines Menschen Anzeichen eines tieferliegenden Problems sind, dann hätten chemisch definierte Mittel bei der Therapie nur in Extremsituationen einen Platz, das heißt bei schweren, lebensbedrohlichen akuten Erkrankungen, wenn der Krankheitsprozeß zu weit fortgeschritten ist und mit dem Tod des Patienten zu rechnen ist.

Impfschäden

Ein Kind wurde gegen Masern geimpft. Innerhalb von achtundvierzig Stunden bekam es Fieber und leichte Krämpfe. Die Mutter machte sich hierüber Gedanken und wandte sich an die Krankenschwester, als die Wiederholungsimpfung durchgeführt werden sollte.

Die Mutter war ein ruhiger, sensibler, gelassener, fürsorglicher und liebevoller Mensch, aber ihre Bedenken wurden von der Schwester als unbedeutend abgetan. Das Kind wurde nochmals geimpft, bekam schwere Krämpfe und ist heute Epileptiker. In der Familie waren bisher keine Epilepsien aufgetreten.

Ärzte verdienen auch an Impfungen. Vor diesem Hintergrund kann keine sensible, liebevolle Umgebung entstehen, in der das Für und Wider einer Impfung vernünftig und objektiv erwogen werden könnte.

Damit ist die Frage noch gar nicht angesprochen, ob Impfungen überhaupt sinnvoll sind. Sie scheinen bei vielen Kindern das Immunsystem zu schädigen. Dies wird meist nicht bemerkt, sondern erst später sichtbar, wenn überhaupt. Das Kind lernt vielleicht schlecht oder hat Verhaltensprobleme, die niemand in einen Zusammenhang mit den Impfungen bringt. Ich bin überzeugt, daß Impfungen beim Erwachsenen die Genesung von anderen Krankheiten nachteilig beeinflussen können. Über ein Prozent der Kinder, die ich jährlich sehe, sind impfgeschädigt.

Impfungen bewirken eine Art Vergiftung, gegen die homöopathische Mittel als »Gegengift« eingesetzt werden können, die manchmal aus dem Impfstoff selbst hergestellt werden, sofern die Schädigung nicht zu schwerwiegend ist.

Schranken der Genesung – unsere zersplitterte Gesellschaft

Kein Trauma würde bestehenbleiben, wenn genügend Auflösungsprozesse wirksam sein könnten. Oft genügt schon liebevolle Zuwendung durch Verwandte und Freunde. Viele schreckliche Wunden werden durch eine solche Hilfe beseitigt, während eine Wunde ohne Zuwendung zu einem lebenslangen Trauma wird.

Unsere heutigen Lebensformen haben dazu geführt, daß es kaum mehr Zuwendung gibt. Früher gab es große Familien, in denen jeder von unzähligen Onkeln und Tanten, Cousins und Cousinen, Großeltern und vielen Freunden in relativ stabilen Gemeinschaften umgeben war, in denen es viel Zuwendung gab und relativ leicht Ersatz zu finden war, wenn ein Vertrauter starb.

Heute gehen Eltern in ein anderes Land, ziehen an einen anderen Ort oder verändern ihre gesellschaftliche Stellung, und die Kinder, aber auch die Erwachsenen verlieren alle ihre Freunde. Wenn dies öfters geschieht, können hieraus heimat- und bindungslose Kinder entstehen.

Früher lebte der Mensch in Dörfern, Sippen oder anderen fest verwachsenen Gruppen. Von meinen Patienten, vor allem von Indianern, höre ich oft, daß der Verlust der Mutter nur eine vorübergehende Krise war, da die Tante an ihre Stelle trat und die ganze Familie übernahm, wobei ihr die zahlreichen Verwandten halfen. Manchmal wurde für die Kinder dadurch sogar alles besser.

Ich erinnere mich an die Slums in London, wo ich als Student lebte und wo ganze Gemeinden von Mietshäusern in Betonblocks umgesiedelt wurden. Die sozialen Verwüstungen, die dadurch angerichtet wurden, kann man nur erahnen. Ich habe sehr viele dysfunktionale, deprivierte Familien aus »Betonsilos« behandelt.

Im Gegensatz dazu gab es in Nepal, einem Land, in dem viel zu viele Hilfsorganisationen tätig sind, ein ganz bemerkenswertes Projekt. Ein Slum in Katmandu wurde neu aufgebaut, indem jedes Haus zerlegt und nach der Durchführung von Verbesserungsmaßnahmen an seinem ursprünglichen Platz wiederaufgebaut wurde. Dies scheint mir bei weitem besser zu sein – sozusagen eine Modernisierung »mit Herz«. Die Gemeinde lebte fortan gesünder, weil sie über sauberes Wasser, Kanalisation, Toiletten, dichte Dächer, Strom und so weiter verfügte, wobei jedoch das über Jahre gewachsene soziale Gefüge intakt blieb.

Unsere Standardkleinfamilie mit zwei Elternteilen und zwei Kindern, die Stunden von den nächsten Verwandten entfernt lebt und vielleicht infolge häufiger Umzüge auch keine tiefen Freundschaften mehr hat, ist die Ursache für den heutigen Mangel an Zuwendung, Unterstützung und Liebe. Es gibt keine Oma mehr, die einspringt, wenn die Mutter krank ist, keinen Onkel, der gegebenenfalls als zweite Vaterfigur auftritt, keine tiefen, echten, stabilen und zuverlässigen Bindungen mehr. Wenn ein solches soziales Gefüge einmal zerstört ist, kann es erst in Generationen wiederaufgebaut werden. Dies ist unsere heutige Situation im Westen, und dies ist der Nährboden für Traumata.

3 Philosophische und psychologische Aspekte

Das Wesen des Menschseins

Ich frage meine Medizinstudenten oft, was der Unterschied zwischen einem Leichnam und einem Menschen ist. Es gibt einen Unterschied, aber was genau hat der eine, was der andere nicht hat?

Wenn man nun nicht weiß, was der Unterschied ist, wie kann man dann wissen, ob die Behandlung, die man durchführt, den Betreffenden mehr einem Leichnam oder mehr einem Menschen ähnlich macht?

Dies ist das Dilemma des Durchschnittsarztes. Die Bekämpfung der Symptome macht den Menschen meist mehr einer Leiche ähnlich, macht ihn kränker und beschleunigt sein Sterben. Dies ist das Problem, wenn man nicht weiß, was man tut.

Ich stelle auch fest, daß die Studenten noch nie über den Unterschied zwischen einem Leichnam und einem Menschen nachgedacht haben, und dieses Thema erscheint auch nicht im Vorlesungsverzeichnis – ein erstaunliches Versäumnis, würde ich sagen!

Die Homöopathie lehrt, daß wir Seelenenergie in einem Körper aus physischer Energie sind, Seele und Stoff. Dies ist eine ziemlich verbreitete, wenn nicht universelle Auffassung außerhalb des hemmungslosen Materialismus der westlichen Gesellschaft. Die Seele hat mehrere Ebenen und strahlt Energie in den Körper aus; sie wirkt auf uns durch unseren Geist und unsere Empfindungen.

Geist ist Wille, Intention, Entschluß, Denken; Empfindungen sind Be-Geisterung, Lebenslust, Angst, Zorn, Traurigkeit. Es gibt aber kein Empfinden ohne Denken und umgekehrt, und kein Prozeß des Empfindens und Denkens bleibt ohne eine physische Auswirkung. Alles ist immer *Psyche* (im Geist) und *Soma* (im Körper) oder *psychosomatisch,* um einmal dieses vielstrapazierte Wort zu benutzen.

Einfach ausgedrückt, belebt unser Geist unseren Körper durch die Vermittlung von Denken und Fühlen und erzeugt dadurch Handeln. Im normalen, nichttraumatisierten Zustand sind wir weitgehend intelligent, haben eine natürliche Lebenslust und wachsen an natürlichen Herausforderungen. Wir können eine sehr präzise und angemessene spontane Reaktion auf jedes Ereignis hervorrufen. Wir haben Freude an zärtlicher Zuwendung, am Geben und Nehmen, am wechselseitigen Austausch und an der Zusammenarbeit mit anderen. Dies ist das Wesen des Menschseins.

Andererseits ist dies aber durchaus nicht der normale und übliche Zustand des Menschen, und dies liegt daran, daß uns etwas zugestoßen ist, was uns daran hindert, diese uns angeborenen Eigenschaften auszudrücken. Es können wiederholte Fehler sein, unangemessene Gefühlsreaktionen, die der Situation nicht gerecht werden, sondern uns einengen, mangelnde Kommunikation und Kooperation. Der Grund hierfür liegt darin, daß wir traumatisiert wurden und noch immer an einem Trauma leiden, das vor langer Zeit auftrat oder vielleicht noch auftritt.

Es scheint folgendes zu geschehen: *Wenn wir uns verletzt fühlen, hört unsere flexible menschliche Intelligenz auf, in angemessener Weise zu arbeiten und zu reagieren.* Dies ist ein sehr wichtiger Punkt, der die Grundlage unserer Dysfunktionen, unserer Krankheiten ist. Er liefert die Erkenntnisgrundlage, die uns zu besseren Eltern machen kann. Er ist die Basis für ein Verständnis des ganzen menschlichen Dilemmas. Diese Gedanken wurden von Harvey Jackins entwickelt und sind in *The Human Side of Human Beings* sehr anschaulich dargelegt.

Viele weitsichtige Autoritäten fassen Krankheit heute als Folge einer grundlegenden »Festgefahrenheit« auf, die aufgelöst und in Bewegung gebracht werden muß, um Gesundheit zu erzeugen. Wenn wir einmal »festgefahren« sind, dann verfallen wir offenbar, sooft eine ähnliche Situation auftritt, in das alte schädliche Muster, leiden wieder und verschärfen die »Festgefahrenheit«, statt in einer angemessenen Weise zu reagieren. Diese »Festgefahrenheit« hat geistige, seelische und körperliche Komponenten, die synchron zusammenarbeiten, und diese fortwährende Verstärkung sorgt für die Beibehaltung des Verhaltensmusters. Dieses wird Teil unserer Körperhaltung, unserer Zellchemie, unserer Einstellungen, unserer Reaktionen, unserer beruflichen Tätigkeit, unseres Scheiterns, unseres ganzen Daseins in der Welt.

Der Schweizer Psychotherapeut J. Konrad Stettbacher bestätigt in seinem großartigen Buch *Wenn Leiden einen Sinn haben soll* meine eigenen Erfahrungen weitgehend. Er schreibt:

»Durch Überlastung (Trauma) erleidet das Kind bzw. der Heranwachsende Verletzungen in der primären Übereinstimmung, in seinem System, in seiner primären Ordnung und Ordnungsfähigkeit. Die Verletzung wird durch angst- und schmerzauslösende Reize bewirkt, auf die der junge Organismus nicht oder nur ungenügend zu reagieren vermag, die er nicht systemgerecht einordnen kann. [...] Folgenreiche seelische Verletzungen entstehen auch durch ›Ver-Fälschungen‹ der persönlichen, ontogenetischen sowie der stammesgeschichtlichen und der historischen Wahrheit oder durch Entstellung der Wirklichkeit. […] [Hierdurch] entstehen tiefe Verunsicherungen im System. […] Viele reale Erlebnisse, die Bewußtseinsinhalte bilden sollten, müssen dadurch ins Unbewußte verdrängt werden, weil sie mit den irrealen Darstellungen nicht in Übereinstimmung gebracht werden können. […] Im überlasteten, traumatisierten System bildet sich eine Vielfalt unbewußter, latenter Reaktionen, nach innen und außen, welche zum Träger der Erscheinungen werden, die als Neurose, Psychose, psychosomatische Störungen oder Kriminalität bezeichnet werden.«

Vergleichen wir einmal, um diesen Gedanken besser verstehen zu können, den Menschen mit einem Fluß. Dann ist die Quelle die Seele, die Lebenskraft in Gestalt einer unaufhörlich sprudelnden Quelle spendet. Diese fließt durch den Körper und durch unser Handeln nach außen, durch die Poren der Haut, und erzeugt unsere Lebensäußerungen, den Strom unseres Lebens.

Irgendwo im Verlauf dieses Gewässers befindet sich ein Damm, den falsch verarbeitete und gespeicherte Empfindungen errichtet haben, so daß der Strom aufgestaut wird und über die Ufer tritt. Überschießende Lebenskraft sammelt sich an und versickert vor dem Damm, und unterhalb davon bleibt nur ein kleines Rinnsal. Wenn sich zum Beispiel die Stauung im Herzen befindet, verursacht dies den Austritt von Eiter in Form von Akne oder eines Abszesses und kalte Hände und Füße aufgrund einer schlechten Durchblutung. Wenn man den Damm beseitigt, werden der richtige Fluß und die Harmonie wiederhergestellt.

Das Nervensystem könnte man mit Menschen vergleichen,

die am Damm leben. Diejenigen, die sich oberhalb von ihm befinden, berichten von Überschwemmung, Treibgut, Stauung und Hochwasser. Die Menschen unmittelbar am Damm sagen, daß durch Schlamm eine Blockierung entstanden ist. Die Menschen unterhalb des Damms sagen, daß es an Wasser zum Trinken und zur Bewässerung der Felder mangelt und die Pflanzen verwelken.

Wenn man nur eine dieser Botschaften wahrnimmt, dann ist dies offensichtlich falsch. Wenn man sie isoliert betrachtet, wie es die Fachärzte in Krankenhäusern oft tun (was im Krankenhaus schon an den Wegweisern zu den verschiedenen Abteilungen zu erkennen ist), ist dies offensichtlich ebenfalls Unsinn. Die Botschaft, die von oberhalb des Damms kommt, würde als Abhilfe nahelegen, höhere Uferbefestigungen zu bauen. Die Botschaft von unterhalb des Damms könnte zu der Vermutung führen, daß die Quelle versiegt ist. Nur die Botschaft vom Damm selbst gibt den entscheidenden Hinweis. Wenn man alle Informationen zusammennimmt, kann man das ganze Geschehen richtig erfassen, und selbst wenn die Menschen am Damm keine Botschaft senden, kann man mit einfacher Logik erschließen, daß es einen Damm geben muß.

Landkarten menschlicher Beschwerden

Zum Glück sind homöopathische Mittel wie Landkarten aller bekannten menschlichen Beschwerden, so daß man ein Mittel auswählen kann, das den Damm, die Einengung aufhebt und sie fortspült. Anfänglich wird eine Flutwelle auftreten, die die Trümmer des Damms und viel Geröll mit sich führt, das sich hinter dem Damm angesammelt hat. Dies ist der Prozeß der Ausscheidung von Giftstoffen, der

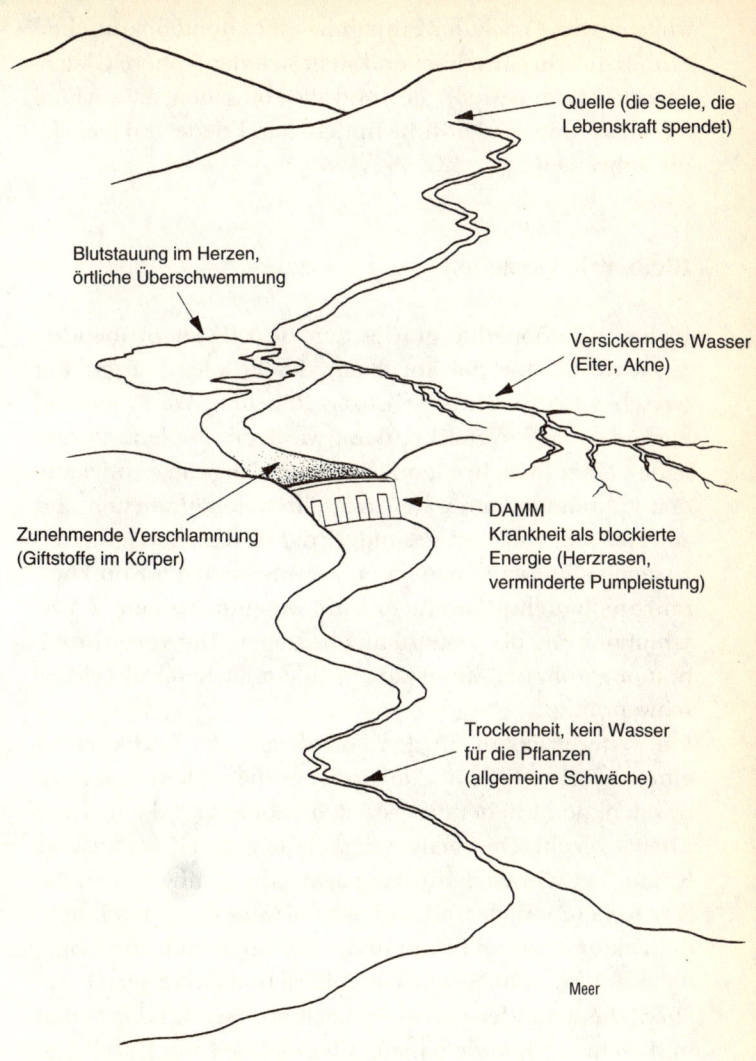

Quelle (die Seele, die
Lebenskraft spendet)

Blutstauung im Herzen,
örtliche Überschwemmung

Versickerndes Wasser
(Eiter, Akne)

Zunehmende Verschlammung
(Giftstoffe im Körper)

DAMM
Krankheit als blockierte
Energie (Herzrasen,
verminderte Pumpleistung)

Trockenheit, kein Wasser
für die Pflanzen
(allgemeine Schwäche)

Meer

Abb. 3: Der Fluß des Lebens

121

üblicherweise nach der Einnahme eines homöopathischen Mittels auftritt. Anschließend stellt sich der frühere Gleichgewichtszustand wieder ein, und alle Menschen, die am Fluß leben, werden wieder Ruhe finden, und Friede und Harmonie kehren ein.

Bleibende Ursachen

In der Homöopathie gibt es den Begriff der bleibenden Ursache, die für die Fortdauer des Problems sorgt. Ein typisches Beispiel hierfür ist das Rauchen. Wenn jemand etwa an einer Nervenerkrankung wie der multiplen Sklerose leidet, einer fortschreitenden und sich langsam entwickelnden Lähmung, dann wäre es töricht, weiterzurauchen und zu erwarten, daß man gesund wird. Das Rauchen kann die Ursache sein, wenn man schon vor Ausbruch der Krankheit rauchte, beziehungsweise es kann wesentlich zu einer Verschlimmerung der Erkrankung beitragen. Die Verordnung homöopathischer Mittel wäre in einem solchen Fall Zeitverschwendung.

Ein weiterer Faktor für den Fortbestand der Krankheit ist eine schlechte Ehe; und allein schon nach dem Zulauf zu urteilen, den Eheberatungsstellen haben, sind die meisten Ehen schlecht. Dies bedeutet, daß über die Hälfte unserer Kinder bei schwer dysfunktionalen Eltern aufwachsen, die ihre Rollenmodelle und zugleich ein wesentlicher belastender Faktor in ihrem Leben sind. Es ist für mich keine Frage, daß Kinder vier liebevolle Großeltern und zwei Eltern brauchen, die einander lieben und achten, ihre Kinder lieben und an ihnen Freude haben. Alles andere kann kaum eine Umgebung bieten, in der Kinder optimal gedeihen.

Aber selbst wenn Sie das Glück haben, daß dieser Idealfall

für Sie zutrifft, haben Sie möglicherweise das Gefühl, nicht alles richtig zu machen. Absolute Perfektion ist jedoch gar nicht das, was von Ihnen als Eltern gefordert wird. Vielmehr ist es auch ein wichtiger Aspekt in der Erziehung, wenn Ihre Kinder lernen, wie Sie mit Ihren natürlichen Unzulänglichkeiten umgehen und welche Konsequenzen Sie aus Ihren Fehlern ziehen.

Alles ist wirklich

Um ein Problem lösen zu können, muß man es zunächst einmal identifizieren. Gerade dies unterlassen wir aber oft – daher haben wir auch die Probleme in unserem westlichen Gesundheitswesen. Wenn man die wirkliche Ursache seiner Probleme – das Trauma – nicht erkennt, ist auch keine wirksame Lösung möglich.

Viele Probleme scheinen unerklärlich zu sein, weshalb die unterschiedlichsten Gründe für ihr Vorhandensein angegeben werden, daß es zum Beispiel Gottes Wille, Karma, unsere frühere Leben, Pech oder ein genetischer Fehler ist. Die Ärzte ihrerseits haben diagnostische Bezeichnungen erfunden, die meist mit der Wirklichkeit nichts zu tun haben. Sie versuchen damit Beschwerden zu erklären, hinter denen sich in Wirklichkeit ein Trauma verbirgt.

Die angehenden Ärzte lernen vor allen Dingen zu beobachten, die Besonderheiten des Patienten unberücksichtigt zu lassen und sich auf allgemeine diagnostische Zeichen zu konzentrieren, die den Patienten entpersönlichen und unmündig halten. Meine Erfahrung ist, daß wir alles, was uns von einem Patienten entgegentritt, auf einer gewissen Ebene »glauben« müssen, nicht unbedingt nach dem vordergründigen Anschein, sondern nach einer entsprechenden

Integration in das Gesamtbild des Menschen. So hören zum Beispiel Schizophrene Stimmen, die sie nicht abwehren können. Nach meiner Erfahrung rührt dies oft von unterdrückten Erinnerungen an einen Mißbrauch im Kindesalter her, der sich im Unbewußten in Form von Stimmen manifestiert. Man könnte Schizophrenie also sinnvollerweise »ausgelöschte frühere Gedanken« nennen, und dies könnte zu einem besseren Verständnis dieses Zustands beitragen.

Medizinische Fachbegriffe sagen dem Laien oft sehr wenig und haben daher häufig die Folge, daß sich der Erkrankte unmündig und hilflos fühlt.

Wenn jemand Beschwerden hat, beruht dies auf wirklichen Ereignissen. Irgend etwas ist wirklich geschehen, was die Ursache ist. Vielleicht war es ein Trauma im Mutterschoß, vielleicht wollte die Mutter in ihrer Verzweiflung das Kind abtreiben, überlegte es sich jedoch dann anders. Ich habe es immer und immer wieder erlebt, daß viele schwere und weniger schwere Verhaltenseigentümlichkeiten durch ganz konkrete Ereignisse erklärt werden konnten, und wenn ich in dieser Haltung zuhöre, werden sie mir oft enthüllt. Ich bin überzeugt, daß allem menschlichen Verhalten wirkliche traumatische Ereignisse in diesem Leben zugrunde liegen. Wenn mir jemand sagt, seine Probleme stammten aus einem früheren Leben, antworte ich, dies mag richtig sein, aber das Problem wird immer wegen Traumata reaktiviert, die in diesem Leben wiedererlebt werden, selbst wenn das ursprüngliche Ereignis in einem früheren Leben stattfand. Mit diesem Wissen kann man das Problem jetzt angehen, statt das Leiden fortbestehen zu lassen.

Die Rolle der Gedanken beim Trauma

In diesem Buch konzentriere ich mich auf emotionale Traumata, da diese die Ursache der meisten Probleme sind. Der Mensch bewegt sich aber in einem Rahmen, in dem auch Gedanken, Empfindungen und physische Gegebenheiten nachhaltige Wirkung auf ihn haben. Dabei ist falsches Denken oft der Keim von Leiden.

Früher glaubte man, daß Krankheiten von Keimen verursacht werden, die uns angreifen; die ganzheitliche Medizin weiß aber heute, daß erst Blockierungen und Mangel an Energie die Disposition für eine Vergiftung schaffen (ähnlich dem Schlamm hinter dem Damm), und Keime werden lediglich von der Unordnung angezogen.

Im weltweiten Maßstab erleben wir heute die Zerstörung vieler Gedankensysteme. Die Chinesen haben einen großen Teil ihres alten kulturellen Erbes zerstört, wodurch sie sich von vielen überkommenen Vorstellungen lösen werden.

Der russische Kommunismus erzog die Menschen und zerstörte sich dann selbst. Er war ein großes Gedankensystem, aber die Art, wie er durchgesetzt werden sollte, enthielt den Keim zu seiner eigenen Zerstörung. Indem jedem, auch dem einfachsten Bauern, der Weg zu Bildung frei gemacht wurde, bekamen die Menschen die Möglichkeit zu selbständigem Denken; weil aber die Idee des Kommunismus, die im Prinzip gut war, in einer so rohen, ineffektiven Weise durchgesetzt werden sollte, war sie zum Scheitern verurteilt.

Historisch lebten die Menschen in Stämmen, Dorfgemeinschaften und Stammesgebieten, um die sie kämpften. Als sie später in Nationalstaaten lebten, die von Königen regiert wurden, kämpften sie immer noch um Gebietseigentum. Seit einhundert Jahren haben wir jetzt einen unglaublichen technischen Fortschritt, und Flugzeuge, Computer, internationale Verbindungen und weltweite Organisationen bringen die Völker einander näher. Fernsehprogramme aus anderen Ländern können heute fast überall empfangen werden, und Satellitennachrichten gehören zum Alltag des internationalen Lebens.

Was ich zum Ausdruck bringen möchte, ist, daß der Wandel mit einer erstaunlichen Schnelligkeit fortschreitet. Die Menschheit entwickelt sich weiter, ob sie will oder nicht, auch wenn sie nicht zu verstehen scheint, welcher Prozeß dahintersteckt. Alte Denkmuster müssen sich schneller ändern, als ihren Anhängern oft lieb ist. Gedankengebäude werden in rasantem Tempo ersetzt oder aktualisiert. Es scheint, daß wir hier kein Mitspracherecht haben. Uns bleibt nur die Wahl, entweder bewußt zu werden oder unbewußt zu bleiben, und wiewohl letzteres langfristig der schmerzlichere Weg ist, entscheiden sich die meisten Menschen hierfür.

Die medizinischen Berufe im Westen stecken in einer solchen Zwangslage. Das heute gültige medizinische Paradigma lautet, daß Krankheit einem Menschen einfach zustößt, daß man sich von ihr befreien muß und daß sie nichts mit der Lebensweise eines Menschen zu tun hat. Die im Westen praktizierte Medizin ist daher weitgehend ein unbewußter Prozeß, der die Menschen kränker macht, dazu beiträgt, daß ihre persönliche Krise zu einer persönlichen Katastrophe wird, und der einen früheren und oft auch schmerzhafteren Tod zur Folge hat.

Was wir heute in der homöopathischen Medizin erleben, ist letztlich ein Quantensprung gegenüber dem derzeitigen medizinischen Bewußtsein. Die Homöopathie ist heute neben einer Vielzahl weiterer Heilverfahren auf dem Sprung an die Spitze der Medizin, um ein umfassendes, pluralistisches Gesundheitswesen zu schaffen, das die besten alten und neuen Verfahren zusammenfaßt und die derzeitige monopolistische Schulmedizin auf die Aufgaben beschränken wird, die sie am besten erfüllt: Chirurgie, Notfallmedizin und physische Diagnose.

Wir müssen in unserem persönlichen Leben ebenfalls unser Denken entwickeln. Die Einnahme eines homöopathischen Mittels befreit einen Menschen oft von emotionalen Traumata und Ängsten, so daß er sich öffnet und neuen Ideen zugänglich wird. Man erkennt, daß das bisherige Leben relativ »töricht« war, und durch diese Erkenntnis können Änderungen eintreten. Unser Blick für das Leben wird geschärft.

Die meisten Gedanken sind überhaupt keine Gedanken, sondern Empfindungen, die durch das Medium der Gedanken formalisiert oder ausgedrückt werden. Dies können sehr mächtige Gedankenempfindungen sein wie der Drang, Gutes zu tun, Idealismus – oder negative Empfindungen wie das Gefühl der Unzulänglichkeit. Immer aber entstehen sie aus tiefen inneren Prozessen auf der Grundlage von Hoffnungen und Idealismus oder negativen Empfindungen. Wenn man seine Gedanken genauer betrachtet, stellt man oft fest, daß sie letztlich Empfindungen sind.

Anfälligkeit und auslösende Ursache

Innerhalb der Homöopathie arbeitet man mit dem Begriff der »Anfälligkeit«, der erklärt, warum der eine von einem Ereignis beeinflußt wird, der andere dagegen nicht. Diese Anfälligkeit hat ihre Wurzeln oft im familiären Hintergrund des Betreffenden und in der Konditionierung durch seine Eltern, und dies liefert häufig die Erklärung für den Prozeß. Ich wage die Hypothese, daß Krankheiten wie Tuberkulose

127

durch die angesammelten Trümmer einer wiederholten Traumatisierung durch »Neuinszenierung« der ganzen Menschheit entstanden. Wir erzeugten, einfach ausgedrückt, durch unser verrücktes Verhalten eine Anfälligkeit gegenüber völlig natürlichen Organismen und nannten das Ergebnis dann »Krankheit«. Dieser Prozeß entwickelte sich über lange Zeiträume, in denen sich die traumatischen Abläufe verdichteten und verstärkten. Wie Aids kamen sie nach einer langen Vorbereitungszeit urplötzlich zum Ausbruch. Wenn sie einmal entstanden sind, sind sie meßbar und feststellbar, und sie besitzen die Fähigkeit, andere anfällige Menschen zu befallen und sie noch anfälliger zu machen.

Ich behaupte daher, daß alle Krankheiten möglicherweise das Ergebnis von Traumata sind, für die sich die Masse der Menschen selbst anfällig gemacht hat. Sie sollten als das Endergebnis globaler Traumaprozesse betrachtet und nach diesen benannt werden. So könnte man etwa Tuberkulose umbenennen in »Angst in den Nieren, durch die sich Ärger in den Lungen festsetzt«, und Arthritis in »in den Gelenken gespeicherter Zorn«, was viel nützlicher, informativer und mündiger wäre.

Anfälligkeit und auslösende Ursache verhalten sich zueinander wie das Huhn und das Ei: Es läßt sich nicht entscheiden, ob der Entstehungsgrund oder die Anfälligkeit zuerst war – beide sind einfach da, und das eine braucht das andere, um existieren zu können. Sie sind die Werkzeuge der Irritation und des Schmerzes, die Krisen und die Möglichkeit einer Bewußtwerdung schaffen, die offenbar der Hauptzweck des Lebens ist.

Eine neue Nomenklatur für Symptome

Ein Teil der Schwierigkeit, Gesundheit und Krankheit zu verstehen, ist in den benutzten Begriffen zu suchen. Je technischer sie sind, desto weniger haben sie mit der Beschwerde zu tun. Oft sind medizinische Fachbegriffe einfach Synonyme. Man geht mit Ohrenschmerzen in das Sprechzimmer hinein und kommt mit einer Otitis media wieder heraus. Beide Begriffe haben aber wenig mit der Ursache zu tun, sondern benennen nur die Wirkung. Medizinische Fachbegriffe machen unmündig und geben dem Patienten das Gefühl, wenig gegen die Krankheit tun zu können. Sie bieten auch keinerlei Ansporn, die Heilung selbst in die Hand zu nehmen oder einem erneuten Auftreten der Krankheit vorzubeugen.

Um den zugrundeliegenden Prozeß offensichtlicher zu machen, wäre es meiner Meinung nach hilfreich, den Symptomen sinnvolle Bezeichnungen zu geben – nachfolgend einige Beispiele:

- Ekzem: Ärger, der durch die Haut hervorbricht.
- Juckreiz: Gereiztheit, die durch die Haut hervorbricht.
- Kopfschmerzen: Ärger, der im Gehirn als Schmerz explodiert.
- Schwindel: Man wird in zwei Richtungen gezerrt, wodurch ein körperliches Ungleichgewicht entsteht.
- Entzündungen: lokale Ärgergiftstoffe, die sich ansammeln, weil man Angst hat, sich zu ärgern.
- Gelenkbeschwerden: Anspannung in den Muskeln durch in diesen aufgestauten Ärger, der zu einer Anspannung und Belastung der Gelenke führt, woraus wiederum starker Druck, Entzündungen und (Ver-)Zerrungen entstehen.

- Akne: giftige Irritationen, die im Gesicht sichtbar werden.
- Krebs (bei Nichtrauchern): unterdrückter Ärger, der sich auf einen Bereich konzentriert.
- Niedergeschlagenheit: nichtgeäußerter Zorn, der durch Angst unterdrückt wird und auf bekannten oder unbekannten (länger als zwei Jahre zurückliegenden) Ursachen beruht.
- Asthma: Zorn, der sich durch in den Nieren sitzende Angst in den Lungen festgesetzt hat.
- Sehbeschwerden: Unfähigkeit, das vor einem Liegende zu erkennen.
- Hörbeschwerden: kann oder will nicht hören.
- Taubheit: will nicht hören, hat abgeschaltet.
- Steifigkeit: übermäßige Beherrschung und Starre auf allen Ebenen.
- Nebenhöhlenbeschwerden, Heuschnupfen, Niesen, allergische Nasenkrankheiten: unterdrücktes Weinen.

Selbst diese Definitionen bleiben noch auf halbem Wege stehen; viel besser wäre es, eine persönliche Definition zu finden. Wenn man einmal verstanden hat, worum es geht, bin ich sicher, daß jeder sinnvolle Namen für viele übliche Beschwerden bei seinen Freunden und Verwandten erfinden wird, die individuell verschieden sind und nicht speziell etwas mit dem Krankheitsprozeß zu tun haben. Ein gutes Beispiel wäre vielleicht: »Mutter hat es vor Jahren mit Vater aufgegeben und ihren Ärger unterdrückt, und jetzt spürt sie die Folgen in ihren Gelenken.«

Entzündung und Viren

Fliegen beseitigen verdorbene Speisen. Dazu sind sie da. Verdorbene Speisen ziehen Fliegen an; Fliegen ziehen keine verdorbenen Speisen an. Ein Irrtum wäre immerhin verzeihlich, wenn man verdorbene Speisen und Fliegen immer zusammen anträfe.

In der Medizin ist ein solcher Irrtum immer noch gang und gäbe. Lokale Ansammlungen von Giftstoffen werden von Keimen beseitigt. Die Keime lösen keine Entzündung aus: Sie wirken als Müllabfuhr, wie die Fliegen, und beseitigen die Unordnung. Giftstoffe ziehen Keime an, nicht umgekehrt, und die Entzündung ist ein reinigender und gesunder Prozeß.

Die moderne Psychologie

Die moderne Tiefenpsychologie und die Homöopathie haben ein einfaches, aber tiefes Verständnis von Trauma und Krankheit hervorgebracht. Wenn ein überwältigendes Trauma geschieht, werden wir ganz oder teilweise in dem Alter »eingefroren«, in dem wir traumatisiert wurden. Wir wachsen wohl noch körperlich, aber selbst unsere endgültige Körpergröße kann durch ein Trauma beeinflußt werden. Manchmal ist das Trauma so stark und das genetische Programm so schwach, daß selbst unser Wachstum gehemmt wird und sich unsere Eierstöcke oder Hoden nicht voll entwickeln.

Normalerweise bleibt unsere Entwicklung in einem solchen Fall in einem Teilbereich stehen. Manche Menschen werden alt, ohne jemals erwachsen zu werden. Sie verhalten sich letztlich während ihres ganzen Lebens wie Kinder. Sie sind in einem mehr oder weniger großen Bereich ihres Charakters Kind geblieben.

Wenn man das Trauma mit einem homöopathischen Mittel angeht, bringt man es zum Auftauchen, so daß es unbewußt oder halbbewußt wiederholt werden kann. Es kommt zu einer »Neuinszenierung« der damaligen Situation – mit einem Unterschied: Die Ängste und Empfindungen des Traumas werden wiedererlebt, nicht aber das traumatische Ereignis selbst. Bevor sich der Leser nun Sorgen macht, was ihm hier bevorstehen könnte, sei klargestellt, daß dies hauptsächlich in unseren Träumen geschieht und kaum einmal auf die bewußte Ebene drängt.

Indem man das Trauma an die Oberfläche des Unbewußten holt und es zu einem Zeitpunkt wiederholt, zu dem man ihm gewachsen ist, löst man es auf und befreit sich aus seiner Erstarrung. Man kann zum erstenmal wieder natürlich weiterwachsen oder zu seinem alten Selbst zurückfinden, wenn dieses beschädigt wurde. Nach einer homöopathischen Behandlung sagen Menschen oft, daß sie sich »wieder ganz als sie selbst« fühlen. ▪

Wenn der Betreffende im Kleinkindalter oder davor stehengeblieben ist, wird dieses späte Erwachsenwerden natürlich einige Zeit dauern – zwar nicht so lange, wie es natürlicherweise gedauert hätte, aber doch oft Monate und Jahre. Ich habe es erlebt, wie erwachsene Männer im vierten Lebensjahrzehnt ihre naive, infantile Anbetung von Frauen ablegten und zu einer reiferen Wahrnehmung der Unvollkommenheiten einer jeden Frau und ihrer eigenen Schwächen gelangten und erkannten, wie wichtig es ist, Freundschaften mit Frauen zu entwickeln.

Weiteres über das Bewußtsein

Der erste Schritt zu einem tieferen Verständnis des Lebens ist vielleicht die Erkenntnis, daß es im Leben große Geheimnisse gibt. Es ist ein Problem, wenn man von ihrem Vorhandensein nichts weiß, denn dann kann man sich auch nicht auf die Suche nach ihnen machen.

Diese Geheimnisse sind an einem Ort verborgen, an dem man sie am wenigsten erwarten würde und wo sie die gewöhnliche Logik und reduktionistisches Denken nicht aufspüren können. Sie sind in den großen Einfachheiten »gespeichert«, den Dingen, die so offensichtlich sind, daß wir sie als selbstverständlich betrachten. Eben weil diese Geheimnisse so offensichtlich sind, sehen wir sie nicht.

Selbst wenn einem diese Geheimnisse erzählt werden, hört man sie nicht, sofern man nicht wirklich offen ist, so daß sie nicht erfahren werden können. Was man hört, hängt von der eigenen Offenheit auf einer ganz tiefen Ebene ab. Wenn man sich entwickelt, kann man viele Dinge *bewußt* ignorieren, weil man sich auf ein bestimmtes Gebiet konzentrieren muß; wenn man aber *unfähig* zu hören ist, ist das ein anderes Problem – dies beruht auf einer Unbewußtheit.

Ein weiteres großes Geheimnis des Lebens liegt darin, daß es auf vielen Ebenen, einer persönlichen und allgemein menschlichen, eine Reise von der Unbewußtheit in die Bewußtheit ist, wobei Unbewußtheit Krankheit erzeugt, Bewußtheit Gesundheit. In der Homöopathie sagen wir, daß die Krankheit die Krise erzeugt, durch die Bewußtheit entstehen kann. Wenn die Krankheit unterdrückt wird, dann ist eine Chance vertan. Wenn das richtige homöopathische Mittel verabreicht oder eine angemessene Interaktion stattfindet, dann kann Bewußtsein entstehen. Wenn während des Heilungsprozesses die Heilungsanzeichen unterdrückt

werden, dann besteht die Gefahr, daß auch die aufkeimen-
de Bewußtheit unterdrückt und die Heilung später scheitern wird.

Dieser Prozeß wird sehr anschaulich durch Natrium muriaticum illustriert. Die typische Natrium-muriaticum-Persön-
lichkeit ist der Teenager, der keine Beziehung aufbauen
kann, der innerlich sehr verletzlich ist, an Enttäuschungen
schwer leidet, weil seine Tränen blockiert sind. Sie sind eine
Krise, die auf ihren Ausbruch wartet. Jede Beziehung ist
zum Scheitern verurteilt, weil der Betreffende den Instinkt
hat, in der Reserve zu bleiben. Dadurch entstehen innere
Vorbehalte, ein innerer Rückzug, der die Beziehung scheitern läßt, was der Betreffende nicht verwinden kann. Wenn
ihm jemand zuhört und er weint, dann kann er genesen,
aber es dauert nicht lange, bis sich der ganze Prozeß wiederholt. Wenn jedoch Natrium muriaticum gegeben wird, dann
entdeckt der Betreffende spontan durch Beobachtung oder
eine andere Erfahrung, daß *gemeinsame* Geheimnisse Nähe
schaffen – eine Grundtatsache bei Beziehungen. Natrium
muriaticum führt daher auf eine neue Bewußtseinsebene,
die in diesem Fall etwas über die Gestaltung von Beziehungen lehrt, und heilt den Kummer und den Zwang, Kummer
zu erzeugen. Dies meine ich, wenn ich sage, daß Heilen
Bewußtheit schafft.

Schlußbemerkung zu Teil I

In dem Sommer, in dem ich dieses Buch schreibe, bin ich
von Land zu Land gereist, um homöopathische Seminare
durchzuführen. Zusammen mit einem Kollegen habe ich
soeben ein einwöchiges Ganztagesseminar abgeschlossen,
zu dem Patienten aus einem großen Einzugsgebiet kamen.

Wir haben von unglaublichem Leiden gehört: von systematischen Schlägen und Folter, Krieg, schweren Schocks, Waisen, um die sich im ersten Lebensjahr niemand kümmerte, von Eltern, die ihre Kinder schlugen und mißbrauchten. In manchen Fällen entstanden hieraus unheilbare Krankheiten, Tumoren, schwere Zustände psychischer Dissoziation. Praktisch das ganze Spektrum menschlichen Leidens war in diesen Menschen repräsentiert, die sich in jenem kleinen, abgelegenen Dorf auf einer dürren Ebene zu einer Versammlung von in Ausbildung befindlichen Homöopathen zusammengefunden hatten, für die keinerlei Werbung gemacht worden war.

Wiederauferstehung, durch das Nadelöhr zu gelangen, das Bewußtsein zu entwickeln heißt, unter Aufbietung seiner inneren Wachheit durch diese Traumata hindurchzugehen. Indem wir durch das Leiden hindurchgehen, verwandeln wir es in eine neue Bewußtheit, um wiederaufzuerstehen, um frei von Schmerz und Leid zu werden, um uns von der Knechtschaft zu befreien, von der Kreuzigung an die Materie, von dieser irdischen Lebenserfahrung, um für den Augenblick bewußt zu werden.

Ich interpretiere die Botschaft Christi als den Prozeß der Genesung vom Trauma, vom Leiden, und hierum geht es letztlich in diesem Buch.

Teil II

Heilen
mit Homöopathie

4 Grundlagen der Homöopathie

Das Folgende ist eine sehr knapp gehaltene Einführung für Leser, die gerade damit beginnen, sich für Homöopathie zu interessieren. Wer sein Wissen zum Beispiel um die historischen Aspekte der Homöopathie vertiefen will, findet dazu genügend geeignete Literatur (siehe auch Literaturverzeichnis).

Die Erfindung der homöopathischen Medizin

Wie schon in der Einleitung zu diesem Buch kurz angesprochen wurde, gibt es die homöopathische Medizin seit knapp zweihundert Jahren. Sie entwickelte sich in dieser Zeit aus einer Reihe von Entdeckungen und Erfindungen ihres Begründers Samuel Hahnemann, der die Mängel der Medizin seiner Zeit klar erkannte. Mehrere sehr wichtige Prinzipien wurden von ihm entdeckt oder wiederentdeckt.

Heilen ist ein rationaler Vorgang

Das grundlegende Prinzip, das er am Ende seiner Entdeckungen formulierte, lautet, daß Heilen ein rationaler Vorgang ist, daß es Prinzipien gibt, die für das praktische Vorgehen von grundlegender Bedeutung sind, und daß das Verständnis dieser Prinzipien die Homöopathie zu einem rationalen, wissenschaftlichen Prozeß macht. Wir sagen, daß die Homöopathie eine Kunst und eine Wissenschaft ist, weil für die Erhebung der Anamnese Kunst und menschliche Fertigkeiten erforderlich sind, während die Heilung selbst wissenschaftlich ist.

Ähnliches heilt Ähnliches

Das zweite Prinzip der Homöopathie lautet, daß eine Substanz, die beim Gesunden bestimmte Reaktionen auslöst, einen Kranken mit ähnlichen Symptomen heilen kann (Simile-Prinzip, siehe Seite 15). So ruft zum Beispiel Zwiebelschälen tränende Augen und eine verstopfte Nase hervor, wie dies auch bei Menschen mit Heuschnupfen auftritt. Analog heilt Zwiebel Heuschnupfen bei Menschen mit solchen Symptomen.

Potenzierung

Das dritte Prinzip betrifft die Frage, wie giftige oder schädliche Substanzen unschädlich gemacht und gleichzeitig ihre Heileigenschaften erhalten werden können. Dies ist möglich, wie Hahnemann entdeckte, indem man sie in eine flüssige Form überführt (eine weitere seiner Erfindungen) und sie anschließend verdünnt und kräftig schüttelt, wobei dieses Verdünnen und Verschütteln viele Male wiederholt wird. Diesen Vorgang nannte Hahnemann Potenzierung. Hierdurch entstand eine medizinisch aktive Substanz, die gemäß dem zweiten Prinzip eine starke Heilwirkung hatte, aber frei von Nebenwirkungen und sehr leicht herzustellen war. Je nach dem Grad der Verdünnung enthielt sie kein Molekül der Ausgangssubstanz mehr, wohl aber deren Heilenergie. Etwas Derartiges hatte es bis dahin nicht gegeben. Dieses Verfahren erwies sich als angewandte Alchemie, als Verwandlung von Energie.

Das Einzelmittel

Die Homöopathie ist sich bewußt, daß eine einzige Seele in einem einzigen Körper wohnt, und hieraus ergibt sich, daß jeweils nur ein einziges Grundproblem besteht. Deshalb ist auch nur eine einzige heilende Intervention, ein Mittel notwendig, um eine Heilwirkung zu erzielen. Wenn dies geschehen ist, muß man abwarten, was passiert, bevor man beschließt, was als nächstes zu tun ist (wobei in akuten Fällen dieses Abwarten manchmal nur wenige Minuten dauert und eine Einzeldosis eine häufige Gabe innerhalb eines kurzen Zeitraums sein kann).

Das Gesamtbild

Das Einzelmittel wird für das gesamte Krankheitsbild des Betreffenden ausgewählt, weil der ganze Mensch krank ist, nicht nur ein Teil von ihm. Dieses Prinzip macht es notwendig, jeden einzelnen Aspekt der persönlichen Situation zu betrachten, von den allgemeinsten Gesichtspunkten und Problemen bis zu den kleinsten und sonderbarsten Details, um ein vollständiges Bild zu erhalten.

Hierarchie der Symptome

Dieses Prinzip besagt, daß »seelische« Symptome, in denen sich der Wille, die Absichten und die Empfindungen auf vielen verschiedenen Ebenen ausdrücken, in der Regel wichtiger sind als die körperlichen Symptome. Die Symptome können in einer Hierarchie angeordnet werden, wobei in der Regel der Geist vor der Materie rangiert, und aus dieser Perspektive, nicht vorrangig aus dem Blick auf das Krankheitsbild, wird ein Mittel ausgewählt. (Wenn das Hauptproblem sehr ausgeprägt körperlicher Natur ist, können die seelischen Symptome weniger bedeutend sein; so könnte bei akutem Herzversagen ein gezielt auf das Herz wirkendes Mittel notwendig sein, doch sollte man auch in diesem Fall die gesamten geistig-körperlichen Symptome im Auge behalten.

Dynamische Vitalität

Das Prinzip der dynamischen Vitalität besagt, daß wir Seelenenergie sind, die in einem Energiemuster schwingt, das wir unseren physischen Körper nennen; dieser ist letztlich ein Energiekörper, Vitalität, die nach Mustern schwingt, die dem Körper seine von uns wahrgenommenen Lebensäußerungen verleihen. Unsere Seele schickt Botschaften an unseren Geist, die Energieempfindungen aktivieren, Sprechakte, Bewegungen und so weiter.

Krankheit tritt auf, wenn aufgrund von Blockierungen der dynamischen Energie ein Konflikt zwischen gewünschter Aktion und der tatsächlichen Wirkung besteht. Blockierungen werden durch die Energie von Gedanken, Empfindungen und körperlichen Prozessen aufrechterhalten und müssen daher durch Energieprozesse geheilt werden, die hier homöopathische Mittel genannt werden. Jedes Blockierungsmuster besitzt eine Vitalität, zu deren Überwindung eine geeignete heilende Vitalität aufgeboten werden muß.

Zielrichtung des Heilens

Einzelheiten des Heilens sind im Abschnitt über die Verordnungen genannt (siehe Seite 333 ff.), weshalb hier nur kurz das Grundprinzip skizziert werden soll.

Heilen ist ein dynamischer Prozeß mit bestimmten, genau definierten Merkmalen. Grundsätzlich entwickelt sich dieser Prozeß zwischen der Seele und den Interaktionen des Denkens/Fühlens und des Körpers, weshalb die Richtung des Heilens hierauf entsprechend abgestimmt ist. Die Heilung bewirkt eine Reaktion im Denken, im Empfinden und im Körper, und alle diese Reaktionen sind wichtig. Theoretisch treten die Reaktionen im Denken und Fühlen zuerst auf, weshalb man normalerweise als erste Reaktion inneren Frieden, dann eine Zunahme der Energie und zuletzt eine körperliche Heilwirkung feststellt. In der Praxis werden jedoch jeweils nur einige Aspekte wahrgenommen.

Die körperlichen Heilungsanzeichen gehen im allgemeinen ebenfalls von den tieferen Ebenen, den jüngeren Erkrankungen, zu den geringeren und älteren Beschwerden, wobei sich diese gleichmäßig fortschreitende Heilung in der Reihenfolge vollzieht, die die Krankengeschichte vorgibt. Oft vollzieht sich die Heilung von innen nach außen und von oben nach unten, das heißt also vom Herzen zu den Gelenken, vom Rumpf zu den Füßen und bei Erkrankungen der Atemwege von den Lungen zur Nase (nach oben, aber nach außen), also in umgekehrter Reihenfolge, wie die Erkrankung des Patienten fortschritt.

Es geschieht nicht selten, daß der Patient seine ganze Krankengeschichte in einer milden Form neu erlebt. So kann er zum Beispiel alles, woran er bisher litt, im Abstand von einigen Stunden einige Sekunden lang wiedererleben; manchmal dauert das Wiedererleben der alten Erkrankungen auch etwas länger.

Ausgangsstoffe für homöopathische Mittel

Jedes homöopathische Heilmittel ist eine stark verdünnte, aber potenzierte Substanz aus der Natur. Häufige Grundstoffe sind Minerale, Metalle, Pflanzen und tierische und menschliche Krankheitsprodukte. Manche sind in ihrem natürlichen Zustand träge. Viele sind Gifte, zum Beispiel Schlangengift. Sie umfassen weiterhin giftige Metalle wie Quecksilber und Blei. Ich erwähne dies, um irrigen Auffassungen entgegenzutreten, daß homöopathische Mittel »harmlose Kräutlein« wären. Sie sind es nicht. Sie sind hochwirksame Heilenergien, die zum Teil aus starken natürlichen Giften hergestellt, aber natürlich nicht in einer toxischen Dosis verabreicht werden.

Die Weiterentwicklung der Homöopathie

Symptomenverzeichnisse

Weitere Fortschritte bei der Systematisierung der Homöopathie wurden durch die Kategorisierung, Auflistung und Zusammenstellung der klinischen Erfahrungen gemacht.

Es wurden sehr hilfreiche Repertorien (Symptomenverzeichnisse) mit emotionalen und physischen Symptomen
entwickelt, verbessert und computerisiert (die Computerre-
pertorien umfassen heute über 133 000 Stichworte und
Unterstichworte).

Traumabilder

Im Laufe der Zeit stellte man fest, daß bestimmte Mittel auf
bestimmte definierbare psychologischen Typen und spezifische Traumata paßten. Diese Zusammenhänge bezeichnen
Homöopathen mit unterschiedlichen Namen: Arzneimittel-
lehre, Materia medica oder Traumabilder. Die Erfahrung
hat gezeigt, daß bei einem Patienten, auf den ein Traumabild paßt und der das entsprechende Mittel bekommt, unabhängig von seinen körperlichen Beschwerden Besserung
eintritt, auch wenn in Wirklichkeit bei den beschriebenen
Bildern seelische und körperliche Symptome immer miteinander verbunden sind. Mit anderen Worten, alle körperlichen Symptome spiegeln die Verfassung der Seele wider
und umgekehrt. Wenn man nur richtig wahrnimmt, reflek-
tieren seelische Zustände, Gedanken und Empfindungen
das tiefste aktuelle Trauma und den tiefsten inneren Zustand, der behandlungsbedürftig ist. Die innere Intelligenz
unseres Immunsystems macht dasjenige, was nicht in Ordnung ist, immer an vorderster Front unseres Wesens sichtbar, um dadurch gewissermaßen zum heilenden Eingreifen
aufzufordern. Oft beruht das Krankheitsbild auf sehr frühen
Erfahrungen.
Darüber hinaus hat die Homöopathie vieles aus dem Gebiet
der modernen Psychologie, der humanistischen wie der
herkömmlichen, übernommen, und die Bedeutung von

Empfängnis, Geburt und frühkindlichen Erfahrungen wird heute auch von Homöopathen erkannt.

Modernisierung der Homöopathie

Es ist nur natürlich, daß Dinge, die seit langem bestehen, irgendwann nicht mehr ganz aktuell sind, zumindest in ihrer Interpretation, während die Grundlagen ihre Gültigkeit behalten. So verhält es sich auch bei der Homöopathie. Die meiste homöopathische Literatur ist über einhundert Jahre alt, und obwohl vieles noch brauchbar ist, äußern sich in einem großen Teil doch überlebte Dogmen und Denkschemata des neunzehnten Jahrhunderts. Vor allen Dingen gab es zum Zeitpunkt der Entstehung der Homöopathie noch keine Tiefenpsychologie, weshalb sie in vielerlei Hinsicht wegen ihres Mangels an psychotherapeutischem Verständnis nach jetzigen Standards naiv ist. Heute beginnen sich die beiden Disziplinen gegenseitig zu befruchten, und ich hoffe, daß dieses Buch einen kleinen Teil dazu beitragen kann.

Traumabilder

Jedes homöopathische Mittel besitzt ganz bestimmte Heilanzeigen. Diese beziehen sich auf die emotionale Verfassung des Patienten und die speziellen Krankheitsanzeichen und Symptome. So paßt zum Beispiel das homöopathische Mittel Ignatia (aus der Ignatiusbohne) auf einen idealistischen und romantischen Menschen, der durch Trauer, Verluste und Enttäuschungen leidet. Ignatia-Typen seufzen viel. Das ist ihr »Markenzeichen«, in dem sich oft eine

Anspannung des Zwerchfells (unterhalb der Lungen) ausdrückt, was mit einem Abschneiden von Gefühlen zusammenhängt, die von unterhalb des Zwerchfells aufsteigen wollen. Ignatia-Typen fällt es schwer zu weinen, und wenn sie es tun, dann im verborgenen. Sie mögen kein Obst und haben oft Angst vor allem, was Federn hat und fliegt.

Alle diese Eigentümlichkeiten sind im Traumabild zusammengefaßt, in dem sich eine geistige/seelische/körperliche Empfänglichkeit in einer bestimmten Richtung ausspricht und welches das grundlegende Verzeichnis der Besonderheiten und physischen Tatsachen bildet, die für jedes Mittel typisch sind. Diese »Fakten« sind in Wirklichkeit eine tiefreichende Widerspiegelung der inneren Intelligenz des Betreffenden, die sich in seiner Atmung, in seinen Vorlieben und Abneigungen bezüglich bestimmter Speisen, in seiner Fähigkeit oder Unfähigkeit zu schwitzen, in seiner Haltung und seinen Schlafgewohnheiten, in seiner Wortwahl und seinen Lieblingsredewendungen, in seinen Neigungen, in seinem Beruf und in vielen anderen Dingen ausdrückt, durch die sich ein Mensch individuell von anderen unterscheidet.

Viele dieser Lebensäußerungen haben einen tiefen Symbolgehalt; so spricht zum Beispiel ein Natrium-muriaticum-Typ ungern über seine Beschwerden und hat trockene Lippen und trockene Augen; das heißt, der Betreffende äußert seine Gefühle nicht. Ebenso drücken die Worte, die jemand gebraucht, und die Kleider, die er trägt, sein Trauma aus. Natrium-muriaticum-Typen reden oft davon, was sie »nicht ausstehen« können, während Cannabis-Typen ständig das Wort »schön« benutzen; Apis-Typen (das Mittel wird aus Bienengift hergestellt) tragen gern Schwarz und Gelb, manchmal sogar in Streifenmustern.

Einnahme des Mittels

Die Einnahme eines homöopathischen Mittels ist problem-
los: Man gibt es in den Mund, so daß es über den Ge-
schmacks- und Geruchssinn direkt in das Nervensystem
aufgenommen wird.

Homöopathische Mittel gibt es in Tablettenform in allen
Apotheken der Welt, doch stellen diese nur eine vereinfach-
te Form der Mittelzubereitung dar, für die Selbstmedikation
gedacht. Natürlich ist dies besser als gar nichts, doch nach
meiner Auffassung ist die wirksamste Form der Einnahme
eines homöopathischen Mittels die flüssige Form in der
Potenz LM 1. Hierbei handelt es sich um die Verdünnung
der flüssigen Lösung im Verhältnis 1 : 50 000. Entsprechende Dosierungsanweisungen finden sich auf den Seiten
393 ff.

5 Homöopathie für Skeptiker

In diesem Kapitel wende ich mich an diejenigen, die bezüglich der Homöopathie skeptisch geblieben sind, und ich gebe Informationen und Anregungen, die helfen können, die Schwelle zwischen Skepsis und Anerkennung zu überschreiten.

Dabei handelt es sich weniger um eine penible Aufzählung von Argumenten als vielmehr um eine Erörterung der am häufigsten vorgebrachten Einwände und einige der Ideen und Prozesse, die oft die Ursache von unbegründeter Skepsis sind.

Eine transformierende Erfahrung

Mein eigenes Interesse an der Homöopathie wurde durch die nachfolgende Erfahrung geweckt. Mein Vater litt zehn Jahre lang an einem Gangrän, das langsam an seinen Beinen nach oben wanderte. Deshalb mußten seine Beine Stück für Stück amputiert werden, bis er schließlich starb. Es wurde ihm, wie wir glaubten, die beste nur denkbare medizinische Betreuung zuteil.

Meine Mutter heiratete nochmals, und mein Stiefvater bekam ebenfalls ein brandiges Geschwür an seinem Bein, das von der Gemeindeschwester jahrelang dreimal pro Woche versorgt werden mußte. Meine erste Verordnung überhaupt, Secale D6, eine Tablette täglich zehn Tage lang, heilte das Geschwür vollständig und bleibend.

Der Placeboeffekt

Viele Menschen, insbesondere Ärzte, die wissen, daß in homöopathischen Mitteln praktisch keine Spuren einer wirksamen Substanz mehr vorhanden sind, behaupten, daß die mit solchen Mitteln erzielten Erfolge auf einer Placebowirkung (eingebildete Wirkung eines Scheinmedikaments) beruhen müssen. Homöopathen wissen aber, daß dies schon deshalb nicht stimmen kann, weil sie immer wieder falsche Verordnungen geben (wahrscheinlich jeden Tag einmal, wenn sie ehrlich sind). Der Homöopath und der Patient sind dabei überzeugt, daß das Mittel wirken wird, aber wenn es das falsche Mittel ist, tritt trotzdem keine Wirkung ein. In der Homöopathie sagen wir, daß »das falsche Mittel auch beim besten Homöopathen nicht wirkt«. Wir legen äußerst strenge Maßstäbe für die Bewertung unserer Verordnungen an. Wir haben sehr klare Kriterien für den Heilungserfolg (siehe Kapitel 9), in denen unsere Erwartungen festgelegt sind. Oft erzielen wir nicht das gewünschte Ergebnis, auch wenn am Patienten eine gewisse Besserung beobachtet werden kann. Die Feststellung, ob ein Patient geheilt ist oder nicht, ist ein ganz entscheidender Aspekt unserer Arbeit, denn wenn wir uns Illusionen hingäben, wäre das Ganze eine Farce. Nur eine kritische, aufrichtige und korrekte Bewertung der Wirkung eines Mittels kann den Schlüssel für die weitere Vorgehensweise liefern. In einem Film der BBC wurde eine Kuhherde gezeigt, die in einer überzeugenden Weise auf homöopathische Mittel ansprach, und hier kann wohl kaum von einem Placeboeffekt die Rede sein. In einem Versuch wurde das Auftreten von Mastitis bei der Hälfte der Herde mit homöopathischen Mitteln gegenüber der unbehandelten anderen Hälfte um 95 Prozent gesenkt. Auch Babys sprechen sehr gut auf

Homöopathie an. Strenge, einwandfrei durchgeführte, wissenschaftlich überwachte Doppelblindversuche haben ergeben, daß die Homöopathie wirkt, und zwar weitaus besser, als es bei einem Placeboeffekt erwartet werden könnte (vgl. zum Beispiel Taylor und Reilly, siehe Literaturhinweise).

Der Intervieweffekt

Eine andere weitverbreitete Auffassung von der Homöopathie besagt, daß sie auf einem Intervieweffekt beruhe, daß also das lange, einfühlsame Beratungsgespräch die Besserung bewirkt, weil dies für viele Menschen das erstemal überhaupt ist, daß ihnen jemand zuhört. Wenn es aber richtig wäre, daß man Menschen heilen könnte, indem man ihnen einfach zuhört, dann könnten wir auf einen großen Teil dessen verzichten, was heute unter den Begriff Medizin fällt. Tatsache ist aber, daß auch ein hervorragendes Beratungsgespräch mit wunderbarer Einfühlsamkeit und gelungenen Interventionen keine großartige Heilung bewirkt – anderenfalls wären Psychotherapeuten Wundertäter. Dagegen erfahren Psychotherapeuten, daß ihre Klienten, die zu einem Homöopathen gehen, ihre Lebensdramen viel schneller aufarbeiten als andere.

Macht es der Glaube?

Ein sehr weit verbreiteter Irrtum besteht darin, daß Homöopathie nur wirkt, wenn man an sie glaubt. Dies ist falsch. Wenn man das richtige Mittel einnimmt, dann wirkt es, was auch immer man davon hält; homöopathische Mittel sind stärker als Ihre Widerstände, Ihr Argwohn und Ihre Skepsis.

Ein äußerst skeptischer Patient mit chronischem Müdigkeitssyndrom (CMS) sagte einen Monat nach der ersten Verordnung: »Wenn Sie Ihren Erfolg daran messen, ob es einem wieder gutgeht und ob man überschüssige Energie hat, dann geht es mir wieder besser, und ich muß zugeben, daß diese Besserung innerhalb von drei Tagen nach der Einnahme Ihres Mittels eintrat, weshalb man den Zusammenhang wohl kaum leugnen kann.«

Erfolgreiche Praxis

Die Tatsache, daß ich seit über achtzehn Jahren meinen Lebensunterhalt ohne Werbung, nur durch Mund-zu-Mund-Propaganda mit Homöopathie verdiene, ist allein schon Beweis genug, daß das Verfahren wirkt. Man wird nur weiterempfohlen, wenn man Erfolg hatte, und Patienten kommen nicht wieder, wenn dies nicht der Fall war, um so mehr, als die Behandlung beim Heilpraktiker gutes Geld kostet und die Alternative gratis ist.

Ärzte als Patienten

Heute sind die meisten meiner Patienten selbst Ärzte, die mit dem ganzen Spektrum menschlicher Leiden zu mir kommen, und sie erfahren Heilung trotz ihrer gelegentlichen Skepsis. Wie ein Arzt mit CMS sagte: »Ich war mir sicher, daß Ihre Analyse und Ihre Verordnung falsch waren, und ich war davon auch noch nach einem Monat überzeugt, aber nachdem ich mich jetzt wieder konzentrieren und klarer denken kann und meine Energie wiederkehrt, glaube ich allmählich daran.«

Viele dieser Ärzte haben zwanzig Jahre alte Leiden, und sie hatten es erfolglos mit jeglicher Form herkömmlicher Medizin versucht.

Pillen gegen Traumata?

Weil das Thema dieses Buchs der Einsatz der Homöopathie bei emotionalen Verletzungen ist, möchte ich mich auch mit einer weiteren häufigen Reaktion auf Homöopathie befassen: »Wie können Pillen oder Mittel auf Emotionen wirken?« Die Idee, daß man emotionale Traumata mit Tabletten ganzheitlich und psychotherapeutisch behandeln könnte, erscheint ausgefallen und unglaubwürdig. Im besten Fall könnte man sich noch eine Wirkung ähnlich wie bei Valium vorstellen, welches das Trauma verbirgt, statt es zu behandeln.

Wie kommt es also, daß das homöopathische Mittel alle diese langwierigen Verhaltensmuster heilt und all die blockierte Energie freisetzt? Wie kann ein Arzneimittel auf die Psyche wirken und ein Trauma aufheben, das bei der Empfängnis, bei der Geburt oder durch die Erziehung entstand? Wie kann ein Mittel einen Mangel an liebevoller Zuwendung heilen?

Ich sehe keine Möglichkeit, Ihnen zu beweisen, daß ein emotionales Trauma eine physische Krankheit auslöst. Aber die Beobachtung unzähliger Fallgeschichten läßt diese Schlußfolgerung geradezu zwingend erscheinen; und wenn Sie darüber nachdenken, erkennen Sie vielleicht in Ihrer eigenen Biographie Zusammenhänge, die diesen Schluß nahelegen.

Die Heilung erfolgt durch eine Substanz mit bestimmten Eigenschaften, die mittels Arzneimittelprüfungen festgestellt wurden und die eine Affinität zu dem inneren leiblich-seelischen Krankheitsprozeß besitzen. Dieses Mittel »erinnert« die Seele daran, daß etwas nicht in Ordnung ist. Das ist notwendig, weil die Seele schon so lange mit dieser Krankheit behaftet ist, daß sie sich so verhält, als ob das normal wäre, weshalb der ursprüngliche Heilungsanreiz völlig untergegangen ist. Wenn ein Kranker ein Mittel in potenzierter Form einnimmt, läßt dieses die Krankheitssymptome deutlicher hervortreten. Die künstlich angeregte Erinnerung erzeugt automatisch einen neuen Heilungsanreiz, der den ursprünglichen, fast vergessenen Anreiz wieder aufleben läßt oder an seine Stille tritt. Der Heilungsanreiz mobilisiert dann den normalen inneren Heilungsprozeß, als wäre das Problem erst neu aufgetreten.

Warum gibt es immer noch Zweifel an der Homöopathie?

Die Frage, wie Homöopathie wirkt, beschäftigt Wissenschaftler seit vielen Jahren, und trotzdem sagen hervorragende Geister, wenn man sie mit überzeugenden, wissenschaftlich durchgeführten Experimenten von führenden medizinischen Forschern konfrontiert, die in führenden medizinischen Fachzeitschriften wie z. B. *The Lancet* und *Nature* abgedruckt wurden, schlicht: »Das kann nicht stimmen.«

Man muß einfach zur Kenntnis nehmen, daß die meisten Ärzte viel zu sehr mit ihren derzeitigen Überzeugungen, Praktiken und Arbeitsweisen beschäftigt sind, als daß sie mehr als ein nur flüchtiges Interesse aufbringen könnten. Untersuchungen zufolge bestreiten die meisten Ärzte heute der Homöopathie die Existenzberechtigung nicht mehr, aber die wenigsten gehen darüber hinaus, auch wenn fortschrittlichere Praxen inzwischen auch Homöopathie und andere Alternativen anbieten.

Naturwissenschaftler haben offenbar nach wie vor eine unüberwindliche Scheu vor allem, was von ihnen verlangen würde, über die akzeptierten sicheren »Fakten« hinauszublicken. Als ich einen bekannten Naturwissenschaftler um eine Stellungnahme zu diesem Problem bat, gab er die typische Antwort: »Es kann nicht stimmen, weil die Mittel über die Avogadrosche Konstante[*] hinaus verdünnt werden, aber meine Frau gibt sie den Kindern, und es scheint zu wirken.« Die in diesem Buch empfohlenen Mittel enthalten physikalische Mengen der Ausgangssubstanz, weshalb der Einwand zumindest hier hinfällig ist.

Ignoranz und Vogel-Strauß-Politik sind daher die wichtigsten Gründe dafür, daß alternative Heilverfahren noch immer an den Rand gedrängt werden. Die Wissenschaft beginnt jedoch den Wert homöopathischer Mittel zu erkennen, und dieser Prozeß wird sich fortsetzen, je mehr Versuche durchgeführt werden, wie dies überhaupt mit allen Formen alternativer Heilweisen geschieht. Immer neue erfolgreiche Versuche zeigen, daß die Energiemedizin wirkt, und sie wirkt gut. Wissenschaftler und Mystiker bewegen sich aufeinander zu, und es ist heute nur noch eine Frage der Zeit, bis sich die Skepsis angesichts neuer Erkenntnisse und neuer Tatsachen auflösen wird.

---

[*] Nach dieser Formel wird die Anzahl der Moleküle in einer bestimmten Stoffmenge berechnet. Ihr zufolge können in hohen homöopathischen Verdünnungen keine Moleküle der Ausgangssubstanz mehr vorhanden sein.

Homöopathie und moderne Medizin

Die Homöopathie entwickelte sich zunächst durch Versuche, durch die systematische Verabreichung kleiner Dosen der Mittel an Gesunde. Hieran schlossen sich Beobachtungen an, die im Laufe von beinahe zwei Jahrhunderten von äußerst fähigen Menschen gesammelt wurden. Die Fakten fügten sich im Laufe der Zeit zu einem geschlossenen Bild, an dem es seither keine substantiellen Änderungen gab.

Es ist nicht ohne Reiz, die Dauerhaftigkeit und Beständigkeit der Prinzipien und Praktiken der Homöopathie denjenigen der naturwissenschaftlich begründeten Medizin gegenüberzustellen, in der die meisten Mittel eine Lebensdauer zwischen fünfzehn und zwanzig Jahren haben: Fünf als Wundermittel, fünf bis zehn, in denen immer mehr Nebenwirkungen bekannt werden, und fünf Jahre, in denen sie vom Markt genommen, allmählich ersetzt oder, schlimmer noch, trotz allem weiter in großem Umfang verwendet werden, weil die Entzugserscheinungen zu schwerwiegend sind, wie es beispielsweise bei Valium der Fall ist.

Was sind denn nun homöopathische Mittel?

Homöopathische Mittel sind weder eine »Medizin« im herkömmlichen Sinn, noch enthalten die meisten von ihnen nennenswerte Mengen an irgendwelchen Substanzen; trotzdem ist ihre Wirkung wissenschaftlich feststellbar. Wenn sie also nichts Meßbares enthalten (die in diesem Buch empfohlenen Verordnungen enthalten sogar meßbare Mengen, und zwar im Verhältnis von 1 zu 10 000 000 000 000) und trotzdem eine Wirkung haben, was sind sie dann?

Ich muß hier etwas ausholen. Wir alle wissen, ob wir uns gut oder schlecht fühlen, ob wir voller Energie sind oder wenig Energie haben. Wir können also unsere Energie oder Vitalität an uns selbst feststellen, doch läßt sich dies in keiner Weise messen. Es gibt kein Meßgerät, das man an seinem Körper befestigen könnte, um seinen Energiepegel anzuzeigen. Wenn Sie zum Arzt gehen, weil Sie sich schwach fühlen, führt er dann an Ihnen eine Messung durch, um dies zu prüfen? Natürlich nicht. Man wird sich erinnern, daß das chronische Müdigkeitssyndrom (CMS), die große Schwächekrankheit, ursprünglich »Simulantenkrankheit« hieß: Als solche sahen sie die Ärzte, weil sie Müdigkeit nicht messen konnten und weil sie nicht gelernt hatten zu glauben, was ihnen ihre Patienten sagten.

Energie

Alles ist Energie. Wir selbst sind nichts als Energie in materieller Manifestation. Viele tradierte Therapien arbeiten mit dieser Energie, die sie mit verschiedenen Bezeichnungen belegen wie zum Beispiel »Prana« im Yoga oder »Chi« beziehungsweise »Ki« in der Akupunktur. Alles ganzheitliche Heilen wendet sich an unsere eigene Lebenskraft.
Homöopathische Mittel sind ebenfalls Energiestrukturen, und ihre Herstellung ist ein Verfahren zur Gewinnung dieser Energiestruktur aus physischem Stoff und zu ihrer Umwandlung in ein übertragbares und aufbewahrungsfähiges Medium. Jedes Mittel ist ein spezifisches Energiemuster, das aus einer ursprünglich stofflichen Substanz hergestellt wurde, und jedes Mittel wird nach der Substanz benannt, aus der es hergestellt wurde. Vor dem Hintergrund der zweihundertjährigen Erfahrung im Umgang mit ihnen könnte man sie heute aber auch mit gutem Recht nach den

Traumata benennen, die sie ansprechen und heilen. Weil Traumata archetypische menschliche Leidensmuster sind, die so alt sein müssen wie der Mensch selbst, sind diese Traumamittel die archetypischen Mittel, die sich an dieselben Traumabilder wenden wie alle anderen Energietherapien. Die Archetypen erscheinen in den griechischen Mythen, in den Dramen Shakespeares und in der modernen Psychologie. Therapien wie Akupunktur, Psychotherapie und viele östliche Systeme arbeiten mit diesen archetypischen Kräften.

In der Homöopathie arbeiten wir mit Energien, die auf komplexe psychische und physische Traumastrukturen abgestimmt sind, um diese Traumastrukturen anzuregen und aufzulösen.

6 Richtlinien für die Behandlung

Die hier aufgezeigten einfachen, aber tiefgreifenden Verfahren zur Heilung emotionaler Traumata können unbedenklich angewandt werden, sofern die in diesem Kapitel gegebenen Hinweise eingehalten werden und man sich der Grenzen der eigenen Kompetenz bewußt bleibt.

Ich versuche im folgenden, Bereiche anzugeben, in denen eine Verordnung durch Laien möglich ist. Bitte beachten Sie darüber hinaus, daß »der gesunde Menschenverstand« der beste Führer zum Gebrauch der Richtlinien ist.

Von dem Schweizer Psychiater C. G. Jung stammt eine Äußerung, die in diesem Zusammenhang von Bedeutung ist, daß nämlich der Heilende niemals allein bleibt. Damit ist gemeint, daß die eigenen guten Absichten und Maßnahmen von einer mehr spirituellen oder sonstigen höheren Führung begleitet werden.

Selbstmedikation

Die Selbstmedikation ohne die Hilfe eines zuverlässigen Menschen, der Ihre höchstwahrscheinlich subjektive Selbsteinschätzung aus einer anderen Perspektive beleuchten könnte, ist in den meisten Fällen bedenklich. Lassen Sie sich von jemand anderem helfen, sofern Sie nicht außerordentlich objektiv sind. Wenn Sie das Gefühl haben, daß mehrere Traumabilder auf Sie passen, dann brauchen Sie ganz sicher fremde Hilfe. Dies kann ein professioneller Homöopath, aber auch ein Freund sein. Selbst wenn ein ganz bestimmtes Traumabild genau auf Sie zutrifft, dann könnte Ihre Verordnung vielleicht richtig sein, aber wer soll Ihnen beim Heilungsprozeß zur Seite stehen? Lassen Sie sich von einem Freund helfen – es kommt Ihnen sicher beiden zugute.

Allgemeine Richtlinien

1. Versuchen Sie nur bei Problemen zu helfen, bei denen Sie sich einigermaßen sicher fühlen. Beginnen Sie mit ganz einfachen Situationen, und versuchen Sie, Ihre Fähigkeiten langsam und sorgfältig innerhalb Ihrer Grenzen zu entwickeln.
2. Beginnen Sie mit Situationen, in denen das Problem und die Lösung sehr eindeutig sind:

– Menschen mit nur einem Problem, zum Beispiel einem Kummer, einer Belastung oder einer Enttäuschung, die gut zu verstehen ist;
– Kleinkinder und Kinder, die meist bei guter Gesundheit sind;
– Menschen ohne körperliche Krankheit;
– Menschen mit leichteren Beschwerden wie vorübergehenden Kopfschmerzen, die nicht lebensbedrohlich sind;
– Menschen, die keine komplexe und traumatische Lebensgeschichte haben;
– Menschen mit einer bisher zufriedenstellenden Gesundheit ohne chronische Erkrankungen, die von einem einzelnen überwältigenden Trauma getroffen wurden;
– Menschen, die ärztlich untersucht wurden, ohne daß schwerwiegende Erkrankungen festgestellt worden sind;

- Menschen, bei denen in der Familiengeschichte höchstens eine Krankheit auftrat, zum Beispiel Tuberkulose bei nur einem der Großeltern.
3. Wenn die Situation unklar ist oder man sich unsicher fühlt, dann sollte man zum Arzt oder Heilpraktiker gehen. *Falls man sich aus irgendeinem Grund bezüglich des erforderlichen Vorgehens unsicher ist, darf man nichts unternehmen.* Damit würde man nur Probleme herausfordern. Ist man vorsichtig und hatte man mit einer Anwendung von Mitteln in der hier angegebenen Weise schon einmal Erfolg, kann man sich an einen etwas schwierigeren Fall wagen.
4. Wenn man ein eher impulsives Temperament hat, sollte man sich beherrschen und keine Versuche unternehmen. Falls Sie sich zuviel zutrauen, könnten Sie Probleme auslösen, die Sie möglicherweise nicht mehr in den Griff bekommen.

Wann ist professionelle Hilfe notwendig?

- Wenn eine seelische oder körperliche Krankheit diagnostiziert wurde;
- wenn der Patient verordnete oder nichtverordnete Arzneimittel einnimmt;
- bei Menschen mit zwanghaftem Verhalten oder einer Sucht wie zum Beispiel Alkoholikern, Spielern und so weiter; zwanghaftes Verhalten ist normalerweise die Nachwirkung einer schweren Traumatisierung, die oft im Kindesalter auftrat und die nicht ohne weiteres aufzulösen ist;
- bei Menschen, die sich nicht helfen lassen wollen, wenn sie alt genug sind, dies zu sagen;

– bei Menschen mit Beschwerden, die seit vielen Jahren bestehen, sofern sie nicht nur oberflächlicher Natur sind;
– bei Menschen mit Symptomen, die mit allopathischen Mitteln oder Salben beseitigt wurden, zum Beispiel schweren Ekzemen, die vollständig unter Kontrolle sind;
– bei Asthmatikern;
– bei alten Menschen, die keine Lebenskraft mehr haben oder sterben wollen;
– generell bei sehr alten Menschen;
– bei Menschen, in deren Familiengeschichte viele Krankheiten auftraten.

Es ist mir bewußt, daß hiermit sehr viele Probleme ausgeschlossen sind, aber es sind dies schwierigere Fälle, die nicht für einen Anfänger geeignet sind.

Die Hilfe muß gewünscht werden

Man sollte nur Menschen helfen, die sich helfen lassen wollen oder für die man eine Fürsorgepflicht hat. Nach meiner Erfahrung sollte man diese Regel unbedingt beachten, denn widerwillige Patienten, die nicht selbst aktiv um Hilfe bitten, sondern sich nur dazu herbeilassen, weil man selbst es unbedingt will, finden immer Möglichkeiten, die angebotene Hilfe zu unterlaufen und die Heilung scheitern zu lassen. Man sollte sich nicht zum selbsternannten Heiler aufschwingen wollen. Dies ist eine Sucht, gegen die man etwas unternehmen muß, bevor man anderen hilft, weil sie das persönliche Urteil trüben kann. Homöopathie verlangt vorurteilslose Beobachtung, nicht zwanghafte Hilfsbereitschaft.

Wenn man über andere therapeutische Fertigkeiten verfügt

Ich mache hier ungern starke Einschränkungen, weil es auf die jeweilige Situation und darauf ankommt, ob auch ausgebildete Homöopathen zur Verfügung stehen. Ich zweifle einerseits nicht daran, daß die Homöopathie viele andere therapeutische Interventionen ergänzen und bereichern und ihre Wirksamkeit steigern kann. Aber es fällt zum Beispiel Ärzten sehr schwer, nur so wenig zu verschreiben. Oft verderben sie ihre homöopathische Verordnung durch zu häufige Gaben. Nach meiner Erfahrung sollten Therapeuten anderer Richtungen sich ebenfalls an die vorgenannten Richtlinien halten, bis sie über wirklich gute, verläßliche Erfahrungen verfügen. Viele scheitern einfach deshalb an der Homöopathie, weil sie sofort die schwierigsten Fälle behandeln wollen.

Das Trauma oder den Patienten behandeln?

Manchmal scheint das Trauma zunächst offensichtlich zu sein, doch verändert sich später das Bild, und man gerät in ein Dilemma. Zum Beispiel verhält sich ein Patient ganz wie ein Nux-vomica-Typ, doch leidet er unter Kummer wie ein Ignatia-Typ. Die Antwort lautet in einem solchen Fall, das Mittel zu geben, das bei dem Betreffenden am deutlichsten zum Ausdruck kommt. Wenn er sich bei einem Kummer immer noch wie Nux vomica verhält, ist dieses Mittel zu geben. Wenn er sich wie ein Ignatia-Typ verhält, geben Sie dieses Mittel. Wenn die Entscheidung schwierig ist, ist es immer sicherer, zuerst das Traumamittel zu geben.

Erhebung der Vorgeschichte

Den Patienten verstehen

Wir erheben die Vorgeschichte, um alle Beschwerden des Patienten zu verstehen und aufzuzeichnen. Natürlich sind in manchen Fällen bereits alle Fakten bekannt, aber es empfiehlt sich trotzdem, sie aufzuschreiben und zu ordnen. Betrachten Sie den Freund/die Freundin oder das Familienmitglied, das Hilfe braucht. Was wissen Sie Sicheres von ihm? Sprechen Sie mit ihm über sein Leben. Versuchen Sie, hinter die Worte zu hören, achten Sie weniger auf die Fakten als darauf, wie sie dargestellt werden. Welches sind die kritischen Ereignisse? Wie reagierte der Betreffende auf diese Ereignisse? Oft können der Ehepartner, die Eltern oder Freunde helfen, Lücken zu schließen, oder vielleicht kann man sogar eine Gruppe zusammenbringen, die Ideen sammelt.

Gibt es ein ständig wiederkehrendes Thema im Leben des Betreffenden? Wie steht er der Welt gegenüber? Welches waren die größten Probleme seiner Eltern? Wurden diese weitergegeben? Welche Ängste, Haltungen und sonstigen Tatsachen stehen sicher fest? Warum suchte sich der Betreffende eine andere Arbeit oder einen anderen Ehepartner? Warum wollte er Kinder?

Um all dies besser zu verstehen, sollte man alle Fakten aufschreiben und sich anschließend Gedanken darüber machen. Verweilen Sie in Ruhe bei diesen Fakten, und versuchen Sie, sich in die Lage desjenigen zu versetzen, dem Sie helfen wollen. Versuchen Sie zu empfinden, was er empfunden haben muß. Dies ist eine ganz ausgezeichnete Möglichkeit, um sich dem Problem zu nähern. Halten Sie sich nicht nur an die Fakten, da es oft darauf ankommt, die Reaktion auf ein Ereignis zu verstehen, nicht das Ereignis selbst. Ereignisse zeigen nur Möglichkeiten an, nicht die Wirklichkeit.

Lassen Sie die Dinge so einfach wie möglich; halten Sie sich an das Mindestmaß gesicherter, zuverlässiger Tatsachen und Ihr inneres »Gespür«. (Sofern man kein impulsiver Mensch ist – in diesem Fall kann Ihr »sicheres Gespür« mehr über Sie selbst als über den anderen aussagen! Dies ist eine sehr häufige Fehlerquelle – Sie müssen sich selbst einschätzen können!) Beherzigen Sie die folgende Regel: Eine oder zwei wirklich gesicherte und feste Tatsachen sind besser als zehn strittige.

Glauben Sie dann, daß Sie eine verläßliche Kurzliste von Fakten, Ereignissträngen und so weiter haben, können Sie zu den Indizes gehen (siehe Kapitel 7). Wenn Sie die einzelnen Indizes durchgehen, entdecken Sie vielleicht Dinge, die gut auf den Freund passen, dem Sie helfen wollen. An diesem Punkt kann sich ein interaktives Verständnis zwischen dem Helfenden und dem Hilfesuchenden entwickeln, wobei Ideen in homöopathische Leitsymptome übersetzt werden, so daß das gemeinsame »richtige Gefühl« bezüglich der Situation schärfere Konturen gewinnt. Schließlich lassen sich diese Hinweise über die Indexeinträge möglichen Traumabildern zuordnen.

Dies ist für mich ein wichtiger Punkt. Wenn ich mit einem Patienten über sein Leben spreche und er oder ich oder beide unsere Auffassungen korrigieren, dann erkennen wir sehr schnell, wie es wirklich war, und wir gelangen an den Punkt, an dem wir einer Meinung sind. Dann habe ich das sichere Gefühl, daß wir auf der richtigen Spur sind.

Wenn Sie eine kurze Liste in Frage kommender Indizes zusammengestellt und unter den entsprechenden Einträgen Mittel gefunden haben, die besonders hervorstechen, prüfen Sie diese Mittel, und fällen Sie Ihre endgültige Entscheidung.

Hier ist nochmals ein Warnhinweis angebracht. Es geschieht sehr leicht, daß man sich selbst in den verschiedensten Indizes und Mitteln wiedererkennt, weshalb man darauf achten muß, daß die Fakten wirklich sehr gut abgesichert sind, wenn man sich selbst therapieren will. Falls man einen anderen Menschen behandelt, ist es einfacher, objektiv zu sein. Die erste Krankheit der Homöopathen besteht darin zu glauben, daß auf sie genau das Mittel paßt, das sie gerade kennengelernt haben ...

Die Analyse im einzelnen

Schreiben Sie alles auf, was Sie über den Betreffenden sicher wissen, ursächliche Faktoren, Haltungen, Lieblingsspeisen, Ängste und so weiter, wie es unter den Schlagwörtern angegeben wird.

Gehen Sie dann zu den Indizes, und schreiben Sie die Schlagwörter auf, die zu ihren Erkenntnissen passen. Wenn keine genaue Übereinstimmung besteht, müssen Sie sich davor hüten, etwas zu verwenden, was nicht zutrifft. Sprechen Sie mit dem Betreffenden darüber, und fragen Sie ihn, ob ihm das Schlagwort zutreffend erscheint; wenn Sie nichts Passendes finden können, ist es besser, diese Eigenschaft zu übergehen, statt etwas annähernd Passendes zu nehmen.

Schreiben Sie alle auf den Betreffenden passenden Schlagwörter und die aufgeführten Mittel auf ein Blatt Papier; etwa fünf Schlagwörter sind optimal – mehr sollten es nicht sein. Gehen Sie jetzt die ganze Liste durch, und prüfen Sie, ob ein bestimmtes Mittel unter allen oder den meisten der Schlagwörter auftaucht. Günstig wäre es, wenn ein Mittel, vielleicht auch zwei oder drei, besonders häufig erscheinen. Achten Sie vor allem auf die durch das Schriftbild besonders hervorgehobenen Mittel. Durch dieses Verfahren erhalten Sie eine Auswahl in Frage kommender Mittel, von denen eines auf den Betreffenden passen sollte. Gehen Sie anschließend zu den Traumabildern, und prüfen Sie, ob eine Darstellung gut paßt. Kombinationen von Mitteln kommen nicht in Frage.

Wenn es Ihnen auch nach erheblichem Aufwand nicht gelingt, sich auf ein bestimmtes Mittel festzulegen, dann kann dies die verschiedensten Ursachen haben:

- In diesem Buch sind nur die häufigsten Mittel aufgeführt. Es könnte ein nichtgenanntes Mittel passen, doch ist dies nicht sehr wahrscheinlich.

- Das Problem des Betreffenden, dem Sie helfen wollen, ist zu komplex, als daß es ohne entsprechende fachliche Ausbildung geklärt werden könnte.

- Die Informationen in den Indizes sind um der Übersichtlichkeit willen knapp gehalten, so daß vielleicht eine Angabe fehlt, die für Sie gerade wichtig wäre.

- Manche Menschen geben sich äußerlich ganz anders, als sie innerlich sind.

- Die pathologischen Hinweise sind hier äußerst knapp gehalten, und bei manchen Menschen erfolgt der Übergang vom Trauma zum Ausbruch einer Krankheit so unmittelbar, daß keine dazwischenliegenden Leitsymptome zu erkennen sind.

167

Beispiel 1

Nehmen wir an, daß die Liebesbeziehung eines Menschen gescheitert ist:

Liebe, enttäuschte: AUR, *Bell, Caust,* HYOS, *IGN*, Kali-c, *Lach,* NAT-M, Nux-v, PH-AC, Phos, Sep, STAPH, Sulf, Tarant.

Wir wissen weiterhin, daß seine Nägel immer sehr kurz sind, weil er auf ihnen kaut:

Nägelbeißen, Auszupfen der Haare: ACON, ARS, *Bar-c,* Calc, Carcin, Caust, *Hyos, Lyc, Med, Nat-m,* Nit-ac, Phos, Puls, *Sil,* Staph, *Stram, Sulf, Tarant.*

Weil wir mit dem Betreffenden zusammenleben, wissen wir, daß er Fettiges nicht ausstehen kann:

(Widerwillen gegen) Fettes und schweres Essen: *Ars, Bell, Calc, Carcin,* CHINA, Lyc, *Merc,* NAT-M, Nit-ac, Phos, PULS, *Sep, Sulf,* Tarant.

Er ist nicht gern an hochgelegenen Orten, weil ihm schwindlig wird, er hat Angst vor großen Höhen:

Höhen, große, Schwindel: *Arg-n; Aur,* Carcin, *Nat-m,* Phos, Puls, Staph, Stram, *Sulf.*

Er schläft oft auf dem Bauch und fühlt sich überhaupt in dieser Lage am bequemsten:

Bauch, auf dem: Ars, *Bell,* Calc, *Carcin,* Caust, *Coloc,* Ign, Lach, *Lyc,* MED, *Nat-m, Phos,* PULS, *Sep, Stram, Sulf, Tub.*

In diesem Beispiel erkennen wir, daß Natrium muriaticum (Nat-m) bei den fünf Leitsymptomen fünfmal vorkommt, Pulsatilla (Puls) viermal, Sulfur (Sulf) fünfmal und so weiter (die Bedeutungen der Abkürzungen stehen auf Seite 175f.). Wenn man fetten Großbuchstaben in Kursivschrift die Wertigkeit 4, Großbuchstaben die Wertigkeit 3, fetter Kursivschrift die Wertigkeit 2 und Normalschrift die Wertigkeit 1 gibt (siehe Schlüssel auf Seite 174f.), dann ergibt eine einfache Rechnung, welches Mittel am stärksten indiziert ist. Natrium muriaticum hätte in unserem Beispiel zwölf Punkte, Sulfur zehn und Pulsatilla neun. Allerdings muß auch die Stärke eines Symptoms bei dem Betreffenden berücksichtigt werden; wenn man zum Beispiel ganz sicher ist, daß Enttäuschung die Ursache ist, kann man Pulsatilla ausschließen. Zahlenwerte dürfen also bei Entscheidungen darüber, was richtig ist, niemals den Vorrang gegenüber dem »inneren Gefühl« haben.

Nachdem nun die drei Mittel Natrium muriaticum, Sulfur und Pulsatilla in der engeren Auswahl stehen, kann man zu den Traumbildern gehen. Dort stellt man fest, daß Sulfur von Juckreiz geplagt, unordentlich und philosophisch ist, Pulsatilla weich, weinerlich und nachgiebig und Natrium muriaticum verschlossen, zurückhaltend, trocken, unfähig zu weinen und verletzlich. Dies führt leicht zu einer Entscheidung, welches Mittel am besten zu dem Betreffenden paßt.

Beispiel 2

Eine Frau wurde von ihrer Schwiegertochter schwer ge-
kränkt und ist sehr zornig, kann dies aber nicht ausdrücken.
Sie fühlt sich erniedrigt und ist empört darüber, was ihr
angetan wurde. Man weiß weiterhin von ihr, daß ihr Haar
schon früh grau wurde.

Zorn, unterdrückter: *Aur,* Carcin, Cham, *Ign,* LYC, Nat-m,
Sep, *STAPH.*

Demütigung mit Entrüstung: STAPH.

Haar wird grau: *Ars,* LYC, *Nat-m, Ph-ac, Sil, Staph, Sulf,* Thuja.

Hier kommt nur Staphisagria (Staph) in Frage. Wenn man
das Traumabild liest, erkennt man, daß diese Menschen
unterwürfig, gutmütig und Opfertypen sind, und dies paßt
genau zu den Erkenntnissen in obigem Fall.

Beispiel 3

Ein Mädchen leidet seit einer Tb-Impfung unter Heu-
schnupfen. Ihre Nase ist verstopft. Im übrigen hat sie keine
Beschwerden. Sie ist gerne in Gesellschaft und mag nicht
allein sein. Sie trinkt wenig, hat eine Abneigung gegen
Wärme und überfüllte Räume und braucht viel frische Luft.
Fett jeglicher Art widerstrebt ihr. Sie hatte früher große
Angst vor Hunden, die sie jetzt überwunden hat.

(Widerwillen gegen) Fettes und schweres Essen: *Ars, Bell,* *Calc, Carcin,* CHINA, Lyc, *Merc,* NAT-M, Nit-ac, Phos, PULS, *Sep, Sulf,* Tarant.

*Gesellschaft, Verlangen nach:** ARG-N, ARS, *Calc,* HYOS, *Ign,* KALI-C, LYC, *Nux-v, PHOS, Puls, Sep,* STRAM.

Angst vor Hunde(n): *BELL, Calc,* Carcin, *Caust,* CHINA, *Hyos,* Lach, Med, Merc, Nat-m, Plat, *Puls,* Sep, Sil, *Stram,* Sulf, TUB.

Hieraus erhält man als indizierte Mittel Calcium carbonicum (Calc; 5), Pulsatilla (Puls; 7) und Sepia (Sep; 5), und die Überprüfung der entsprechenden Traumabilder führt eindeutig zu Pulsatilla.

Häufig gestellte Fragen

Nachfolgend will ich noch Antworten zu einigen Fragen geben, die mir häufig gestellt werden:

– *Ich möchte jemanden behandeln, auf den die meisten Merkmale eines bestimmten Traumabildes passen, doch fehlen die Krankheitssymptome. Kann das Mittel trotzdem richtig sein?*
Ja, wenn das Bild paßt, kann das Mittel alle Beschwerden heilen.
– *Ich kenne jemanden, dessen wichtigstes Leitsymptom große Redseligkeit ist. Könnte hier Lachesis richtig sein? Nichts anderes scheint zu passen – oder ich kenne jedenfalls nichts Passendes. Kann ich es mit Lachesis versuchen?*
Nein. Dies wäre Raterei und wenig aussichtsreich. Es gibt eine Fülle von Mitteln für Redseligkeit.

– *Ein Bekannter von mir ist teils Sepia, teils Pulsatilla. Kann ich beides gleichzeitig oder nacheinander geben?*

Nein. Es kann immer nur ein Mittel passen; der Mensch ist *eine* Seele in *einem* Körper und hat *eine* Beschwerde, die eine einzige Lösung verlangt. Warten Sie ab, bis Sie weitere Informationen haben. Prüfen Sie beide Mittel, und überlegen Sie sich Fragen, die eine Entscheidung ermöglichen könnten. Bei diesem Beispiel könnten Informationen über den Durst des Betreffenden, über die Wirkung von Wärme oder Tanzen wertvolle Hinweise liefern.

– *Ich habe alle Symptomenbilder durchgelesen und habe überall ein wenig von mir entdeckt. Könnte ich eines der Mittel versuchen, und wenn, welches?*

Dies ist ein bekanntes Problem bei Menschen, die gerade erst beginnen, sich mit der Homöopathie zu befassen. Wenn Sie sorgfältig vorgehen, müßte sich bei Ihrer weiteren Recherche ein eindeutigeres Bild ergeben. Es ist auch zu empfehlen, sich zumindest am Anfang von jemand anderem dabei helfen zu lassen.

Ein wichtiger Rat

Verordnen Sie ein Mittel nur, wenn Sie sich ganz sicher sind. Wenn Sie unsicher sind, beschäftigen Sie sich weiter mit der Materie, sammeln Sie weitere Informationen, besorgen Sie sich eines der empfohlenen Bücher, ziehen Sie jemand anderen zu Rate – aber verordnen Sie nichts. Wenn Sie diese goldene Regel beherzigen, werden Sie großartige Ergebnisse erzielen, und mit zunehmender Erfahrung wird Ihnen immer mehr gelingen. Betrachten Sie es so, wie wenn Sie in einer fremden Stadt Auto fahren müßten. Zuerst halten Sie sich an die gut ausgeschilderten Hauptstraßen.

Wenn Sie ein wenig heimisch geworden sind und Ihre Orientierung besser geworden ist, können Sie sich auf die Nebenstraßen wagen und neue Routen entdecken.

Halten Sie sich also am Anfang zurück, und schicken Sie Menschen, bei denen Sie keine Klarheit gewinnen können, zu jemand anderem, der hierzu in der Lage ist.

Bitte lesen Sie auch den Abschnitt »Mittel und Verordnungshinweise« auf S. 393 ff.

7 Mittelindizes

Der Gebrauch der Indizes

Dieses Kapitel soll als Wegweiser zum Auffinden des richtigen homöopathischen Mittels für ein bestimmtes Trauma dienen. Es enthält mehrere Indizes, um verschiedene Zugangswege zu den Mitteln zu ermöglichen.

Wichtig ist es bei alledem, flexibel zu bleiben, Offensichtliches wie zum Beispiel den Beruf des Patienten nicht zu übersehen, aber zugleich auf die Krise zu achten, in der er gegenwärtig steht, da sich hierin sein ganzes Wesen aussprechen kann. Manche Beobachtungen verstärken einander: Geistige Starre, ein steifer Rücken und ein steifer Finger zum Beispiel weisen alle in dieselbe Richtung. Solche Dinge sind wichtig.

Die Mittel sind in verschiedenen Schriftarten angegeben, um ihre unterschiedliche Wertigkeit bezüglich eines bestimmten Symptoms auszudrücken:

– Normalschrift bedeutet, das Mittel ist für das betreffende Symptom indiziert.
– *Fette Kursivschrift mit großen Anfangsbuchstaben* bedeutet, daß das Mittel für dieses Symptom häufiger eingesetzt wird.
– GROSSBUCHSTABEN bedeuten, daß das Mittel einem Leitsymptom zugeordnet ist und für das betreffende Symptom sehr häufig eingesetzt wird.
– ***FETTE GROSSBUCHSTABEN IN KURSIVSCHRIFT*** bedeu-

ten, daß dies das erste Mittel für dieses Zeichen oder Symptom ist.

– Dies wird in Kurzform wie folgt angegeben: **ERSTES, LEITSYMPTOM,** *üblich,* indiziert.

Manchmal sind die lediglich indizierten Mittel um der Übersichtlichkeit willen weggelassen, gelegentlich auf die häufig verwendeten Mittel; dies wird durch ein Sternchen (*) vor dem Symptom kenntlich gemacht.

Meine homöopathischen Kollegen mögen beachten, daß diese Verzeichnisse nicht genau mit der vorhandenen homöopathischen Literatur übereinstimmen, weil einige Mittel bewußt in den Vordergrund gerückt wurden, wenn sie sich nach der klinischen Erfahrung für ein Symptom bewährt haben, auch wenn dies in der derzeit verfügbaren Literatur noch nicht seinen Niederschlag gefunden hat. Die Informationen stammen aus dem vollständigen Repertorium von Roger van Zandvoort, das jetzt als MacRepertory (Anschrift am Ende des Buches) erhältlich ist, und ich danke Roger sehr für seine Initiative zu diesem Repertorium des einundzwanzigsten Jahrhunderts und für seine Erlaubnis, es zu benutzen und Auszüge hieraus wiederzugeben.

Verzeichnis der Mittel

Acon	Aconitum
Anac	Anacardium
Arg-n	Argentum nitricum
Arn	Arnica
Ars	Arsenicum
Aur	Aurum
Bar-c	Barium carbonicum

Bell	Belladonna
Calc	Calcium carbonicum
Cann-i	Cannabis indica*
Carcin	Carcinosinum
Caust	Causticum
Cham	Chamomilla
China	China
Coloc	Colocynthis
Hyos	Hyoscyamus
Ign	Ignatia
Kali-c	Kalium carbonicum
Lach	Lachesis
Lyc	Lycopodium
Med	Medorrhinum
Merc	Mercurius
Nat-m	Natrium muriaticum
Nit-ac	Nitri acidum = Acidum nitricum
Nux-v	Nux vomica
Ph-ac	Phosphori acidum = Acidum phosphoricum
Phos	Phosphorus
Plat	Platinum
Puls	Pulsatilla
Sep	Sepia
Sil	Silicea
Staph	Staphisagria
Stram	Stramonium
Sulf	Sulfur
Tarant	Tarantula
Thuja	Thuja
Tub	Tuberculinum

* Der Verkauf von Cannabis indica ist nach dem Betäubungsmittelgesetz in Deutschland verboten

Wegweiser zu den Indizes

Index der auslösenden Ursachen

Suchen Sie in diesem Verzeichnis nach der wichtigsten auslösenden Ursache, die das Trauma am besten beschreibt. Möglicherweise finden Sie andere Stichworte, die ebenfalls zutreffen und hilfreich sein können, doch muß immer eine Hauptursache gefunden werden.

Entscheiden Sie sich nicht vorschnell für eine bestimmte Beschreibung; wägen Sie Ihre Entscheidung sorgfältig ab. Manchmal ist dies nicht schwierig – so gibt es zum Beispiel nur ein Mittel bei Beschwerden aufgrund frischer Enttäuschungen, nämlich Ignatia. Bei Treuebruch dagegen gibt es viele Möglichkeiten.

Manchmal besteht eine Übereinstimmung zwischen der Ursache und der Haltung des Betreffenden. So kann beispielsweise die Ursache Eifersucht und die allgemeine Haltung ebenfalls eifersüchtig sein. In anderen Fällen kann die Ursache Eifersucht sein, während der Betreffende normalerweise keineswegs eifersüchtig ist. Es ist also oft nötig, zwei ähnliche Ausgangssituationen zu differenzieren, und ich habe versucht, ähnliche Stichworte zusammenzufassen, um diese Differenzierung zu erleichtern.

In diesem Abschnitt ist durchweg zu beachten, daß von *auslösenden Ursachen* die Rede ist.

Index der auslösenden Ursachen (Überlastungen)

Auslösende Ursache Zorn

*Beleidigt sein:** *Acon,* ARS, *Aur, Bell,* CALC, *CARCIN,* CAUST, *Coloc, Lach,* LYC, *Med, Nat-m, Nit-ac,* NUX-V, *Plat, Puls, Sep, Sil,* STAPH, *Sulf, Thuja, TUB.*

Demütigung mit Zorn: *COLOC.*

Demütigung mit Entrüstung: *STAPH.*

Demütigung, Beschämung, schwere Erniedrigung, etwas Unerträgliches: *Acon,* Anac, *Arg-n,* Ars, *Aur,* Bell, Calc, CHAM, COLOC, IGN, Lach, LYC, Merc, NAT-M, *Nux-v,* PH-AC, Plat, *Puls, Sep, Sil, STAPH,* Stram, *Sulf.*

Gewalttätigkeit: Aur, Sil, STRAM, Tarant.

Grobheit anderer: Anac, *Calc,* Carcin, Med, Nat-m, Nux-v, Ph-ac, STAPH.

Hohn, verhöhnt werden, äußerste und heftige Herabwürdigung: Acon, *Aur,* Bell, CHAM, *Coloc,* Hyos, Lyc, *Nat-m,* NUX-V, *Phos, Plat,* Sep, *Staph,* Sulf, Tarant.

Kränkungen, alte: Calc, *Cham, Ign, Staph.*

Strafe; der Betreffende, meist ein Kind, wird durch die Strafe krank: *Ign,* Nat-m, Tarant.

Vorwürfe, strenger Tadel, grobe Zurechtweisung (siehe De-

Schlüssel: **ERSTES**, LEITSYMPTOM, *häufig,* indiziert

mütigung): Bell, Carcin, Coloc, *Ign,* Med, *NAT-M,* Nux-v, Ph-ac, Plat, *Staph, Stram,* Tarant.

Widerspruch, Rüge, durch die man tief verletzt ist: Anac, *Aur,* Cham, *Ign,* Med, Sil.

Zorn mit Entrüstung: Ars, *Aur,* COLOC, Lyc, Merc, Nat-m, *Nux-v,* Plat, *STAPH.*

Zorn mit stillem Kummer: *Acon,* Ars, Aur, Bell, Carcin, Cham, *China, Coloc,* Hyos, IGN, LYC, *Nat-m,* Nux-v, *Ph-ac,* Plat, Puls, STAPH.

Zorn, unterdrückter: *Aur,* Carcin, Cham, *Ign,* LYC, Nat-m, Sep, *STAPH.*

Auslösende Ursache Furcht

Erwartungsangst, Streß, Examensangst, Lampenfieber, Nervosität vor Verabredungen und so weiter: *Anac,* ARG-N, ARS, *Bar-c,* CALC, CARCIN, *Caust,* China, Hyos, IGN, LYC, MED, Nat-m, *Ph-ac,* PHOS, PULS, SIL, *Tub.*

Furcht: ACON, Arg-n, *Bell,* Calc, Carcin, *Caust, Ign,* Lyc, Phos, Puls, *Sil.*

*Schrecken: ACON, *Arg-n, Aur, Bell, Calc,* CAUST, *Hyos,* IGN, *Lach,* LYC, NAT-M, *Nux-v,* PH-AC, PHOS, *Plat,* PULS, *Sep,* SIL, *Stram.*

Schrecken durch den Anblick eines Unfalls: *ACON.*

Verlegenheit: Coloc, *Ign,* Ph-ac, Platz, Sep, Staph, SULF.

Schlüssel: *ERSTES,* LEITSYMPTOM, *häufig,* indiziert

Enttäuschung: Acon, Ars, AUR, CAUST, *Cham, Coloc,* Hyos, *IGN, Lach,* LYC, *Merc,* NAT-M, *Nux-v,* PH-AC, Plat, PULS, Sep, *STAPH.*

Enttäuschung, neue: *IGN.*

Heimweh: *Ign,* PH-AC.

Hoffnungen, gescheiterte: Bell, Merc, *Nux-v,* Plat, Puls.

Im Stich gelassen werden, von einem Freund: Ign, Nux-v, Ph-ac, Sil, Sulf.

Kummer, frischer: *Ign.*

Liebe, enttäuschte: AUR, *Bell, Caust,* HYOS, *IGN,* Kali-c, *Lach,* NAT-M, Nux-v, PH-AC, Phos, Sep, STAPH, Sulf, Tarant.

Liebe, mit stillem Kummer: IGN, NAT-M, PH-AC, Phos.

Tod eines Elternteils oder eines Freundes: Ars, Calc, CAUST, *IGN,* Nit-ac, Nux-v, Plat, Staph.

Tod eines Kindes: *Calc,* CAUST, *IGN,* Lach, Nat-m, Nux-v, Ph-ac, Plat, Staph, Sulf.

Trauer: Anac, *Arn,* AUR, *Bell, Calc, Carcin,* CAUST, *Coloc, Hyos,* IGN, LACH, NAT-M, *Nux-v,* PH-AC, PHOS, *Plat, Puls,* SEP, Sil, STAPH, Tub.

Trauer, und kann nicht weinen: Carcin, *Ign,* NAT-M, Nux-v, Puls.

Treuebruch: AUR, Ign, Lach, LYC, Merc, NAT-M, *Nux-v,* Ph-ac, Puls, Sep.

Schlüssel: ***ERSTES,*** LEITSYMPTOM, *häufig,* indiziert

Alkoholismus: Ars, Calc, Lach, Nux-v, Ph-ac, Sulf.

*Arbeit, geistige: *Anac, Arg-n, Kali-c, Lach, NUX-V, Ph-ac,* Sil, STAPH, *TUB.*

Beherrschtwerden von anderen, langfristiges: Carcin, Lyc, Sep.

Beschämung: siehe Demütigung, sexueller Mißbrauch, Strafe, Verlegenheit, Widerspruch.

Eifersucht: *Hyos, Ign, Lach,* NUX-V, *Phos,* PULS, Staph.

Eile: *Acon, Arn, Nit-ac,* Nux-v, *Puls,* Sulf.

Erregung, emotionale: *Acon, Arg-n, Aur, Bell, Calc, Caust,* IGN, *Nat-m, Nux-v,* PH-AC, *Phos,* PULS, *Sep,* STAPH, *Tarant,* TUB.

Erregung, sexuelle: *Nat-m, Plat,* Staph.

Freude, überschießende: *Acon,* Ars, Aur, *Caust,* China, Merc, Plat, *Puls.*

Geldverlust: Arn, Ars, Aur, Calc, *Ign,* Nux-v, Puls.

Geschäftlicher Fehlschlag: Calc, Coloc, Nat-m, Nux-v, Ph-ac, Puls, Sep, Sulf.

Horrorgeschichten, traurige Geschichten, Geistergeschichten: *Aur, CALC, Caust, Lach, Lyc, Nit-ac, Nux-v,* PHOS, *Puls, Sep, Sil,* STAPH, *Sulf.*

Isolierung: *Anac, Arg-n,* Cann-i, Plat, Puls, *Stram.*

Literarischer oder wissenschaftlicher Fehlschlag: Calc, Ign, Lyc, Nux-v, Puls, Sulf.

Reibereien zwischen Eltern oder Freunden: Ars, Lach, Merc, *Nat-m,* Nit-ac, Nux-v, Sulf.

Reibereien zwischen Vorgesetztem und Untergebenem: Lach, Merc, Nat-m, Nit-ac, Nux-v, Sulf.

Schlüssel: ***ERSTES,*** LEITSYMPTOM, *häufig,* indiziert

Schicksalsschläge: Lach, Staph.

Schlechte Nachrichten: *Arn*, CALC, *Cham, Coloc, Ign, Med,* *Merc, Nat-m, Nux-v, Staph, Sulf.*

Schock: siehe Schrecken.

Sexuelle Enthaltsamkeit, kein sexuelles Ventil: Phos.

*Sexuelle Exzesse: CALC, CHINA, *Kali-c,* LYC, *Merc,* NUX-V, PH-AC, PHOS, *Puls,* SEP, *Sil,* STAPH.

Sexueller Mißbrauch: siehe Kapitel 2.

Stellenverlust: *Ign, Plat,* Staph.

Stolz, traumatisierter Eigendünkel: *Calc, Lyc,* Merc, Sil, *Sulf.*

Streitigkeiten: Thuja.

Streß: siehe Erwartungsangst.

Überraschungen, angenehme: China, Merc.

Wut, Raserei: Arn, Aur.

Zurückweisung, im Stich gelassen werden, Verlassenheit (siehe auch Isolierung): Anac, *Arg-n,* AUR, Bar-c, Calc, Cann-i, Carcin, China, Kali-c, *Lach, Merc, Plat,* PULS, Sep, Stram.

Index der Haltungen, der Einstellungen und der Persönlichkeit

Dieser Index bezieht sich auf die natürliche Wesensart eines Menschen, hervorstechende Merkmale, die man als Richtschnur zum Auffinden des passenden homöopathischen Mittels verwenden kann. Manche Stichworte sind sehr ähnlich, zum Beispiel »aufbrausend« und »impulsiv«. Einige der hierunter jeweils genannten Mittel sind gleich, aber nicht alle. Es könnte in solchen Fällen wichtig sein, genau zu differenzieren.

Schlüssel: ***ERSTES***, LEITSYMPTOM, *häufig,* indiziert

Vor allen Dingen kommt es darauf an, nur ausgeprägte Merkmale des Betreffenden heranzuziehen, die auch andere Menschen wahrnehmen. Wenn jemand sein Essen stets hinunterschlingt und immer als erster fertig ist, dann ist dies eindeutig hastiges Essen.

Manchmal kann man die innere Haltung eines Menschen auch an seiner Sprache erkennen, wenn er zum Beispiel häufig Wörter wie »hassen«, »nicht ausstehen können«, »isoliert« oder »zurückgestoßen« verwendet. Andere sprechen vielleicht abrupt oder geben sich aufrührerisch. Solche Dinge sind festzuhalten und in geeigneter Weise zur Bewertung heranzuziehen.

Zorn, der nach außen abgeleitet wird

Abruptes Verhalten: *Calc,* Cham, Lyc, Med, Nat-m, Nit-ac, Nux-v, *Plat,* PULS, Sil, Sulf, Tarant.

Anarchismus: Arg-n, *Caust,* Merc.

Anarchismus, umstürzlerischer: *Caust,* Kali-c, MERC, Sep.

Ausfallend, beleidigend: *Acon, Anac, Arn, Aur, Bell,* CHAM, *Hyos, Ign,* LYC, *Nux-v, Sep, Stram,* Tarant, Tub.

Entfremdung von der Familie: Anac, Arn, Ars, *Nat-m, Nit-ac,* Nux-v, Phos, Plat, *Sep,* Staph.

Feind, jedermann als Feind betrachten: *Merc.*

*Fluchen: *Ars, Bell, Hyos, Lyc, Nat-m,* NIT-AC, *Nux-v, Tub.*

Freches Verhalten von Kindern gegenüber ihren Eltern: Hyos, Lach, Lyc, Nat-m, PLAT.

Grausamkeit, Unmenschlichkeit: *ANAC, Ars,* Bell, Carcin, China, *Hyos, Lach,* Med, *Nit-ac,* Nux-v, *Plat,* Staph, *Stram,* Tarant.

Schlüssel: ***ERSTES,*** LEITSYMPTOM, *häufig,* indiziert

---

*Groll, Rachsucht und Boshaftigkeit: *Acon, ANAC,* ARS, *Aur, Bell, Calc, Cham, Hyos, Lach, Lyc,* NAT-M, Nit-ac, NUX-V, *Ph-ac, Staph,* STRAM, TUB.

Hartherzigkeit, Gefühllosigkeit, kalter, harter Blick: *ANAC,* Ars, Hyos, *Lach,* Plat, *Sulf.*

Haß auf Frauen: Puls.

Haß auf Männer: Bar-c, Ign, Lyc, Phos.

*Haß: ANAC, *Aur, Calc, Cham, Lach, NAT-M, Nit-ac,* NUX-V, *Ph-ac.*

Kritiksucht: *Arn,* ARS, *Bar-c, Caust, Lach,* LYC, *Nux-v, Phos, Plat, Sep,* SULF.

Lächerlichmachen, Neigung zum: Acon, Hyos, Lach, Nux-v.

Mitgefühl, mangelndes: Anac, Ars, Cham, China, Nat-m, Nit-ac, Plat, Puls, Sep.

Mordlust: Anac, *Ars,* Bell, Calc, China, HYOS, Lach, Lyc, *Med,* Merc, *Nux-v, Phos, Plat,* Sil, *Staph, Stram.*

Schuldzuweisungen an andere: ACON, ARS, Aur, *Calc, Carcin,* Cham, Caust, CHINA, *Hyos,* Ign, *Lach, Lyc,* Med, *Merc, Nat-m, Nux-v,* Sep, *Staph,* Sulf.

Spottsucht: Acon, Ars, China, Hyos, Ign, **Lach,** Nux-v, Plat.

*Streitsucht: *Anac, Arn, Ars,* AUR, *Bell, Caust, Cham,* HYOS, IGN, *Kali-c, Lach, Lyc, Merc, Nat-m, Nit-ac,* NUX-V, *Ph-ac, Phos, Plat, Sep, Sil, Staph, Stram,* SULF, *TARANT, Thuja.*

Tierquälerei: ARS, Bell, Calc, Med.

*Unhöflichkeit: *Anac, Cham, China,* HYOS, LYC, *Nux-v, Phos,* PLAT, **Stram.**

*Verächtlichkeit: *Arg-n, Ars, China, Lyc, Nux-v,* PLAT.

Verbitterung, Resignation: Ars, Ign, Nit-ac, Puls, Sulf.

Widerspruch, Neigung zum: ANAC, *Ars, Aur,* CAUST, LACH, *Lyc, Merc.*

Schlüssel: ***ERSTES,*** LEITSYMPTOM, *häufig,* indiziert

*Wut, Raserei: *Acon, Anac, Arn, Ars,* BELL, HYOS, *Lach,* LYC, *Merc, Nat-m, Nit-ac, Phos, Puls,* STRAM, *Sulf.*

Zerstören von Dingen, Drang zum: *Bell,* Hyos, *Nux-v,* Staph, *Stram,* Sulf, Tarant, *Tub.*

Zerstörungswut: *Bell,* Calc, Carcin, *Hyos,* Lach, *Nux-v,* Phos, Plat, Staph, *STRAM,* Sulf, *Tarant,* Tub.

Zorn, der als Traurigkeit usw. verinnerlicht wird

*Aufgeben, sich selbst bei Krankheit: *Acon,* ARS, CALC, *Ign, Med,* MERC, *Nit-ac, Sep.*

Beißen in Gegenstände: BELL, Hyos, Sil, STRAM.

*Depression, dadurch Selbstmordneigung: *Anac, Ars, AUR, Bell, Calc, Carcin, China, Hyos, Ign, Lach, Med, Merc, Nat-m, Nux-v, Puls, Sep, Stram.*

Ekelempfindung: *Kali-c, Merc,* PULS, *Stram,* SULF.

Erhängen, Neigung zum Selbstmord durch: ARS, Aur, *Bell.*

Ernsthaftigkeit: ARS, *Aur, China, Merc, Staph.*

Getötet werden, Verlangen nach: *Ars,* Bell, Stram.

Lächeln, niemals: ARS, AUR.

*Lebensmüdigkeit: ARS, AUR, *Bell,* CHINA, *Merc,* NAT-M, *Nit-ac, Nux-v, Ph-ac,* PHOS, *Puls, Sil.*

Nägelbeißen, Auszupfen der Haare: ACON, ARS, *Bar-c,* Calc, Carcin, Caust, *Hyos, Lyc, Med, Nat-m,* Nit-ac, Phos, Puls, *Sil,* Staph, *Stram, Sulf, Tarant.*

*Niedergeschlagenheit, Verzweiflung: *Acon, Anac, Arg-n,* ARS, AUR, CALC, *Cann-i, Caust, China,* IGN, *Lach,* LYC, *Med, Merc, Nat-m, Nit-ac, Nux-v, Puls, Staph, Stram,* SULF.

Schlüssel: ***ERSTES,*** LEITSYMPTOM, *häufig,* indiziert

Pech, das Gefühl, Pech zu haben: Carcin, *China,* Kali-c, *Lyc, Sep, Staph,* Sulf.

Schuldgefühle: ARS, *AUR, Bell, Caust, Hyos, Ign, Lach, Med, Merc, Nat-m, Nux-v, Ph-ac, Puls, Sil, Stram,* SULF, *Thuja.*

Selbstmitleid: ALC, Nit-ac, *Staph.*

Selbstvorwürfe: *Acon,* Anac, *Ars, Aur, Hyos, Ign,* Lach, Lyc, Med, Merc, *Nat-m, Puls,* Sil, Stram, Sulf, *Thuja.*

Sturz in die Tiefe, Neigung zum Selbstmord durch: Anac, *Arg-n,* Ars, AUR, BELL, Hyos, Ign, Lach, *Nux-v,* Sil, Staph, Stram, Sulf, Thuja.

Traurigkeit, Selbstmordneigung: AUR, Calc, Caust, China, Ign, Med, *Nat-m,* Sep, STAPH, Sulf.

Verzweiflung, durch Schmerz verursachte: Acon, *Ars,* AUR, Calc, *Cham, China,* IGN, Lach, Med, NAT-M, Nux-v, Stram.

*Verzweiflung, religiöse: Arg-n, ARS, AUR, *Calc,* LACH, *Lyc, Med,* PULS, *Stram, Sulf, Thuja.*

Zweifel: Ars, Aur, Bar-c, China, *Lach,* Nux-v, Sep, Sil, Staph, Thuja.

Chaos

*Chaotisches, verwirrtes Verhalten: *Ars, Bell,* CHINA, *Merc,* NUX-V, *Ph-ac, Phos, Puls, Staph.*

Schmutzigkeit, ungewaschenes Aussehen: Lach, Med, Merc, Nux-v, Phos, *Plat,* SEP, Sil, STAPH, *SULF.*

Unordentlichkeit: Carcin, Sil, SULF.

Schlüssel: ***ERSTES,*** LEITSYMPTOM, *häufig,* indiziert

*Aufbrausend: *Anac, Cham, Kali-c, Med, Nat-m,* NIT-AC, NUX-V, SEP, *Staph, Sulf.*

*Eile beim Essen: *Bell,* CAUST, *Lach, Plat.*

*Eile beim Gehen: ARG-N, *Sulf,* TARANT, *Thuja.*

*Eile, ständig in großer: *Arg-n,* ARS, *Aur, Bar-c,* BELL, *Hyos,* IGN, Kali-c, *Lach,* MED, MERC, NAT-M, NUX-V, *Puls,* SIL, *Stram,* SULF, TARANT, *Thuja.*

Ejakulation, vorzeitige: *Calc, China,* LYC, *Nat-m, Ph-ac, Phos, Plat, Sep, Sulf.*

Gedankenjagen: *Ars,* BELL, *Calc, China, Ign, Kali-c,* LACH, *Nux-v, Ph-ac,* PHOS, *Puls, Sil, Sulf.*

*Hastiges Sprechen: *Bell,* HYOS, *Ign,* LACH, *Med,* MERC, *Ph-ac, Sep, Stram, Thuja.*

*Impulsivität, plötzlicher Tatendrang: ARG-N, *Ars, Aur,* IGN, *Med,* PULS.

*Laufen, statt zu gehen: *Bell, Calc, China,* HYOS, STRAM, *Sulf, Tarant.*

*Ungeduld: CHAM, IGN, *Med,* NUX-V, SEP, SIL, *Sulf.*

Beherrschung, Kontrolle

Ansprüche, hohe Ansprüche stellen: *Puls.*

Ordentlichkeit: *Anac,* Arg-n, **ARS,** Aur, CARCIN, **Kali-c,** Med, *Nat-m, Nux-v,* Phos, Plat, Puls, Sep, Sil, Sulf, Thuja.

*Pingeligkeit: *ARS, Bar-c,* IGN, *Lach, Lyc, Med, Nux-v,* SIL, STAPH, *Stram, Sulf,* THUJA.

*Sorgfalt, sorgfältiger Umgang mit allen Dingen: *Ars, Aur, Bar-c,* CHINA, *Ign, Lach, Lyc, Nux-v, Sep,* STRAM, SULF.

Schlüssel: ***ERSTES,*** LEITSYMPTOM, *häufig,* indiziert

Vorsicht: Ars, Bar-c, Calc, Caust, Hyos, *Ign,* Nux-v, *Puls,* Stram.

Besitz, Geld und Vertrauen

*Argwohn, Mangel an Vertrauen: ACON, ANAC, *Arn,* ARS, *Aur,* BAR-C, *Bell,* CANN-I, CAUST, *Hyos,* LACH, *LYC, Med, Merc, Nit-ac, Nux-v, Phos,* PULS, *Sep, Staph,* STRAM, SULF.

Betteln, Bedrängen, Neigen zum: Ars, Aur, Bell, Kali-c, Plat, Puls, Stram.

Feilschen, Neigen zum: *Puls, Sil,* Sulf.

Gier nach Geld und Besitz: *Ars,* Calc, *China, Lyc,* Merc, *Puls, Sep,* Staph, Sulf.

Horten, Hamstern: *ARS, Lyc, Med, Ph-ac,* PULS, *Sep,* SIL, *Sulf.*

Stehlen: BELL, *Nux-v, Sulf.*

Unaufrichtigkeit: Ars, *Hyos, Lach,* NAT-M, *Tarant.*

Verschwendungssucht: *Bell,* Calc, Caust, MERC, *Nux-v,* Stram, Sulf.

Psychische Fähigkeiten

Hellsichtigkeit, psychische Fähigkeiten: Acon, Anac, Arn, Calc, *Cann-i,* Carcin, Hyos, Lach, Med, *Phos,* Sil, Stram, Tarant.

Schlüssel: ***ERSTES,*** LEITSYMPTOM, *häufig,* indiziert

Entschlußlosigkeit, ausgeprägte: *Anac, Arg-n, Ars, Bar-c, Calc,* IGN, LACH, *Lyc, Merc, Nat-m, Nux-v, Phos,* PULS, *Sep, Sil, Sulf.*

Erfolg, mangelnder, Erwartung des Scheiterns: *Arg-n,* Aur, Merc, Nux-v, Sil.

Feigheit: *Acon, Arg-n, Bar-c, Cham, China,* LYC, *Nux-v, Puls, Sil,* STRAM.

Gutmütigkeit, Sanftmütigkeit: *Acon,* ARN, ARS, *Calc,* CAR-CIN, *Ign, Lyc,* NAT-M, *Nit-ac,* Nux-v, **Phos,** PULS, *Sep,* SIL, *Stram, Sulf, Thuja.*

Hilflosigkeit, Gefühl der: Anac, Arg-n, LYC, Phos, Puls, Stram.

Hochachtung vor anderen: Hyos, Nat-m, Nux-v, Plat, Puls, Sil, Sulf.

Isolierung, Gefühl der: *Anac, Arg-n, Cann-i, Plat, Puls,* STRAM.

Kindisches Verhalten: *Arg-n, BAR-C, Ign, Ph-ac, Stram.*

Nachgiebigkeit: *Ars, Ign, Lyc, Nux-v,* PULS, *Sil,* Staph, Sulf.

Rückgrat, kein: Bar-c, *Calc, Sil.*

Schmeichelei: Arn, LYC, Nux-v, Plat, Puls, Sil, Staph.

Schüchternheit: *Acon, Ars, Aur,* BAR-C, CALC, *Caust, China, Ign,* KALI-C, LYC, *Merc, Nat-m, Nit-ac, Nux-v,* PHOS, PULS, SEP, *SIL, Staph, Stram,* SULF, *Tub.*

Schüchternheit, sieht sein Gegenüber nicht an: *Bar-c, Calc, China, Ign, Merc,* PULS, *Staph, Stram, Sulf.*

Unterwürfigkeit, Untertänigkeit: Anac, Lyc, PULS, Sil, Sulf.

Vertrauen, Mangel an: *ANAC, Aur, Bar-c, China, Kali-c, Lyc, Med, Nat-m, Ph-ac, Puls,* Sil.

Schlüssel: ***ERSTES***, LEITSYMPTOM, ***häufig***, indiziert

---

Zurückweisung, Verlassenheit, Gefühl der: Anac, *Arg-n,* AUR, Bar-c, Calc, Cann-i, Carcin, China, Kali-c, *Lach, Merc, Plat,* PULS, Sep, STRAM.

Selbstwertgefühl, übersteigertes

Anmaßend: Arn, Calc, *Lyc,* Plat, Staph.
Egoismus: Anac, Arn, Aur, *Calc, Lach, Lyc,* Med, Merc, Nux-v, Phos, PLAT, *Sil,* Staph, Stram, *Sulf.*
Exzentrizität: *Bell, Cann-i,* LACH, *Tarant.*
Herrische Art: ARS, *Lyc.*
Hochnäsigkeit: *Caust, Hyos, Lach,* LYC, *PLAT, Puls, Sil, Staph, Stram,* SULF.
Machtgier: Ars, Lach, *Lyc,* Nux-v, Sulf.
Politisieren, Neigung zum: Bell, **Caust,** Lach, Nux-v.
Prahlerei, Ruhmsucht: Arn, Ars, Bell, Lach, Merc, Nat-m, Nux-v, Plat, Stram, Sulf.
Scheinheiligkeit: Bar-c, Caust, Lyc, Merc, Nux-v, Phos, Puls, Sep, *Sil, Sulf.*
Selbstsüchtigkeit: Ars, Bell, *Calc,* China, Ign, Lach, Lyc, Med, Merc, Nat-m, Nux-v, Phos, Plat, *Puls,* Sep, Sil, *Sulf,* Tarant, **Tub.**
Stolz: Arn, Ars, Caust, China, Hyos, LACH, Lyc, Nux-v, PLAT, Staph, Stram, Sulf.

Fröhlichkeit, oberflächliche

*Fröhlichkeit, die nicht in aktuellen Ereignissen begründet ist: CANN-I, HYOS, LACH.

Schlüssel: ***ERSTES,*** LEITSYMPTOM, *häufig,* indiziert

Idealismus: *Caust, Ign, Lyc, Plat,* Tub.

Lächeln: Ars, *Bell,* HYOS, Nux-v.

Lachen, im Schlaf: Bell, Caust, *Hyos,* LYC, Ph-ac, Sep, *Sil, Stram,* SULF.

Lachen, über ernste Dinge: *Anac,* Arg-n, Cann-i, Ign, Lyc, *Nat-m,* Phos, *Plat,* Sulf.

Lachen, unmäßiges: Anac, Bar-c, Bell, Cann-i, *Hyos,* Ign, *Nat-m,* Nux-v, *Plat,* Stram, Tarant.

Lachen, unwillkürliches: Aur, Bell, CANN-I, *Hyos,* IGN, Lyc, *Nat-m, Nit-ac,* Phos, Puls, Sep, *Tarant.*

Scherzhaftigkeit: *Ars, Cann-i, Hyos, IGN, Lach, Stram, Tarant.*

Singen: Bell, *Hyos, Lach, Plat, Stram.*

Singen, lautes: *Hyos, Stram.*

Verse, Reime und Lieder, schreiben oder sprechen in: *Cann-i,* China, Lach, Lyc, Nat-m, Staph, *Stram.*

Aktivitäten, Besserung durch

Ablenkung, Unfähigkeit, ohne eine andere Tätigkeit fernzu-sehen: Ars, Aur, Calc, Carcin, China, *Ign,* Lach, Lyc, *Nux-v,* Puls, SEP, Sil, Stram.

*Gesellschaft, Verlangen nach: ARG-N, ARS, *Calc,* HYOS, *Ign,* KALI-C, LYC, *Nux-v, PHOS, Puls, Sep,* STRAM.

Musik: AUR (klassisch), Carcin, Merc, Nat-m, *TARANT* (schnell, Popmusik), Thuja (geistlich), Tub.

Musik zur Linderung der Unruhe der Extremitäten: TA-RANT.

Tanzen: Carcin, Caust, *Ign, Nat-m,* SEP, Sil.

Schlüssel: ***ERSTES***, LEITSYMPTOM, *häufig,* indiziert

Religion

Fanatismus: Caust, Med, Puls, Sulf, *Thuja*.
Manie: *Lach, Plat, Puls, Stram,* Sulf.
Religiöse Natur: *Arg-n, Ars, Aur, Bell, Calc, Cham,* HYOS, *Ign,* LACH, **Lyc,** *Med, Plat, Puls,* SEP, *STRAM,* SULF.
Zweifel am Seelenheil: ARS, AUR, LACH, PULS, **Sulf.**

Eifersucht

Eifersucht: Anac, Ars, Calc, Coloc, *HYOS,* Ign, Kali-c, *LACH, Lyc, Med,* Nat-m, NUX-V, Ph-ac, *Plat, Puls,* Sep, *Staph.*
Neid auf die Fähigkeiten oder den Besitz anderer: ARS, Calc, *Lach,* Lyc, Nux-v, *Plat, Puls,* Sep, *Staph,* Sulf.

Sexualität

Erotische Disposition: *Bell, CALC,* CAUST, CHINA, *Coloc, Hyos,* IGN, *Lach,* LYC, *MED, Merc,* NAT-M, NUX-V, PHOS, PLAT, PULS, *Sep,* SIL, *Staph,* STRAM.
Lüsterne Disposition, Geilheit: *Calc, China, Hyos, Lach, Lyc,* Med, *Nat-m, Plat, Sil.*
Schamlose Kleidung, sich auszuziehen, »blitzen«, Nudismus: Bell, *HYOS,* Merc, *Phos, Stram,* Tarant.
Wollust: *Acon, Calc, Cann-i, Caust, China,* HYOS, LACH, PHOS, PLAT, *Puls, Sep, Sil,* STAPH, *Stram, Tarant, Tub.*

Schlüssel: ***ERSTES,*** LEITSYMPTOM, *häufig,* indiziert

*Brüten, verharren bei vergangenen unangenehmen Ereignissen, Groll hegen: *Cham, China, Lyc, NAT-M, Plat, Sep, Sulf.*

Eingleisigkeit im Denken: *Ign, Sil.*

Engstirnigkeit: Bar-c, Puls.

Gedanken, kreisende: STRAM.

In Gedanken versunken: *Arn, Nat-m, Nux-v, Puls*, SULF.

Philosophische Neigungen und Fähigkeiten: Anac, Lach, Nit-ac, Sulf.

Pläne, macht viele: Anac, Arg-n, CHINA, Nux-v, Sep, *Sulf.*

*Quälende Gedanken: *Ars, Caust, Lach, Lyc,* NAT-M, *Nit-ac, Sulf.*

*Selbstbeobachtung, meditative Haltung: ACON, *Aur, China,* IGN, *PULS, Sep,* SULF.

*Theoretisieren: *Aur,* CANN-I, *China, Lach, Sep,* SULF.

Besorgtheit

Besorgtheit, ängstliche, über andere: *Arg-n, Ars, Carcin, CAUST, Nux-v, Phos, Staph, Sulf.*

*Besorgtheit, ängstliche, über Freunde zu Hause: *Phos, Sulf.*

*Güte, Mitgefühl: *Carcin, Caust, Ign, Med, Nat-m, Nit-ac, Nux-v,* PHOS.

Neugierde, Wißbegierde: Aur, Hyos, Lach, Puls, Sep, *Sulf.*

*Sentimentalität: IGN, *Nat-m,* NUX-V, *Phos, Puls, Sulf, Tub.*

Ungerechtigkeit, kann Ungerechtigkeit nicht ertragen: Calc, CAUST, Ign, Med, Merc, Nat-m, Nux-v, Phos, STAPH, Sulf.

Schlüssel: ***ERSTES***, LEITSYMPTOM, *häufig,* indiziert

Gleichgültigkeit

Gegenüber dem anderen Geschlecht: *Puls,* SEP, Thuja.

Gegenüber dem Wohlergehen von anderen: Ars, Caust, Lach, Nat-m, *Nux-v,* Plat, SULF.

Gegenüber der persönlichen Erscheinung: SULF.

Gegenüber geliebten Menschen und Verwandten: *Acon,* Ars, Bell, Carcin, Merc, *PHOS, Plat, SEP.*

*In geschäftlichen Dingen: *Arg-n, Arn, Ph-ac, Puls, Sep, Stram, Sulf.*

In Gesellschaft: ARG-N, Kali-c, Lyc, Nat-m, *Plat.*

Reserviertheit

Verschlossenheit: Aur, *Bar-c,* Caust, *Ign,* Lyc, *Nat-m,* Nit-ac, Phos, *Sep, Thuja.*

*Zurückhaltung: *Calc, Hyos, Ign, NAT-M,* PHOS, *Plat, Puls, Staph.*

Offenheit

Extrovertiertheit: Acon, Arg-n, Bar-c, Carcin, *Lach,* Lyc, Med, Nux-v, *Phos,* Sulf, Tarant.

Naivität: *Bell,* Stram.

Naivität bei hoher Intelligenz: *China,* Hyos, *Stram, Sulf.*

Schlüssel: ***ERSTES,*** LEITSYMPTOM, *häufig,* indiziert

Sprache

*Geschwätzigkeit oder Schreiben überlanger Briefe: *Aur, Bell, Cann-i,* HYOS, *LACH, Phos,* STRAM.
Klatschsucht: Ars, Calc, Caust, Hyos, Lach, Stram.
*Seufzen: *Aur, Cham, IGN, Nux-v, Ph-ac, Puls, Sep, Stram.*

Willenskraft

*Arbeitswut: AUR, *Bar-c, Carcin, Hyos, Ign, Lach, Lyc,* NUX-V, *Sep,* TARANT, TUB.
*Mut: *Ign, Puls, Tub.*
Optimismus: Calc, Lyc, Nux-v, Puls, Sil, *Sulf,* Tub.
*Störrisch, eigensinnig: ANAC, *ARG-N,* BAR-C, BELL, CALC, CHAM, NUX-V, TARANT, TUB.
Störrisch, eigensinnig (Kinder)*: CALC, *Carcin, Cham, China,* TUB.

Willensschwäche

Ehrgeiz, Mangel an: Arg-n, Ars, Caust, *Sep.*
*Trägheit, vor allem in der Arbeit: CHINA, LACH, NAT-M, *NIT-AC,* NUX-V, PHOS, PULS, SEP, *SULF,* TUB.
Wille, gespaltener: ANAC, *Lach.*
Wille, mangelnder, Antriebsschwäche: Bar-c, *Calc,* Lyc, *Merc, Nat-m,* Phos, *Sil,* Sulf.
Willensschwäche: *Anac,* Ars, *Bar-c,* CALC, Caust, China, Ign, Kali-c, *Lach, Lyc,* Merc, Nat-m, Nux-v, Puls, Sil, Staph, Sulf, *Tarant.*

Schlüssel: **ERSTES**, LEITSYMPTOM, *häufig,* indiziert

Index der Ängste und Phobien

Angst ist ein unbestimmtes Gefühl des Bedrohtseins, während Furcht ein bestimmtes Objekt hat. Als homöopathische Leitsymptome müssen Ängste deutlich ausgeprägt sein.

*Alleinsein: ARG-N, ARS, HYOS, KALI-C, LYC, PHOS, *Puls*, *Sep*, *Stram*.

Alleinsein, Furcht vor dem, weil der Partner sterben könnte: *Arg-n*, ARS, *Kali-c*, *Phos*.

Alleinsein, nachts: Arg-n, *Caust*, *Med*, STRAM.

Alleinsein und sich bewußt Verletzungen zufügen: Ars, Merc, Sulf.

Angesehen werden: ARS, Bar-c, Calc, *Cham*, *China*, Merc, *Nat-m*, Nux-v, Sil, Stram, Sulf, Tarant, Thuja, *Tub*.

Ansteckung: Bar-c, CALC, *Lach*, Sil, SULF.

Arbeit: Arg-n, Calc, Cham, China, Coloc, Hyos, *Kali-c*, Lyc, Nat-m, *Nux-v*, Phos, *Puls*, *Sil*, *Sulf*.

Arbeitsplatz, Verlust des: Calc, Ign, Puls, Sep, Staph, Sulf.

Armut, Geldsorgen: ARS, *Calc*, Kali-c, Nux-v, Puls, *Sep*, Staph, Sulf.

Arzt: Arg-n, Arn, Ign, Nat-m, *Nux-v*, *Phos*, *Sep*, *Stram*, *Thuja*, *Tub*.

Autofahrten: Acon, Arg-n, *Aur*, *Lach*, *Sep*.

Belebte Straßen: *Acon*, Bar-c, Carcin, Caust.

Beobachtet werden des eigenen Zustandes: CALC.

*Berührung: *Acon*, *Arn*, *Bell*, *Cham*, *China*, *Kali-c*, *Nux-v*, *Tarant*.

Blitzschlag: Bell, Lach, Phos, Sil.

Schlüssel: ***ERSTES***, LEITSYMPTOM, *häufig*, indiziert

Böses: *Arg-n, Ars,* CALC, *Caust, China, Lach, Nat-m, Phos, Sep, Staph, Stram.*

Demütigung: Puls, *Sep.*

Dunkelheit: Acon, Arg-n, Ars, Bell, *Calc,* CANN-I, Carcin, Caust, China, Hyos, *Lyc, Med,* Nat-m, *Phos, Puls,* Sil, *STRAM,* Sulf, Tub.

Ecken, Gehen um bestimmte: *Arg-n.*

Einbrecher (sieht unter dem Bett nach): Anac, *Arg-n, ARS,* Aur, Bell, *Ign, Lach,* Lyc, *Merc,* NAT-M, *Phos,* Sil, Sulf.

Eingebildete Dinge: *Acon,* Ars, BELL, Lyc, Merc, *Phos,* Sep, STRAM.

Einschlafen, beim: Calc, *Lach,* Merc, Nat-m, Nux-v.

Erblinden: *Nux-v, Sulf.*

Ereignisse, etwas Schreckliches: *Ign, Sep.*

*Ereignisse, Furcht vor plötzlichen: *Ars, Calc,* CAUST, *Coloc, Nat-m,* NUX-V, *Ph-ac,* PHOS, *PLAT,* TUB.

Ersticken: ACON, *Ars,* Lach, Merc, Nux-v, *Phos, Staph, Stram, Sulf.*

Ersticken (nachts): Arn, Ars, *China, Lyc,* Med, *Puls,* Sil, *Sulf.*

Erwürgt werden: PLAT.

Feinde: Anac, Hyos.

Flugzeuge: *Acon,* Arg-n, Ars, CALC, Nat-m.

Frauen: Puls, Sep, Staph.

Fremde: *Bar-c,* Carcin, Caust, Lach, Lyc, Puls, Sil, Stram, *Thuja,* Tub.

Friedhöfe: Stram.

Funkelnde Gegenstände, Spiegel und so weiter: Cann-i, Lach, Stram.

*Geisteskrankheit: ANAC, *CALC,* CANN-I, *Med, Merc, Nat-m, Nux-v, Phos,* PULS, *Sep, Staph, Stram.*

Schlüssel: ***ERSTES,*** LEITSYMPTOM, *häufig,* indiziert

Geräusch von fließendem Wasser: Hyos, STRAM, Sulf.

*Geräusche allgemein: Aur, *Bell, Caust, Cham, Lyc, Med, Phos, Sil.*

Geräusche an der Tür: *Aur, Lyc.*

Geräusche bei Nacht: Bar-c, *Caust.*

Geräusche von der Straße: Bar-c, *Caust.*

Geschlagen werden, von herankommenden Menschen: ARN, Bell, Ign, Kali-c, Lach, Stram, Thuja.

Gespenster: *Acon, Ars,* Bell, Calc, Cann-i, Carcin, *Caust,* China, *Hyos,* Kali-c, *Lyc,* Med, *Phos, Plat, Puls,* Sep, *Stram, Sulf.*

Gewalt: siehe Geschlagen werden, Einbrecher.

Gewitter: Bell, *Calc,* Carcin, Caust, *Coloc,* Lach, Lyc, *Merc, Nat-m, Nit-ac, PHOS, Sep,* Sil, STAPH, Stram, Sulf, Tub.

Grausamkeiten, erregt wegen Meldungen von: Calc.

Herzkrankheiten: Acon, Arg-n, *Arn, Aur, Calc, Caust,* Lach, *Med,* Nat-m, *Phos,* Tarant

Höhen, große, Schwindel: *Arg-n, Aur,* Calc, Carcin, *Nat-m,* Phos, Puls, Staph, Stram, *Sulf.*

Hunde: *BELL, Calc,* Carcin, *Caust,* CHINA, *Hyos,* Lach, Med, Merc, Nat-m, Plat, *Puls,* Sep, Sil, *Stram,* Sulf, TUB.

Insekten: CALC, Lyc, Nat-m, Phos, Puls, Sulf.

Jemand könnte hinter einem stehen: Anac, Lach, *MED,* Merc, Staph.

Katastrophen: *Puls, Tub.*

Katzen: Calc, China, Med, *Tub.*

Kirche oder Theater, vor dem Weggehen: ARG-N.

*Klaustrophobie: *Acon, Arg-n, Calc, Ign,* LYC, *Med,* PULS, STRAM.

Krebs: ARS, Bar-c, CALC, *Carcin,* Ign, Med, Nat-m, *Nit-ac,* Phos, PLAT, Sep.

Schlüssel: ***ERSTES***, LEITSYMPTOM, *häufig,* indiziert

Kriechen, etwas kriecht aus allen Ecken: Med, *Phos.*

*Magendrücken: ARS, *Aur, Bar-c, China, Kali-c, Sulf, Tarant.*

Männer: Acon, Anac, *Aur, Bar-c,* Bell, Ign, Lach, *Lyc,* Merc, *Nat-m,* Phos, *Plat, Puls,* Sep, Sulf.

*Menschen: *Acon, Anac, Aur, Bar-c, Caust,* HYOS, *Kali-c,* LYC, *Nat-m, Plat, Puls.*

Menschen, bei Kindern: BAR-C, *Lyc.*

Menschenansammlungen, öffentliche Plätze, Agoraphobie: Acon, *Arg-n, Arn,* Bar-c, Nux-v, Puls.

Messer (versteckt sie): Ars, China, Hyos, Merc, Nux-v.

Musik: Acon, Bar-c, Nit-ac, Nux-v, Phos, Sulf, Tarant, Thuja.

Nadeln, spitze Gegenstände: Ars, Merc, Nat-m, Plat, SIL.

Öffentlichkeit, Auftreten in der: Anac, Arg-n, *Lyc,* SIL.

Ohnmacht: *Acon, Arg-n, Plat.*

Periode, während der: Acon, *Bell,* IGN, *Lach, Nat-m,* Nux-v, *Ph-ac,* Phos, Plat, Staph, Sulf.

Qualen: *Arg-n,* Arn, Ars, Thuja.

Schatten: *Calc,* Phos, Staph.

Schlangen: Arg-n, *Bell, Carcin, LACH,* Nat-m, Puls, Tub.

Schwarzes: Ars, STRAM, Tarant.

Selbstbeherrschung, Verlust der: *Arg-n,* Cann-i, *Merc,* Nux-v, *Staph,* Sulf, Thuja.

Selbstmord: Arg-n, *Ars,* Lach, Med, *Merc, Nux-v,* Plat, Sep, Tub.

Spinnen: Calc, Carcin, Nat-m, Stram, Tarant.

Straßen, bevölkerte: *Acon,* Carcin, Caust.

Sturz: Acon, Arg-n, Ars, Calc, Caust, China, Kali-c, Med, Nux-v, Phos, Sil, *Stram,* Tub.

Tiere: BELL, Calc, Carcin, Caust, CHINA, Hyos, Lyc, Med, Nat-m, *Stram,* TUB.

Schlüssel: ***ERSTES,*** LEITSYMPTOM, *häufig,* indiziert

Tiere, eingebildete: *BELL.*

*Tod: *ACON, Arg-n, Arn, ARS, Bell,* CALC, *Cann-i, Caust, Kali-c, Lach, Lyc,* Med, *Merc, Nat-m,* NIT-AC, *Nux-v, Ph-ac,* PHOS, PLAT, *Puls.*

*Tod, wenn allein: *Arg-n, Arn,* ARS, *Kali-c,* Med, *Phos.*

Tunnel: *Acon,* Arg-n, Bell, Nat-m, *STRAM.*

U-Bahn, Tiefgeschosse: ACON, STRAM.

Überqueren von Brücken: Arg-n, Bar-c, Puls.

Unfall, der einem Freund zustoßen könnte: Ars, Caust.

Unternehmen, etwas: *Arg-n, Ars, Lyc,* Nux-v, Sil.

Vergiftet werden (eine spezifische Form des Verfolgungswahns): Anac, *Ars, Bell, Hyos,* Ign, *Lach,* Nat-m, Ph-ac, Phos.

Verkrüppelt werden: ARS.

Verletzung: Arn, Ars, Aur, Cann-i, China, Hyos, Kali-c, STRAM.

Versagen: Arg-n, Arn, Carcin, Lyc, Nat-m, Phos, Sil, Sulf.

Vögel: Ign, NAT-M.

Wasser: Bell, Cann-i, Carcin, HYOS, *Lach,* Med, Merc, Nux-v, *Phos,* STRAM, Sulf, Tarant.

Wind: *Cham,* Thuja.

Zahnarzt: Calc, Puls, Tub.

Zuspätkommen: *Arg-n,* Med.

Index der Vorlieben für Speisen

In den Vorlieben und Abneigungen bei Speisen kann sich dreierlei ausdrücken: die natürliche innere Intelligenz des Körpers, die weiß, was der Körper braucht, Essensticks durch äußere Einflüsse oder das soziale Gewissen des Betref-

---

Schlüssel: ***ERSTES,*** LEITSYMPTOM, *häufig,* indiziert

---

fenden, der zum Beispiel Vegetarier ist, weil er mit den Methoden der Tierhaltung nicht einverstanden ist.

Die nachfolgend genannten Vorlieben sind die natürlichen Vorlieben, die nicht auf Ticks oder gesellschaftlichen Einflüssen beruhen. Achten Sie nur auf diejenigen Dinge, auf die Sie wirklich Appetit hätten, ohne die Überlegung einzubeziehen, ob sie gut für Sie sind oder nicht. Wenn Sie Fleisch, Eiscreme oder Fett mögen, aber aus irgendwelchen Gründen darauf verzichten, sind diese Speisen hier trotzdem zu berücksichtigen.

Entscheiden Sie sich nur für etwas, das wirklich ausgeprägt und sicher ist.

Aale: *Med.*

*Alkoholische Getränke: *Arn, ARS, Aur, Calc, China,* LACH, *Lyc, Med, NUX-V, Phos, Puls, Sep, Staph, SULF, Tub.*

Appetit, aber weiß nicht worauf: Cham, *China,* IGN, *Lach,* PULS, Sil.

Austern: *Calc,* LACH, *Lyc, Nat-m,* Phos, *Sulf.*

Bananen: Thuja, Tub.

Bittere Getränke: NAT-M, Sep.

Bittere Speisen: *Nat-m,* Nux-v, Sep.

Brot: *Ars, Aur, Bell,* Cann-i, *Cham, Coloc,* Ign, Lyc, Merc, *Nat-m, Puls,* Sil, Staph.

Butter: Carcin, Ign, Merc, Nit-ac, Puls, Sulf, Tub.

Butterbrot: Bell, Ign, MERC, Puls.

Eier: *Calc, Carcin,* Caust, *Puls,* Sil, Tub.

Eier, harte: CALC.

Eier, weiche: *Calc, Puls.*

Eis: Arg-n, *Ars, Calc, Med,* Phos, Sil.

Schlüssel: ***ERSTES,*** LEITSYMPTOM, *häufig,* indiziert

Eiscreme: Arg-n, *Calc,* Carcin, *Med, Nat-m,* PHOS, *Sil,* Sulf, Tub.

Erfrischungsgetränke: *Ars, Calc, Caust, China, Med, PH-AC, Phos, Puls,* Thuja, *Tub.*

Essig: Arn, Ars, Carcin, *Nat-m,* Puls, *Sep,* Sulf.

Fett: Arg-n, Ars, Calc, *Carcin, Med,* Nat-m, NIT-AC, *Nux-v,* Phos, Sil, *Sulf, Tub.*

Fetter Speck: *Carcin, Tub.*

Fisch: Caust, *Med, Nat-m, Nit-ac,* Phos.

Fisch, gepökelter: *Nat-m.*

Fisch, Hering: NIT-AC, *Puls.*

*Fleisch: *Calc, Nux-v, Staph, Sulf.*

Fleisch, geräuchertes: Carcin, CAUST, TUB.

Fleisch, rohes: *Phos.*

Gemüse: Ars, Cham, *Sulf.*

Gurken: *Phos, Sulf.*

Huhn: *Phos.*

Kaffee: Arg-n, *Ars, Aur,* Bell, Calc, Cham, *China,* Lach, NUX-V, Puls, Sulf.

*Kalte Speisen: *Ars, Cham, Ign, Lyc, Merc, Nux-v,* PHOS, PULS, *Sil, Thuja.*

Kartoffeln: Calc, Med, Tub.

Käse: *Arg-n,* Calc, Carcin, Caust, Ign, *Nit-ac, Phos,* Puls, Sep, Tub.

Limonade: BELL, Calc, Lach, *Nit-ac,* Puls.

Limonen: Calc, Hyos, Ign, Nat-m, NIT-AC, *Nux-v,* Sil, Sulf, *Tarant,* Tub.

Milch: Anac, *Ars, Aur, Calc, Carcin, Lach,* Merc, Nat-m, Nux-v, *Ph-ac, Phos, Sil, Staph, Sulf,* Tub.

Milch, kalte: Carcin, *Ph-ac, Phos,* Staph, *Tub.*

Schlüssel: ***ERSTES,*** LEITSYMPTOM, *häufig,* indiziert

Obst: Ars, *Carcin, China, Ign,* Lach, Med, Nat-m, PH-AC, Phos, Puls.

Obst, grünes: Calc, *Med.*

Oliven: Calc, LYC, Sulf.

Orangen und Orangensaft: MED.

Pfeffer: Carcin, *Nat-m,* Nux-v.

Reis: Phos, *Staph.*

Roggenbrot: *Ars, Ign.*

Rohkost: Calc, Ign, Med, SIL, SULF, Tarant.

Saftiges: *Ars,* China, Med, Nux-v, PH-AC, Phos, Puls, Staph.

Saisonales, der Jahreszeit Entsprechendes: Acon, Arg-n, *Ars,* Aur, Carcin, Caust, CHINA, Nat-m, Nit-ac, *Nux-v, PHOS,* Puls, Sep, Staph, SULF, *Tarant, Tub.*

Salziges: ARG-N, *Calc, Carcin, Caust, China, Med,* NAT-M, NIT-AC, *Ph-ac,* PHOS, Sil, Staph, Sulf, *Tarant, Thuja, Tub.*

Saucen: Arg-n, *Nux-v.*

Sauer Eingelegtes: Ars, Ign, *Lach, Sep,* Staph, *Sulf.*

*Saure Speisen: ACON, ARN, *Ars, Calc, Cham, China, Ign, Kali-c, Lach, Med, Nat-m Ph-ac, Phos, Puls, Sep, Stram,* SULF.

Scharf Gewürztes: Ars, LYC, Ph-ac.

Schokolade: Arg-n, *Calc, Carcin,* China, Lyc, Nat-m, *PHOS,* Puls, *Sep,* Sulf, Tarant.

Schweinefleisch: Nit-ac, Nux-v, *Tub.*

Seltsamer Appetit in der Schwangerschaft: Calc, *Sep.*

Südfrüchte: *Ars,* Calc, China, Ign, Lach, Thuja.

Suppen: Carcin, Merc, Nat-m, *Staph,* Sulf.

*Süßes allgemein (ist nicht dasselbe wie Schokolade): ARG-N, ARS, *Calc,* CANN-I, *Carcin,* CHINA, *Kali-c, LYC, Med, Merc, Nit-ac, Phos, Puls, Sep,* STAPH, SULF, *Tub.*

Schlüssel: ***ERSTES,*** LEITSYMPTOM, *häufig,* indiziert

*Süßigkeiten und Naschwerk: *Aur,* CHINA, TUB.

Tee: Thuja.

Teigwaren, Mehlspeisen usw.: *Calc, Carcin,* Lach, *Nat-m, Sulf.*

Tomaten: Ign.

Unverdauliches: Aur, Bell, *Calc,* Ign, LACH, Nat-m, NIT-AC, SIL, Sulf, *Tarant.*

Warme Getränke: ARS, Bell, Carcin, Kali-c, *Lyc, Sulf.*

Warme Speisen: ARS, *Lyc,* Med, *Ph-ac,* Sil.

Zitronen: Ars, BELL, *Merc,* Nat-m, Puls, *Tarant.*

Zucker: ARG-N, *Calc,* Carcin, Kali-c, *Lyc, Phos.*

Zwiebeln, rohe: Carcin, Med, Staph, *Thuja.*

Index der Abneigungen gegen Speisen

Hier sind Speisen gemeint, die man wirklich nicht mag, nicht, was man nicht ißt, weil es einem nicht bekommt oder weil es nicht »zu einem paßt«. Man kann Schokolade mögen, obwohl man weiß, daß man sie nicht verträgt. Dies ist aber keine Abneigung gegen Schokolade.

Alkoholische Getränke: Ars, Bell, Calc, Cham, China, *Hyos,* Ign, Lyc, *Merc,* Nux-v, Ph-ac, Phos, Sil, Stram, *Sulf.*

Alkoholische Getränke, Bier: BELL, Calc, *Cham,* CHINA, Med, Merc, Nat-m, NUX-V, Ph-ac, *Phos,* Puls, Sep, *Sulf.*

Alkoholische Getränke, Wein: ACON, *Carcin, Ign,* LACH, *Merc,* Nat-m, Nux-v, Ph-ac, Puls, Sil, *Sulf,* Tub.

Alkoholische Getränke, Whisky: Ign, *Merc,* Ph-ac, Stram.

Austern: Acon, Calc, Lyc, Med, *Phos,* Sep.

Schlüssel: ***ERSTES***, LEITSYMPTOM, *häufig,* indiziert

Brot: Calc, *CHINA,* Ign, KALI-C, *Lyc,* NAT-M, *Nit-ac, Nux-v, Ph-ac, Phos,* PULS, *Sep,* SULF, Tarant.

Brot, in der Schwangerschaft: Sep.

Butter: Ars, Carcin, CHINA, *Merc,* Nat-m, *Phos,* PULS.

Eier: Bell, *Calc,* Carcin, Nit-ac, Phos, Puls, SULF, Tub.

Erbsen: Med.

Erdbeeren: China, *Sulf.*

Feste Speisen: Bell, Lyc, Merc, *Staph,* Sulf.

Fettes und schweres Essen: *Ars, Bell, Calc, Carcin,* CHINA, Lyc, *Merc,* NAT-M, Nit-ac, Phos, PULS, *Sep, Sulf,* Tarant.

Fisch: Nat-m, *Phos,* Sulf.

*Fleisch: *Arn, Ars, Aur,* CALC, Carcin, CHINA, *Ign, Kali-c, Lyc, Merc, Nat-m, Nit-ac,* NUX-V, *Phos, Plat,* PULS, SEP, SIL, SULF, *Tarant, Tub.*

Fleisch, frisches: *Thuja.*

Fleisch, Rindfleisch: Merc.

Frühstück: Lyc.

Gebäck: Ars, Lyc, *Phos, Puls.*

Gemüse: Bell, Caust, *Nat-m, Phos,* Sulf, Tub.

Getränke, kalte: Acon, Ars, Lyc, Med, Nux-v, Phos.

Getränke, warme: Caust, *Cham,* Med, PHOS, *Puls.*

Honig: *Nat-m.*

Hülsenfrüchte: *Lyc,* Med, Nat-m.

Kaffee: *Acon, Bell,* CALC, Carcin, *Caust, Cham, China, Lyc, Merc, Nat-m,* NUX-V, Ph-ac, *Phos,* Puls.

Kaffee, Geruch von: Lach, *Nat-m,* Tub.

Kartoffeln: *Phos,* Sep, Thuja.

Käse: *Arg-n,* China, Nat-m, *Nit-ac, Sil, Staph,* Tub.

Käse, würziger: *Merc,* Nit-ac, *Sulf.*

Knoblauch: *Phos.*

Schlüssel: ***ERSTES,*** LEITSYMPTOM, *häufig,* indiziert

Kohl: Kali-c, Lyc.

Mehlspeisen, Teigwaren usw.: Ars, Nat-m, Phos.

Melonen: *Ars, China.*

Milch: *Arn, Ars, Calc, Carcin,* IGN, *Phos,* Puls, Sep, Sil, *STAPH,* Sulf.

Muttermilch: *Calc,* Lach, *Merc,* Nat-m, SIL, Stram.

Obst: ARS, Bar-c, Bell, *Carcin, Caust,* CHINA, Ign, Nat-m, Phos, PULS.

Oliven: SULF.

Pudding: Ars, Calc, *Phos.*

Rübchen, weiße: Puls, Sulf.

Salz, salzhaltige Speisen: *Carcin,* China, Lyc, *Merc, Nat-m,* Nit-ac, Phos, Puls, *Sep,* Sil.

Saure Speisen: *Bell,* China, Ign, Lyc, Nat-m, Nux-v, Ph-ac, *Sulf.*

Saures: Arg-n, *Bell,* China, Ign, Lyc, Nat-m, Nux-v Ph-ac, *Sulf,* Tub.

Schleimige Speisen: *Calc,* Med, *Nat-m.*

Suppen: *Arn,* Ars, Bell, Carcin, Cham, China, Kali-c, Lyc, Nat-m, Puls, Staph.

Süßigkeiten (ist nicht dasselbe wie Schokolade): *Arg-n, Ars,* Bar-c, Carcin, CAUST, *Kali-c, Lyc, Merc,* Nit-ac, Nux-v, *Phos,* Puls, *Sulf.*

Tee: *China,* Nux-v, *Phos, Thuja.*

Tomaten: *Phos.*

Wasser, kaltes: *BELL,* Caust, China, Nat-m, NUX-V, Phos, Puls, STRAM, Sulf.

Zucker: Ars, Caust, Merc, Phos.

Schlüssel: ***ERSTES,*** LEITSYMPTOM, *häufig,* indiziert

Index der physischen Gestalt

Mager: *Arg-n,* Ars, Bar-c, *Calc,* Caust, Ign, Lach, *Lyc,* Merc, Nat-m, *Nit-ac, Nux-v,* Ph-ac, *Phos,* Sep, *Sil,* SULF, Tub.

***Übergewicht:** **Acon, Ars, Aur, Bell, CALC, Hyos, Kali-c, Lyc, Phos, Puls, Sulf.**

Übergewicht bei Kindern: Bar-c, Bell, *CALC.*

Zusammengesackt, hängende Schultern: *Arg-n, Aur, Calc,* Coloc, *Lyc,* Med, Nat-m, Nux-v, PHOS, *Sil,* SULF, *Tub.*

Index der Schlafhaltungen

Dieser Punkt sollte nur berücksichtigt werden, wenn der Betreffende eindeutig eine bestimmte Haltung bevorzugt. So sagen zum Beispiel Medorrhinum-Typen, daß sie sich am wohlsten fühlen, wenn sie auf dem Bauch schlafen. Hilfreich ist es auch, wenn der Betreffende sagt: »Wenn ich durcheinander bin, schlafe ich immer auf dem ...«

Bauch, auf dem: Ars, *Bell,* Calc, *Carcin,* Caust, *Coloc,* Ign, Lach, *Lyc,* MED, *Nat-m, Phos,* PULS, *Sep, Stram, Sulf, Tub.*

Eingerollt, mit angezogenen Gliedmaßen: Anac, *Cham,* China, MERC, Nat-m, Plat, PULS, *Stram.*

Füße, aus der Decke gesteckt, um sie kühl zu halten: Calc, CHAM, LACH, MED, *Phos, Plat,* PULS, *Sep, Sil,* SULF.

Gliedmaßen gerade gestreckt: Bell, Cham, China, Plat, *Puls.*

Gliedmaßen von sich gestreckt: Bell, *Cham,* Nux-v, Plat, *Puls,* Sulf.

Häufiges Wechseln: ARS, Aur, *Ign,* Kali-c, Lach, Lyc, Phos, Plat.

Schlüssel: ***ERSTES,*** LEITSYMPTOM, *häufig,* indiziert

Knie, auf den, Gesicht in das Kissen gepreßt: *Carcin, Lyc,*
MED, *Phos, Sep, Tub.*

Knie und Ellbogen, auf den: Calc, Carcin, Lyc, *Med,* Phos,
Sep, Stram, Tub.

Kopf in Kissen vergraben: Arn, Bell, Lach.

Kopf nach hinten gezogen: *Bell,* China, Hyos, Ign, *Nux-v,*
Sep.

Kopf nach vorne geneigt: Acon, Phos, Puls, Staph.

Kopf tief gelagert: Arn, *Nux-v,* Sil, Sulf.

Linken Seite, auf der: Acon, Bar-c, Calc, Carcin, China,
Merc, Nat-m, Phos, Sep, *Sulf.*

Rechte Seite, auf der: Ars, Cham, China, Ign, Kali-c, LACH,
Lyc, Merc, PHOS, Sulf.

Rücken, auf dem: Acon, Arn, Ars, Aur, *Calc,* Cham, China,
Coloc, Ign, Lyc, Med, Nat-m, Nit-ac, *Nux-v, Phos, Plat,*
PULS, *Stram, Sulf.*

Rücken, auf dem, Hände auf dem Bauch: PULS.

Rücken, auf dem, Hände über dem Kopf: Ars, Carcin, Med,
Nux-v, Plat, PULS, Sulf.

Index der ungewöhnlichen körperlichen Merkmale und Symptome

Ungewöhnliche Merkmale und Symptome sind für die Mittelauswahl sehr hilfreich. Das nachfolgende Verzeichnis ist, beim Kopf beginnend, nach Körperbereichen gegliedert. Es ist nicht vollständig, sondern stellt nur eine Auswahl interessanter Symptome dar, wobei weitverbreitete Symptome unberücksichtigt bleiben. Das vollständige Verzeichnis,

Schlüssel: *ERSTES,* LEITSYMPTOM, *häufig,* indiziert

nämlich Kents Repertorium (siehe Literaturverzeichnis), umfaßt über eintausend engbeschriebene Seiten!

Ungewöhnliche Symptome des ganzen Menschen

11.00 Uhr schlimmer: Nat-m, Nux-v, Phos, Sep, SULF.

16.00 bis 18.00 Uhr schlimmer: *Sep.*

16.00 bis 20.00 Uhr schlimmer: Coloc, *LYC,* Med, Sulf.

Abends besser: Arn, AUR, Carcin, Lyc, MED, Nat-m, Nux-v, Puls, Sep.

Änderung der Stellung bessert: Arn, Ars, Caust, *Cham,* IGN, Lach, Lyc, *Ph-ac,* Phos, Plat, PULS, Sep, Staph, Thuja.

Dämmerlicht verschlimmert: Arg-n, *Ars, Calc, Caust,* Cham, Nat-m, *Phos,* Plat, PULS, Staph.

Feuchte Witterung bessert: *Acon, Ars, Bell,* CAUST, Cham, MED, *Nit-ac,* NUX-V, *Plat, Sep, Sil,* Staph, Sulf.

*****Frühling verschlimmert:** *Aur,* BELL, CALC, LACH, LYC, *Nat-m, Puls, Sep, Sil, SULF.*

Heiteres Wetter verschlimmert: Acon, *Caust, Nux-v.*

*****Herbst verschlimmert:** *Calc, China, Coloc,* LACH, LYC, *Merc, Stram.*

*****Hitzewallung, aufsteigende:** *Calc, Kali-c, Lyc, Phos,* SEP, *Sulf.*

*****Hitzewallungen mit Schweißausbruch:** CHINA, *Ign,* LACH, SEP, SULF, TUB.

Körperliche Betätigung bessert: Arg-n, Calc, Carcin, Caust, *Ign,* Kali-c, Nat-m, *SEP,* Sil, *TUB.*

Laufen bessert: Ars, Caust, *Ign,* Nat-m, Nit-ac, SEP, Sil, Tarant.

Schlüssel: ***ERSTES,*** LEITSYMPTOM, *häufig,* indiziert

Meeresküste bessert: *Acon, Carc, Hyos,* Lyc, MED, Nat-m, Plat, Sep, Sil, *Stram,* Tub.

*Meeresküste verschlimmert: *Ars, Carc, Med, Nat-m, Sep, Tub.*

Morgens besser: LYC.

*Schwächegefühl, Ohnmacht während der Periode: *Acon, Calc, Ign,* LACH, NUX-V, *Puls,* SEP.

Schwächegefühl, Ohnmacht während der Schwangerschaft: *Bell, Kali-c, Nux-v, Puls, Sep.*

*Sommer verschlimmert: BELL, LACH, *Lyc, Nat-m, Nux-v, Ph-ac, Phos,* PULS.

*Überfüllte Räume verschlechtern: *Arg-n, Lyc, Phos, Puls, Sep, Sulf.*

Wechsel von Symptomen, ständiger: *Carcin, Ign,* Kali-c, *Puls,* Tub.

*Widersprüchliche und wechselnde Zustände: *Carc,* IGN, *Lyc, Nat-m, Plat,* PULS, *Sep, Staph, Thuja,* TUB.

Winter verschlimmert: ACON, ARS, AUR, *Bar-c, Bell, Calc, Caust, Cham, Hyos, Ign,* KALI-C, LYC, *Merc,* NUX-V, *Phos,* PULS, *Sep, Sil, Sulf.*

Wolkiges Wetter bessert: *Caust.*

Zwergenhaft, klein, wenig entwickelt: BAR-C, *Calc,* Carc, *Med, Sil,* SULF, *Tub.*

Ungewöhnliche Schwindelsymptome

Alkoholische Getränke, durch: COLOC, NAT-M, *NUX-V.*
Alte Menschen: *Arn, Aur, Bar-c, Phos,* Sulf.
Drehschwindel im Bett: BELL, Phos, Sulf.

Schlüssel: ***ERSTES***, LEITSYMPTOM, *häufig,* indiziert

Drehschwindel bei schnellem Drehen des Kopfes: Bar-c, CALC, *Coloc, Kali-c,* Merc, PHOS, *Staph,* Sulf.

Dunkle Räume, Betreten: *Arg-n, Stram.*

Gegenstände scheinen sich im Kreis zu drehen, der Raum dreht sich: *Calc,* CAUST, Merc, *NUX-V, Phos.*

Gegenstände scheinen zu weit entfernt zu sein: Anac, PULS, Stram.

Gehen an der frischen Luft mit der Empfindung, durch die Luft zu gleiten: *China,* Hyos, Nat-m, Sep, Stram, *Thuja.*

Heben eines Gewichts: PULS.

Hinlegen: *Bell,* Caust, Nit-ac, Nux-v, Puls.

Hochgelegene Orte: ARG-N, Aur, CALC, *Nat-m,* Phos, Puls, Staph, SULF.

Kaffee, nach Genuß von: *Arg-n,* CHAM, NAT-M, NUX-V, Phos.

Knien: SEP, Stram.

Körperflüssigkeiten, Verlust von: *China,* PHOS, Sep.

Liegen auf der linken Seite verschlimmert: *Phos,* Sil.

Liegen auf der rechten Seite verschlimmert: *Phos,* Tub.

Rücken, aufsteigende Symptome am: SIL.

Schließen der Augen bessert: *Acon,* Lach, Puls, Sep, Sulf.

Schwangerschaft, in der: *Ars,* Bell, NAT-M, Nux-v, Phos.

Treppen abwärts gehen: *Merc, Plat,* Tarant.

Überanstrengung der Augen: NAT-M, PHOS, *Sil.*

Ungewöhnliche Symptome des Kopfes

Fontanellen, offene (Knochenlücke am Schädel des Kleinkindes): CALC, *Merc,* Ph-ac, *PHOS, Puls, Sep,* SIL, *Sulf,* Tub.

Schlüssel: ***ERSTES***, LEITSYMPTOM, *häufig,* indiziert

Haar, rotes: Lach, PHOS, SEP, Sulf.

Haar, stumpfes: Calc, *Med, Thuja,* Tub.

*****Haar, trockenes:** *Calc, Kali-c, Med, Phos, Sulf,* THUJA.

Haar, verfilzt leicht: Ars, Lyc, *Med,* Nat-m, *Ph-ac,* Sep, Sulf, Tub.

Haar wird grau: *Ars,* LYC, *Nat-m, Ph-ac, Sil, Staph, Sulf,* Thuja.

Haarausfall, büschelweise: Lyc, PHOS, Sulf.

*****Haarausfall, lokal begrenzter:** *Ars, Calc,* Nat-m, *Phos.*

Haarausfall nach der Geburt: *Calc,* LYC, *Nat-m, Nit-ac, Sep, Sil,* SULF.

Haarausfall während der Schwangerschaft: LACH.

*****Kahlheit:** *Anac, Arn, Aur,* BAR-C, *Lyc, Med, Nat-m, Phos, Sep, Sil, Sulf.*

Kahlheit bei jungen Menschen: *Bar-c, Sil,* Tub.

Kahlheit, lokal begrenzte: *Ars, Calc,* Lyc, *Phos,* Sep.

Kalter Luftzug, empfindlich gegen: *Ars, Bar-c, Bell,* CHINA, Hyos, *Kali-c, Lach, Lyc, Merc, Nat-m,* NUX-V, *Phos, Sep.* SIL, Thuja.

Kopfschweiß während des Schlafes: *CALC, Cham, China, Lyc, Merc,* Nat-m, *Sep, Sil,* Tub.

Müdigkeitsgefühl: Arn, Lach, Nat-m, *PHOS,* Sil.

Schlägt gegen das Bett: Ars, Hyos, Stram, Tarant, *Tub.*

Schuppen: Ars, NAT-M, *Phos,* THUJA.

Vergräbt den Kopf im Kissen: *Arn,* BELL, Lach, *Med, Stram,* Sulf, Tarant, TUB.

Wärme, bei Kälte der Gliedmaßen: *Arn,* Aur, BELL, *Calc,* Cann-i, China, Lach, Lyc, Stram, Sulf.

Schlüssel: *ERSTES,* LEITSYMPTOM, *häufig,* indiziert

Ungewöhnliche Kopfschmerzsymptome

Aufschreien, Schmerz läßt: Anac, *Ars,* Coloc, Kali-c, *Sep,* Sil, Stram, Tarant.

Fasten, durch: Ars, Caust, KALI-C, Lach, *Lyc,* Nux-v, *Phos, Sil, Sulf, Thuja.*

Fasten, durch – wenn der Hunger nicht sofort gestillt wird, muß essen: *Lyc, Sulf.*

Gewitter, vor: Carc, Lach, PHOS, *Sep, Sil.*

Haareschneiden, nach dem: BELL, Puls, *Sep.*

*Körperliche Anstrengung, danach: CALC, NAT-M, *Nux-v.*

*Pochender: *Ars,* BELL, *China, Lach,* NAT-M, *Sil,* SULF, *Tarant.*

Schülerinnen, bei: Acon, Bell, *Calc,* NAT-M, *PH-AC, Phos,* Puls, Sulf, Tub.

Stirnhöhlen, Nebenhöhlen durch chronischen Schnupfen: *Ars,* SIL, *Thuja.*

Wind, bei kaltem: *Acon, Aur, Ign,* NUX-V, *Sep.*

Ungewöhnliche Symptome der Augen

Entzündung, wiederkehrende: *Ars,* CALC, *Sulf.*

Gerstenkorn am inneren Augenwinkel: Bar-c, *Nat-m,* Sulf.

Gerstenkorn, wiederkehrendes: Carc, Puls, *Sil,* Staph, SULF, Tub.

*Harte Knoten in den Lidern: *Calc, Sil,* SEP, STAPH, *Thuja.*

Öffnen der Augen, Schwierigkeiten am Morgen: Bar-c, *Caust, Lyc, Nit-ac, Ph-ac, Sep.*

*Rötung der Ränder: *Arg-n,* ARS, *Coloc, Med, Nat-m, Ph-ac,* Puls, SULF.

Schlüssel: *ERSTES,* LEITSYMPTOM, *häufig,* indiziert

Tränende Augen in kalter Luft: Lyc, Phos, PULS, *Sep, Sil,* Sulf, Thuja.

Trübung der Hornhaut, Greisenbogen: Acon, *Ars,* Calc, *Coloc,* Kali-c, *Lyc, Merc,* Phos, PULS, *SULF.*

Wimper im Auge, Empfindung einer: PULS, Sil, Tarant.

Ungewöhnliche Symptome des Gesichtssinns

Federn: *Calc,* LYC, *Merc,* Nat-m.

Flackern, bei Kopfschmerzen: CHINA, *Coloc,* NAT-M, *Phos, Sil, Sulf.*

Gesichtsfeld, horizontal halbiertes: ARS, *Aur, Lyc,* Sep, Sulf, *Tub.*

Gesichtsfeld, oberes ausgefallen: *Ars,* AUR.

Gesichtsfeld, unteres ausgefallen: *Aur,* Sulf.

Gesichtsfeld, vertikal halbiertes: Aur, Calc, *Caust, Lyc, Nat-m,* Sil.

Lichterscheinungen in der Dunkelheit: Arg-n, PHOS, Stram.

Trübung, vor Kopfschmerzen: Hyos, Lach, *Nat-m, Phos, Sep,* Sil, Stram, *Sulf, Tub.*

Verschwommen, vor Kopfschmerzen: Hyos, *Sep, Sulf.*

Zickzacklinien, feurige: Ign, NAT-M, *Sep.*

Ungewöhnliche Symptome der Ohren

Ausfluß, eitriger mit Ekzem: *Calc, Lyc, Merc, Sulf.*

Ausschlag, Schrunden hinter den Ohren: *Lyc, Sep, Sulf.*

Erfroren, wie: Caust, *PULS.*

Schlüssel: ***ERSTES,*** LEITSYMPTOM, *häufig,* indiziert

Finger in das Ohr stecken, bei Kindern: *Sil.*

Geräusche, hallende: *Bar-c,* Bell, *CAUST,* Kali-c, *Lach,* LYC, Med, Merc, *Nit-ac, Nux-v, Ph-ac, PHOS,* Plat, *Puls,* SEP, Sil, Sulf.

Hören menschlicher Stimmen behindert: *Ars,* Calc, Ign, *PHOS, Sil, SULF.*

Ohrenschmalz, erhöhte Absonderung von: Bell, *Calc,* CAUST, Kali-c, LACH, Lyc, Merc, Sep, Sil, Sulf, Tarant, Thuja.

Pulsgeräusche: Ars, Coloc, Med, Merc, Nux-v, Puls, Sep, Sil.

Schmerzen in kalter Luft: *Ars, Cham,* Lach, *Lyc,* Merc, *Sep.*

Ungewöhnliche Symptome der Nase

Ausfluß, brennende Haut, nachts: NIT-AC.

Ausfluß, Borken an der Nasenscheidewand: Anac, *Sil,* THUJA.

Ausfluß, Borken, die sich schwer ablösen lassen und die Schleimhaut wund machen: *Ars,* Nit-ac, *Phos, Thuja.*

Ausfluß, Borken, grüne Massen: *Phos,* SEP.

Empfindlichkeit, akute, gegenüber dem Geruch von Tabak: *Bell,* China, *Ign, Nux-v,* Phos, *Puls.*

Empfindlichkeit, akute, gegenüber unangenehmen Gerüchen: *Acon,* Phos, *SULF.*

Nasenbluten in der Menopause: Arg-n, Bell, LACH, Nux-v, Puls, Sep, Sulf.

Nasenbohren: *Anac, Arg-n, Aur, Caust, Lyc, Merc, Nat-m, Ph-ac,* Phos, SIL., Sulf, Tarant, Thuja.

Schnupfen, chronischer, bei Neugeborenen: LYC, *Merc,* NUX-V, *Puls.*

Schlüssel: *ERSTES,* LEITSYMPTOM, *häufig,* indiziert

Verstopfung, besser an der frischen Luft: Arg-n, Kali-c, *Phos, Sulf.*

Verstopfung in warmen Räumen: Arg-n, Kali-c, Phos, Plat, PULS, *Sulf,* Thuja.

Ungewöhnliche Symptome des Gesichts

Ausschlag um den Mund, Lippenherpes: Ars, Med, NAT-M, *Sep.*

*Fettig: *Bar-c, China, Med, Merc,* NAT-M, *Tub.*

Gesichtsausdruck, grimmiger: *BELL.*

Gesichtsausdruck, schläfriger: CANN-I, Phos.

Gesichtsausdruck, törichter: Arg-n, *Bar-c, Lyc, Phos, Stram.*

Lähmung, einseitige: *Bar-c, CAUST,* Puls, Sil.

Lippen, rissige, Mitte der Oberlippe: *NAT-M.*

Lippen, rissige, Mitte der Unterlippe: Calc, *Cham,* China, NAT-M, Nux-v, Ph-ac, Phos, *Puls,* Sep.

Lippen, taube: *Acon,* Calc, Caust, Lyc, *Nat-m,* Phos, *Plat.*

Rötung, einseitige: Acon, CHAM, *Lach, Nux-v, Puls,* Sulf.

*Sommersprossen: *Calc, Kali-c, LYC, Nit-ac,* PHOS, *Puls, Sep,* SULF.

Stirn, zerfurchte: LYC.

Warzen, auf der Haut: *Lyc,* THUJA.

Ungewöhnliche Symptome des Mundes

Geschmack, bitterer beim Aufwachen am Morgen: SULF.

Mund, Kinder stecken Finger in den: *Calc, Cham,* Lyc, Med, Merc, Nat-m, *Sil,* Tarant.

Schlüssel: ***ERSTES,*** LEITSYMPTOM, *häufig,* indiziert

Mund steht beim Schlafen offen: CALC, Caust, Cham, Ign, *Lyc,* Merc, *Nux-v,* STRAM.

Mundgeruch am Morgen: *Arg-n,* AUR, Bell, Hyos, Lyc, Med, *Nux-v,* PULS, *Sil,* Staph, Tub.

Sprache, stotternde (strengt sich lange an, bevor ein Wort geäußert werden kann, und verzerrt das Gesicht): STRAM.

Wange, beißen auf die, beim Sprechen oder Kauen: Anac, CAUST, Hyos, *IGN,* NIT-AC.

Zahnfleischbluten beim Zähneputzen: Anac, *Lyc,* Ph-ac, Sep, *Staph.*

Zunge, einseitige Taubheit der: *Nat-m,* Nux-v.

Zunge fühlt sich zu breit an: NAT-M, PULS.

*Zunge, gefurchte: ARS, Calc, MERC, *Puls, Sep.*

Ungewöhnliche Symptome der Zähne

Kariöse, hohl an der Wurzel: *Merc,* Sil, THUJA.

Kariöse, hohle, vorzeitig bei Kindern: *Calc,* STAPH.

Schmerzen nach dem Füllen: ARN, Merc, NUX-V, Sep, Staph.

Weisheitszahn, Schmerzen beim Durchbrechen eines: *Calc, Cham, Sil.*

Wurzelabszeß: *Bar-c,* Calc, Caust, Lach, *Lyc, Merc,* SIL.

Zähneknirschen im Schlaf: Acon, ARS, BELL, CANN-I, *Hyos, Ign, Kali-c, Merc,* Stram, *Sulf, TUB.*

Zahnen, langsames: *Calc,* SIL, *Sulf,* Thuja, TUB.

*Zahnen, schwieriges: ACON, *Arn,* ARS, *Bell,* CALC, CHAM, *Ign, Lyc,* MERC, SIL, STAPH, SULF.

Schlüssel: ***ERSTES,*** LEITSYMPTOM, *häufig,* indiziert

Erstickungsgefühl beim Essen: Anac, *Kali-c,* LACH, Nit-ac.

*Erstickungsgefühl beim Trinken: HYOS, *NAT-M.*

Rachenmandeln, harte: BAR-C, Calc, *Cham, Ign, Nit-ac,* Sil, *Staph,* Thuja.

Rachenmandelpolypen: Bar-c, Calc, Merc, Sulf, *Thuja,* Tub.

Schmerzen, bei feuchter Witterung: CALC, Lach.

Schmerzen, bei Wärme und durch warme Getränke: Carc, LACH, *Lyc,* Merc.

Schmerzen, warme Getränke und Wärme bessern: ARS, *Cham,* LYC, Nux-v, *Sulf.*

Ungewöhnliche Symptome des Halses und des Nackens

Bedeckung verschlimmert: Arg-n, *Bell,* Carc, Caust, *Kali-c,* LACH, Merc, Nux-v, *Sep,* Sulf, *Tarant,* Tub.

Drüsen verhärten sich wie Perlenschnüre: Bar-c, Calc, Lyc, *Merc,* Nit-ac, *Sil, Sulf,* TUB.

Flecken, rote: *BELL,* Nux-v, Sep, Tarant.

Kropf linksseitig: *Lach.*

Kropf rechtsseitig: Ars, Caust, Kali-c, *Lyc,* Nit-ac, *Phos, Sep,* Sil.

Schiefhals nach links: Bell, Lyc, *Nux-v,* PHOS.

Schiefhals nach rechts: Caust, *Lyc.*

Schlüssel: ***ERSTES,*** LEITSYMPTOM, *häufig,* indiziert

Anmerkung: Der Magen liegt unmittelbar unterhalb der Rippen leicht nach links verschoben in der Mitte. Der Magen ist nicht dasselbe wie der Bauch.

*Appetit, gieriger, bei gleichzeitigem körperlichem Verfall: *Bar-c,* CALC, *China, Lyc,* NAT-M, *Phos, Sulf, Tub.*

*Appetit, nachts vermehrter: CHINA, *Ign,* LYC, PHOS.

*Appetitmangel, statt dessen Durst: *Calc, Phos,* SULF.

Blähung, Aufstoßen bessert: Arg-n, Carc.

Blähung, Aufstoßen bessert nicht: *China, Lyc,* Phos.

Erbrechen nach Trinken sehr kleiner Mengen: ARS, PHOS.

Erbrechen nach Zorn: CHAM, COLOC, NUX-V, Staph.

Erbrechen, sobald sich die Flüssigkeit im Magen erwärmt: PHOS.

Erbrechen unmittelbar nach dem Essen: ARS, CALC, Hyos, LACH, NUX-V, PHOS, PULS.

Erbrechen unmittelbar nach dem Trinken: ARS, *Nux-v.*

Erbrechen von Galle am Morgen: *SEP,* Tarant.

Erbrechen von Schleim durch Husten: *Nit-ac, Puls, Sil,* Thuja, Tub.

Erbrechen vor der Periode: *Calc,* Cham, China, *Nux-v, Puls,* Sulf.

Erbrechen, wenn die Hände in warmes Wasser gelegt werden: *Phos.*

Geschwür: Arg-n, *Ars, Bell, Kali-c, Lach,* LYC, *Merc, Nit-ac, Nux-v,* PHOS, SEP.

Hohles Gefühl, Schwächegefühl um 11.00 Uhr: *Phos,* SULF.

Reisekrankheit: *Calc,* Carc, *Lyc,* Nat-m, *Nux-v,* Phos, Puls, SEP, Sulf.

Schlüssel: **ERSTES**, LEITSYMPTOM, *häufig,* indiziert

Schmerzen nach Ärger: Acon, Ars, Cham, Ign, Phos, STAPH.

Schmerzen nach Aufregung: CHAM, COLOC, Nux-v, *Staph.*

Seekrankheit: Nat-m, NUX-V, *Sep, Staph.*

Verstimmt nach Ärger: CHAM.

Verstimmt nach fetten Speisen: Caust, PULS, *Sep, Sulf.*

Verstimmt nach Genuß von Austern: LYC.

Verstimmt nach Genuß von Brot: CAUST, Lyc, *Merc,* Nat-m, Nit-ac, Puls, *Sep.*

Verstimmt nach Genuß von Eiscreme: ARS, PULS.

Verstimmt nach Genuß von Obst: ARS, CHINA, Lyc.

Ungewöhnliche Symptome des Bauchs

Dies ist der Bereich fünf Zentimeter unterhalb der Rippen bis zum Schamhaar. Der Bauch ist nicht dasselbe wie der Magen.

Ausschlag, Gürtelrose: Ars, Merc, Sulf, Thuja.

Blähung, bei Kindern: ARG-N, BAR-C, CALC, CAUST, *Lyc, SIL, Sulf.*

Druckgefühl: BELL, Caust, Lach.

Hämorrhoiden, Schmerzen durch: Coloc, Lach, Nux-v, Puls, *Sulf.*

Hängebauch: Aur, Bell, Plat, SEP.

Herausfallen, Empfindung des: Coloc, Kali-c, Nat-m, *Nux-v,* SEP.

*Kleidung, empfindlich gegenüber: ARG-N, CALC, *Caust, China,* LACH, LYC, NUX-V, *Sep.*

Leberschmerzen, die zum Kreuz ziehen: *Kali-c,* LYC, *Nat-m.*

Schlüssel: ***ERSTES***, LEITSYMPTOM, *häufig,* indiziert

Lebewesen, Empfindung eines Lebewesens im Bauch: *THU-JA.*

Menstruationsschmerzen, Besserung bei Eintritt der Blutung: *Bell, Kali-c,* LACH, Sep, Sulf.

Menstruationsschmerzen, nach unten ziehende: SEP.

Schmerzen, dumpfe, Abwinkeln der Gliedmaßen bessert: *Bell,* COLOC, *Sep.*

Schmerzen wie von spitzen Steinen, die aneinanderreiben: COLOC, Staph.

Schmerzen, Zusammenkrümmen bessert: *Bell,* Carc, *Caust, China,* COLOC, KALI-C, *Lach,* PULS.

Ungewöhnliche Symptome des Mastdarms

*Durchfall beim Aufwachen, mit heftigem Drang: SULF.

Durchfall nach Erwartungsangst: *Arg-n, Ph-ac.*

Durchfall nach Genuß von Bier: China, Lyc, SULF.

Durchfall um 5.00 Uhr: *Phos,* SULF, Tub.

Durchfall vor der Periode: LACH, Phos, *Sil,* Tub.

*Stuhlentleerung, unvollständige: LYC, *Nat-m, Nit-ac,* NUX-V, *Sep, Sulf.*

Ungewöhnliche Symptome der Blase

Bettnässen nach dem Einschlafen: *CAUST, Ph-ac,* Phos, Puls, *SEP, Tub.*

Harnabgang, unwillkürlicher, beim Lachen: *CAUST, Nat-m, Nux-v, Puls, SEP,* Tarant.

Schlüssel: ***ERSTES,*** LEITSYMPTOM, *häufig,* indiziert

Harnabgang, unwillkürlicher, beim Schneuzen: CAUST, Nat-m, Puls.

*Harnabgang, unwillkürlicher, beim Husten: *Bell*, CALC, *CAUST*, *Kali-c*, *Lyc*, *NAT-M*, *Nux-v*, *Ph-ac*, *Sep*.

Harnabgang, unwillkürlicher, wenn Harndrang unterdrückt wird: Calc, Merc, Nat-m, *Puls*, Sep, *Sulf*, *Thuja*.

Harndrang während der Schwangerschaft: Acon, *Puls*, Sulf.

Lähmung, kein Harndrang nach einer Entbindung: ARS, *CAUST*, *Hyos*, Nux-v, Phos.

Polypen: Ars, CALC, Lyc, Merc, Phos, Puls, Sil, Staph, Thuja.

Ständiger Harndrang bei Gebärmuttervorfall: *SEP*.

Ungewöhnliche Symptome der männlichen Genitalien

Hoden, Atrophie der: *Arg-n*, *Aur*, Bar-c, Staph.

Masturbation, übermäßige, bei Kindern: *Bar-c*, *Carcin*, Hyos, *Med*, Ph-ac, Plat, Staph, Tub.

Penisatrophie: *Arg-n*, *Cann-i*, IGN, LYC, Staph.

Schwellung der Hoden bei Mumps: *PULS*.

Sex, Widerwillen gegen: Caust, Kali-c, Lach, *LYC*, Nat-m, Phos, Staph.

Ungewöhnliche Symptome der weiblichen Genitalien

Candidose in der Pubertät: SEP.

Candidose, starke: CALC, LYC, SEP, SIL, Thuja.

Gefühllosigkeit der Scheide: *Phos*, SEP.

Haarausfall: *NAT-M*, *Nit-ac*.

Schlüssel: ***ERSTES***, LEITSYMPTOM, *häufig*, indiziert

Juckreiz in der Schwangerschaft: Calc, *Merc, SEP.*

*Scheide, Schmerzen in der, beim Verkehr: ARG-N, *Kali-c, NAT-M, Plat, SEP, Staph, Sulf, Thuja.*

Scheide, trockene: *Acon, Ars, Bell, Lyc, NAT-M,* Puls, *Sep,* Tarant.

*Sex, Widerwillen gegen: CAUST, *Lyc, Med,* NAT-M, *Phos, SEP, Sulf.*

Ungewöhnliche Symptome der Atmung

Asthmatisch, 2.00 Uhr: ARS, Med.

Asthmatisch, 2.00 bis 3.00 Uhr: KALI-C.

Asthmatisch, 2.00 bis 4.00 Uhr: Med.

Asthmatisch, 3.00 Uhr: CHINA, KALI-C.

*Asthmatisch, bei alten Menschen: ARS, *Bar-c.*

*Asthmatisch, bei Kindern: *Acon, Ars, Bell, CALC,* CHAM, *Ign,* PULS.

Asthmatisch, nach Mitternacht: ARS, *Lach.*

Asthmatisch, nach Mitternacht, muß aus dem Bett springen: ARS.

Rasselnder Atem bei alten Menschen: *Bar-c,* LYC.

Ungewöhnliche Hustensymptome

Aufsetzen, muß sich: *Ars,* Caust, Hyos, Lach, ***PHOS, PULS, Sep,*** Staph.

Brust, hält sich mit beiden Händen beim Husten die: ARN, Merc, Nat-m, *Phos, Sep.*

Schlüssel: ***ERSTES,*** LEITSYMPTOM, *häufig,* indiziert

Husten, bei Wechsel von Wärme zu Kälte und umgekehrt: Acon, Carc, Caust, Cham, Lach, Merc, Nux-v, PHOS, Sep.

Kehlkopf, leichte Berührung verschlimmert: Bell, China, *LACH*, Staph, Stram.

Kopf, hält sich mit beiden Händen beim Husten den: *NUX-V*, Sulf.

Schlaf, raubt den: Anac, Bell, Caust, Kali-c, LYC, Nux-v, Phos, PULS, SEP, *Sulf*, Tub.

Zahnen, beim: Acon, Bell, Calc, *Cham*, Hyos.

Ungewöhnliche Symptome der Brust

Ausschlag, Furunkel in den Achselhöhlen, wiederkehrende: Lyc.

Ausschlag, Gürtelrose: LACH, Staph, Thuja.

Brust, Atrophie der: Anac, Ars, Bar-c, Lach, Nit-ac.

Brustbein, schmerzendes beim Husten: *Ars, Caust, China*, Kali-c, *Phos*, Sep, Sil, Staph, SULF, Thuja.

Brüste, Knoten in den: Aur, Carc, Cham, China, Coloc, *Lyc*, *Nit-ac, Phos*, Puls, SIL, *Sulf*, Tub.

Brustwarzen, eingesunkene: Carc, Lach, *Sil*, Tub.

Herz, Empfindung, als ob es stehengeblieben wäre: *Arg-n*, *Aur, Lach*.

Herz, Klopfen bei der Verdauung: LYC, *Sep*.

Herz, Klopfen beim Einschlafen: *Calc, Nat-m*, Phos, Sil, SULF.

Herz, Klopfen durch Enttäuschung: Acon, Arg-n, CHAM, *Ign, Nat-m*, SEP, Staph.

Herz, Klopfen im Liegen: *Ars*, Carc, *Lach*, Lyc, Merc, NAT-M, NUX-V, PULS, Sep, SULF.

Schlüssel: *ERSTES*, LEITSYMPTOM, *häufig*, indiziert

Milch, bei Nichtschwangeren: Ars, Bell, Calc, Lyc, *Merc,* Phos, PULS, Stram, *Tub.*

Muttermilch, Kind will nicht trinken: Calc, Lach, *Merc,* Nat-m, *Ph-ac,* Sulf.

Schweiß, übelriechender, in den Achselhöhlen: Calc, *Lach, Lyc,* NIT-AC, Sep, SIL, SULF.

Ungewöhnliche Symptome des Rückens

Halsbereich, nächtliches Schwitzen im: CALC, SULF, Tub.

Halsbereich, Schwitzen im Schlaf: CALC, *Lach,* Med, Ph-ac, *Phos.*

Rückenschmerzen, durch lange zusammengesunkene Haltung: *NAT-M.*

Rückenschmerzen, Liegen auf einer harten Unterlage bessert: Bell, *Kali-c,* NAT-M, Puls, *Sep.*

Rückenschmerzen, muß gebückt gehen: *Cann-i, Kali-c, Sep, Sulf.*

Wirbelsäule, schmerzhafte Verkrümmung der: LYC, SIL.

Wirbelsäule, Verkrümmung der: Bar-c, *Calc, Lyc,* Puls, Sil, Thuja.

Zerrung, tritt schnell ein: CALC, LYC, *Nux-v,* Ph-ac, *Sep.*

Ungewöhnliche Symptome der Arme und Beine

*Arthritische Knotigkeit der Fingergelenke: CALC, CAUST, *Lach,* LYC, *Med, Sil, Staph, Sulf.*

Arthritische Knotigkeit der Fingergelenke mit Steifigkeit: LYC.

Schlüssel: ***ERSTES***, LEITSYMPTOM, *häufig,* indiziert

---

*Ausschlag in Gelenkfalten: NAT-M, *Sep.*
*Ballen, entzündeter (Hallux valgus): *Phos,* SIL.
Frostbeulen an den Zehen: *Nit-ac, Nux-v, PULS.*
*Hände, nervöse Bewegungen der: *Ars, Hyos, Sulf,* TARANT.
Hornhaut am Fuß: *Ars, Calc,* SIL.
Knie, kalte, nachts: *PHOS,* Sep.
Knieschmerzen beim Abwärtsgehen auf Treppen: Kali-c, Merc, Nit-ac.
*Schleimbeutelentzündung: *ARN, NAT-M,* SIL.
Schmerzen zu Beginn einer Bewegung: *Caust,* Lach, LYC, *Med,* Nit-ac, Ph-ac, PHOS, PULS, *Sil,* Thuja, Tub.
*Stolpern: ARG-N, BAR-C, *Calc,* CAUST, *Hyos,* IGN, *Lach, Nat-m, Ph-ac, Phos, Tub.*
Wadenkrampf beim Strecken im Bett: *CALC, Sulf.*
Warzen im Bereich der Fingernägel: *CAUST, Lyc,* Nat-m, Sep.
Zehen, rissige Haut mit heftigem Juckreiz: NAT-M.
Zehen, rissige Haut zwischen den: *Lach, Nat-m,* SIL.

Ungewöhnliche Traumsyptome

Anstrengung, große körperliche: ARS.
Schlangen: Arg-n, Carc, Kali-c, Lach, Sep, Sil, Tub.
*Sturz aus großen Höhen: *Sulf,* THUJA.
Sturz ins Wasser: Ign, Merc, Ph-ac, Puls, Sep, Sulf.
Wiederkehrende: *Arg,* Ign, Nat-m.

Schlüssel: ***ERSTES,*** LEITSYMPTOM, *häufig,* indiziert

Schlaflosigkeit durch Ärger: Acon, Ars, Calc, Cham, Coloc, Nux-v, Staph.

Schlaflosigkeit durch Kummer: Carc, *Ign,* Lach, NAT-M, *Sulf.*

Schlaflosigkeit nach 3.00 Uhr: ARS, *Calc, China, Nux-v, SEP, SULF, THUJA,* TUB.

Schlaflosigkeit nach 4.00 Uhr: Caust, Lyc, Nit-ac, Ph-ac, Phos, Sep, Staph, *SULF,* Thuja.

Ungewöhnliche Hautsymptome

Ausschlag, kreisförmiger: *Bar-c, Calc,* Carc, Med, NAT-M, *Phos, SEP, Sulf, Thuja, TUB.*

Juckreiz, Wolle verschlimmert: Phos, Puls, Sulf, Tub.

Nesselsucht nach starker Anstrengung: Calc, *Nat-m.*

Weiße Flecken: *Aur, Calc, Merc, Phos, Sep,* SIL, *Sulf.*

Häufige Berufe und Aktivitäten

Die nachfolgende Liste muß man nicht allzu ernst nehmen; dennoch macht sie deutlich, daß die Berufswahl eines Menschen möglicherweise ein sehr wichtiger Hinweis auf sein tiefstes Trauma ist.

Aerobic-Fans: Tarantula, Sepia
Alexander-Lehrer: Kalium carbonicum

Schlüssel: ***ERSTES***, LEITSYMPTOM, *häufig,* indiziert

Chefs: (streitlustig) Kalium carbonicum, (tyrannisch) Lycopodium, (ehrgeizig und hart arbeitend) Nux vomica

Drehbuchautoren für Seifenopern: Medorrhinum

Erfinder: Sulfur

Forscher: Tuberculinum

Geburtshelfer: Stramonium

Gehässige Nachbarn: Acidum nitricum

Geschäftsleute: Nux vomica

Helfer, Retter: Natrium muriaticum

Kindergärtnerinnen: Pulsatilla, Stramonium

Kriminelle: Anacardium

Künstler: Phosphorus, (sehr feine und zarte Menschen) China

Küster: Thuja

Kustoden: Arsenicum, Sulfur

Lachende Menschen: Cannabis indica

Leiter von Berufsgenossenschaften: Kalium carbonicum, Lycopodium

Mafiosi: Thuja

Marathonläufer: Natrium muriaticum

Musiker: (Dudelsack) Lycopodium, (klassische Musik und
Konzertmeister) Aurum, (Organisten) Thuja, (Dirigenten)
Lycopodium, (Solosänger) Platinum metallicum

Nudisten: Hyoscyamus

Opfer, berufsmäßige: Staphisagria

Philosophen: Sulfur

Politessen: Lycopodium

Polizisten: Anacardium, Lycopodium

Popstars: (lockern ihre Krawatte) Lachesis, Platinum metallicum, (ziehen sich auf der Bühne aus und machen obszöne
Bewegungen) Hyoscyamus, Tarantula, Medorrhinum (Me-
gastars)

Pornographen: Hyoscyamus

Prediger: Argentum nitricum
Professoren: Lycopodium
Prostituierte: Medorrhinum
Psychiker und Mystiker: Phosphorus, Acidum silicicum
Reisebürokaufleute: Tuberculinum
Richter: Arsenicum, Lycopodium
Sammler: Arsenicum
Sammler von Trödel: Sulfur
Sänger: Lachesis
Schauspieler: Thuja
Schwimmer: Pulsatilla
Studenten, ewige: Acidum silicicum
Tagebuchschreiber: Lachesis
Tänzer(innen): Sepia, Carcinosinum, (schnelle Tänze mit Verrenkungen) Tarantula
Tierärzte: Natrium muriaticum
Vielschreiber: Lachesis

8 Traumabilder

Das Wesen der Bilder

Forscher haben sich mit den Erinnerungen sehr alter Menschen beschäftigt, die sich noch an die Kindheitserzählungen ihrer Großeltern erinnerten. Damit konnten sie zweihundert Jahre in die Vergangenheit zurückgehen, und sie entdeckten dabei, daß damals bereits dieselben Traumata aktiv waren wie heute. Sie werden auch schon bei Shakespeare und in den griechischen Mythen erwähnt. Die Traumabilder unserer Gesellschaft haben sich möglicherweise seit Jahrtausenden nicht geändert, und vielleicht sind sie seit jeher dieselben. Man kann annehmen, daß es nur relativ wenige Grundmuster des Leidens gibt.

Einen Menschen mit seinem Traumabild kann man mit einem Musiker mit seinem Instrument vergleichen: Die Seele strebt durch das Instrument des Körpers nach Ausdruck und Erfahrung.

Nehmen wir an, um dieses Bild fortzuführen, daß der Betreffende wie ein reparaturbedürftiges Klavier ist. Das homöopathische Mittel repariert dann zuerst die Dämpfer und die schwergängigen Tasten und stimmt dann das Instrument neu. Mit fortschreitendem Genesungsprozeß wählt sich der Betreffende vielleicht Stücke, die besser zu seiner Seele passen, und seine technische Fertigkeit nimmt zu. Wenn sich nach einiger Zeit die Gesundheit weiter gebessert hat, bekommt der Betreffende vielleicht Lust, selbst etwas zu komponieren. In einem noch späteren Stadium wird er

»eins« mit seinem Instrument, und die Musik, die es hervor-
bringt, wird transzendent: Man hört nur noch die Musik,
und das Instrument tritt nicht mehr in Erscheinung – es
entsteht eine Kommunikation von Seele zu Seele. Trotzdem
bleibt der Betreffende, bildlich gesprochen, ein Klavier. Im
allgemeinen ändert sich die Wesensstruktur eines Menschen nicht; er spielt nach wie vor auf dem alten Instrument,
höchstens mit geringfügigen Veränderungen (zum Beispiel
ein anderes Tasteninstrument), aber dies ist für seine Seele
keine Einschränkung mehr.

Nach diesem Modell sind wir alle wie ein Musikinstrument,
das am Anfang unseres Lebens ausgeprägt wird, und die
Aufgabe des Homöopathen besteht darin, dem Betreffenden zu helfen, richtig mit ihm umzugehen.

Traumabilddarstellungen

Traumabilddarstellungen kann man, wenn auch etwas
künstlich, in drei Gruppen gliedern: Überlastungen, Haltungen und Einstellungen (oder auch Leitsymptome) und
mögliche Erkrankungen und Beschwerden.

Die Überlastung steht immer auch in einer Wechselbezie-
hung mit der jeweiligen Anfälligkeit des Betreffenden; es ist
nicht ohne weiteres zu entscheiden, welches die Ursache
und welches die Wirkung ist, weil das Muster so alt ist wie
die Menschheit. Die Homöopathen neigen jedoch eher der
Auffassung zu, daß die Anfälligkeit das Problem ist, das
Ursachen zur Wirkung kommen läßt (wenn man beispielsweise gegenüber Beleidigungen empfindlich ist, dann
nimmt man sie schärfer wahr und fühlt sich verletzt; wenn
man dies nicht ist, bleibt man von ihnen relativ unbeein-
druckt).

Für die Mittelwahl sind die Überlastungen und die Trauma-haltung (Leitsymptom) die wichtigsten Kriterien.

Der Abschnitt »Mögliche Erkrankungen« in der folgenden Traumabilddarstellung ist nur als Hinweis auf häufig auftre-tende Erkrankungen gedacht. Keinesfalls darf die Krank-heit als Ausgangskriterium für die Auswahl eines Mittels herangezogen werden; sie kann bestenfalls als Bestätigung dienen.

Für die in den Indizes genannten Mittel sind nicht alle Traumabilder angegeben. Nur selten verwendete Trauma-bilder sind weggelassen, um die Brauchbarkeit und Lesbar-keit des Buches nicht zu beeinträchtigen. Für denjenigen, der ein selteneres Mittel einsetzen oder sich näher informie-ren möchte, sind im Literaturverzeichnis gute Nachschlage-werke angegeben.

Jedes Traumabild hat eine Grundstruktur, und die Mittel sind zur Behandlung Alter und Schwacher ebenso geeignet wie für Kleinkinder, Kinder und gesunde Erwachsene. Jedes Traumabild hat aber bei verschiedenen Altersgruppen un-terschiedliche Facetten. Sie sind zum Beispiel Ohren-schmerzen bei Kindern häufig, bei älteren Menschen dage-gen selten, so daß dies beim Lesen der Bilder berücksichtigt werden muß.

Bei den Bildern für die Erwachsenen können die Mittel manchmal verschiedene »Gesichter« haben; so gibt es zum Beispiel das »philosophische« Sulfur und das »praktische« Sulfur. Weiterhin gibt es bei jedem Bild eine Polarität oder »Kehrseite«; es können beispielsweise Menschen den freundlichen oder den unfreundlichen Aspekt des Mittels zeigen. Lycopodium-Typen können Diktatoren sein, denen es aber außerordentlich an Selbstvertrauen mangelt. Kali-um carbonicum kann stark oder schwach sein. Bei manchen Bildern sind beide Aspekte gleichzeitig wirksam, oder die unterschiedlichen Seiten kommen in unterschiedlichen Situationen zum Tragen; Lycopodium-Typen zum Beispiel können zu Hause Tyrannen und am Arbeitsplatz unterwürfig sein oder umgekehrt.

Jedes Bild hat eine innere und eine äußere Facette. Der innere Zustand ist oft der weichere, sanftere, verletzlichere Aspekt, der sich manchmal bei jüngeren Menschen als der wirkliche Zustand erweist. Der äußere Zustand ist meist die Kompensation des inneren Zustands, die nach außen gekehrte Ich-Natur, eine Defensivhaltung, um die innere Schwäche zu decken. Man muß sich darüber im klaren sein, daß jeder Mensch eine äußere Persönlichkeit hat, eine der Welt zugekehrte Vorderseite, hinter der sich ihre innere, verletzlichere, schwächere, kindliche, unreife, ungeliebte Persönlichkeit verbirgt. Ein großer Teil der Probleme dieser Welt beruht auf Konflikten zwischen diesen äußeren Masken und den inneren Realitäten der Menschen. Die Schutzhaltungen sind überlebensnotwendige Kompensationen bei Kindern, die in einer feindlichen oder lieblosen Umwelt aufwachsen; wenn wir diese Kompensationen jedoch als Erwachsene in liebevollen Beziehungen weiterführen, wo sie keinen Sinn mehr haben, werden sie zu Mauern und Barrieren gegen Liebe und halten gerade dasjenige von uns fern, was wir wünschen. Man kann homöopathische Mittel als »Abbruchwerkzeuge« für diese äußeren Verteidigungsstrukturen betrachten, so daß die Liebe hereinströmen kann.

Wir alle sind unser ganzes Leben lang von viel Liebe umgeben, aber wir haben uns angewöhnt, uns an sichere, abgeschlossene Orte zurückzuziehen, die die Liebe von uns fernhalten. So sind zum Beispiel Arsenicum-Typen sehr kritisch. Sie kritisieren andere offen oder in ihrem Inneren und halten sie dadurch auf Distanz. Wer möchte einem solchen Menschen nahe sein? Sie kritisieren auch ihr eigenes Verhalten, und indem sie nicht mehr zu sich selbst stehen, verunglimpfen sie den inneren Menschen. Das Mittel hilft also, die Kritiksucht zu dämpfen, so daß einerseits andere Menschen warmherzigere Empfindungen hegen können und andererseits die Neigung zu Selbstkritik abnimmt, wodurch der innere Mensch die Wärme spüren und Vertrauen und Kraft gewinnen kann.

Manchmal sind die Traumabilder zu grob. Wenn man zum Beispiel jemandem zum erstenmal begegnet, könnte der erste Eindruck sein, daß der Betreffende hochnäsig und arrogant ist. Vielleicht stellt man nur dieses eine Mal Arroganz fest, aber man bleibt bei dem Bild. Wenn man andererseits selbst arrogant ist, dann wird man dieses Merkmal notwendigerweise bei anderen widergespiegelt finden; falls Sie also feststellen, daß sehr viele Menschen dieselbe Eigenschaft haben, dann liegt es vermutlich an *Ihnen* … Eine gute Selbstwahrnehmung ist die Grundvoraussetzung für eine vorurteilslose Beobachtung – in der Homöopathie eine Schlüsseleigenschaft.

Natürlich machen sich in diesen Bildern auch meine eigenen Voreingenommenheiten geltend. Es sind schwierige Wortgemälde, und der Maler ist immer Teil des Prozesses, weshalb sich hier meine Tendenzen, meine »blinden Flekke«, meine Eigenheiten niederschlagen. Zwischen Bild, vorgefaßten Meinungen und den vielen Gesichtern von Menschen besteht ein diffiziles Gleichgewicht, weshalb ich um Nachsicht mit dem Ergebnis und wohlwollende Prüfung des fließenden, vielgestaltigen Bildes bitte, das ich Ihnen zu vermitteln versuche.

Acidum nitricum

Stichwort: **Groll**
Ausgangssubstanz: **Schwefelsäure**

Überlastungen

Große Empfindlichkeit gegenüber emotionalen und physischen Schmerzen, gegenüber Zerren und Berühren, Kleinigkeiten wie traurigen Geschichten, Umhereilen, Aufregung und Schlafmangel.
Streit zwischen Eltern und Kindern, zwischen Ehepartnern oder Vorgesetzten und Untergebenen oder mit Nachbarn.

Haltung

Diese Menschen behalten Ärger selbst gegen ihren Willen; sie können nicht verzeihen und vergessen. Sie nehmen keine Entschuldigung an, reagieren auf Ungerechtigkeit mit aggressivem Zorn und hegen ihren Groll bis zu ihrem Tod. Sie sind pessimistisch und kritisch, können aber auch sehr empfindsam, kultiviert, mitfühlend, künstlerisch begabt, liebevoll und aufmerksam sein. Auf der anderen Seite können sie selbstsüchtig, selbsteingenommen, egoistisch, unfreundlich, enervierend, zynisch, streitsüchtig, zornig, mißtrauisch, verbittert und übelwollend sein.
Sie sind sehr um ihre Gesundheit besorgt, zweifeln an ihrer Wiederherstellung, haben Angst vor dem Tod oder hegen sogar Selbstmordgedanken. Sie lassen sich nicht beruhigen und haben große Angst, daß die Wirkung des Mittels durch Geringfügigkeiten wieder aufgehoben werden könnte.
Sie haben Angst vor dem Tod und ersehnen ihn gleichzeitig.

Akne (dies ist das Mittel der Wahl). Splitterschmerz in entzündeten Körperteilen, Geschwürschmerzen, Eiterschmerzen und Halsschmerzen. Warzen. Rissige Haut.

Acidum phosphoricum

Stichwort: **apathisch**
Ausgangssubstanz: **Phosphorsäure**

Überlastungen

Übermaß an Rauschmitteln, Drogenmißbrauch, schwächende Krankheiten. Eine sehr niedergedrückte Person, die still an ihrem Zorn und ihrer Trauer leidet, insbesondere nach dem Tode eines Kindes und nach Enttäuschungen, vor allem in Liebesdingen.
Angst. Heimweh. Demütigung. Zuviel Aufregung.

Haltung

Apathisch, ausgebrannt, verbraucht, erschöpft, antworten langsam und haben scheinbar keine Gefühle. Andererseits können sie stundenlang als »Arbeitspferde« im Einsatz sein. Das Bild ist schwerer als bei Sepia. Verlangen nach erfrischendem Obst und Erfrischungsgetränken.

Mögliche Erkrankungen

Haarausfall und frühes Ergrauen. Apathie.

Aconitum

Stichwort: **Schock**
Ausgangssubstanz: **Blauer Eisenhut, Sturmhut**

Überlastungen

Das Leitsymptom ist Schock. Furcht und Entsetzen nach einem Schock sind hier sehr stark ausgeprägt, die stärkste Angst aller homöopathischen Typen. *Große Panik und Todesangst.* Schwerer Schock, nachdem man Zeuge eines Unfalls wurde oder nach der Nachricht vom Tod eines Bekannten. *Nicht* beständige Angst, die eher Stramonium ist.
Außerordentliche Probleme im Zusammenhang mit Furcht und Schrecken, schlechten Nachrichten. Auch Zorn mit Angst, Schrecken und stillem Kummer. Der Betreffende kann durch übermäßige Begeisterung oder überschießende Freude ganz durcheinander sein. Demütigung und (Antreiben zur) Eile bringen ihn ebenfalls durcheinander. Ein kalter Luftzug oder ein sehr kalter trockener Wind, beides Formen eines plötzlichen Schocks, können zu einer akuten Erkrankung führen.

Haltung

Lebenslustige, vitale, extravertierte, robuste Menschen, die trotzdem auf Schocks sehr empfindlich reagieren, wie zum Beispiel ein Erdbeben, Steckenbleiben im Aufzug, das Verlöschen der Lichter im Tunnel und Unfälle. Schwächere Menschen, die einen heftigen Schock erleiden.
Der Betreffende verhält sich, als ob er vom Tode bedroht

sei. Die Todesangst ist ganz ausgeprägt (was jedoch nicht unbedingt äußerlich sichtbar ist; man muß versuchen, zur inneren Verfassung des Betreffenden vorzudringen). Starke Klaustrophobie, auch im Auto auf der Straße, in Aufzügen und so weiter. Große Angst vor Erdbeben (ebenfalls ein Schock). Mitfühlend und freundlich.

Mögliche Erkrankungen

Klaustrophobie. Starke Ängste durch Schock oder Schreck, die in keinem Verhältnis zur Schwere des Ereignisses stehen. Plötzliche schwere Erkrankungen. Starke *Panikanfälle*, insbesondere wenn ein ähnliches Ereignis auftritt wie dasjenige, das den ursprünglichen Schock auslöste. Herzrasen.

Anacardium

Stichwort: **völlige Isolierung**
Ausgangssubstanz: **Malakkanuß**

Überlastungen

Isolation und Trennung nach der Geburt, was zu einer schweren Beeinträchtigung des Selbstwertgefühls führt. Im Stich gelassen werden; der Betreffende versucht unter widrigen Bedingungen mit aller Macht, sich zu beweisen, und bricht dann zusammen.
Gewalttätige Unterdrückung, die oft als »Disziplin« gerechtfertigt wird.

Starkes Minderwertigkeitsgefühl; der Mangel an Selbstvertrauen findet seinen Niederschlag in Grausamkeit, Gefühllosigkeit und mörderischer Aggressivität. Gewaltphantasien. Das Bild des einsamen Wolfs, der seine Zähne bleckt, dem aber das Selbstvertrauen zum Angriff fehlt.

Die Empfindung der Machtlosigkeit. Der Betreffende muß sich beweisen, weil er das Gefühl hat, daß er ein Niemand ist und sich verzweifelt danach sehnt, geliebt und akzeptiert zu werden.

Situationen, in denen das Selbstachtungsgefühl des Betreffenden sehr stark von Leistungen abhängt, wie zum Beispiel Prüfungen zu bestehen, befördert zu werden und so weiter. Wenn der Betreffende scheitert, entstehen Verlust des Selbstvertrauens und Konflikte, und es kommt zu Absonderung und Isolierung. Kinder zerrupfen Fliegen oder zeichnen Wölfe. Stalin kritzelte bei Konferenzen gerne Wölfe auf das Papier. Solche Menschen wirken zu Beginn oft recht schüchtern. Sie haben immer das Gefühl, Außenseiter und einsam zu sein, daß niemand für sie da ist, wie sehr sie sich auch darum bemühen.

Die Betreffenden haben oft zwei »Gesichter«, das heißt, sie sind entweder sehr nett oder sehr böse, ohne daß es dazwischen etwas gäbe.

Der Gang der Ereignisse, die einen Menschen zum Kriminellen machen können, ist – vereinfacht dargestellt – etwa wie folgt: Der Vater schlägt das Kind mit unerbittlicher Grausamkeit; die Mutter duldet dies stillschweigend oder wird vielleicht ebenfalls geschlagen, und das Kind wird als Reaktion auf diese Gewalt hart und gefühllos. In der Schule will das Kind Wertschätzung erfahren und richtet seine Energie auf das Lernen, da es dadurch Lob und »Liebe«

erlangt. Wenn es sich aber überanstrengt und scheitert oder wenn es kritisiert wird, verliert es sehr schnell das Selbstvertrauen. Es beginnt, andere zu necken und zu ärgern. Wegen dieses Verhaltens entziehen ihm die Erwachsenen ihre Zuneigung und schneiden es von Liebe und Zuwendung ab. Jetzt fangen solche Kinder an, andere zu schikanieren und einzuschüchtern, und wenn dies ihre Situation verschlimmert, werden sie zu bösartigen und gewalttätigen Bandenführern und driften in die Kriminalität ab.

Im Extremfall sind Anacardium-Typen Mörder oder Menschen, die nur ihre Selbstbeherrschung davon abhält, zu Mördern zu werden. Diese Kategorie findet man etwa unter Menschen, die mit Alten, vorsätzlichem Tod, Sterbehilfe zu tun haben, Soldaten, die getötet haben, Diktatoren, die Morde begehen, und Kriminalbeamten, die vom Mord fasziniert sind. Hierher gehören auch bösartige Richter.

Leitsymptome

Mangel an Selbstvertrauen, fühlt sich als »Underdog«. Dualität, Gespaltenheit, Isolierung, Einsamkeit. Genießt Grausamkeit, Gewalttätigkeit, Fluchen; innerlich große Minderwertigkeit, fühlt sich durch Essen besser. Oft fehlt jedoch die Gewalttätigkeit; an ihrer Stelle findet sich einfach das Streben nach Anerkennung.

Empfindung eines Bandes um Körperteile (»psychologische Handschellen«. Kalter, stechender Blick.

Mögliche Erkrankungen

Gewalttätige und grausame Verbrechen. Häftlinge. Leben in der Isolation. Schizophrenie. Grausame Diktatoren.

Argentum nitricum

Stichwort: **impulsiv**
Ausgangssubstanz: **Silber**

Überlastungen

Frühe Trennung mit Isolation und irgendeine Form von
Zeitdruck, wobei sich Panik einstellt, wenn der Termin nicht
eingehalten werden kann. Möglicherweise eine Trennung
nach einer schnellen Geburt mit einer gewissen Panik und
Hetze. Erwartungsangst.

Haltung

Impulsivität und Zeitdruck ist typisch für diese Menschen[*].
Sie neigen zu Gefühlsarmut, weil sie sich keine Zeit für
Empfindungen gönnen. Sie handeln erst und denken dann,
reden erst, bevor sie nachdenken. Sie sind extravertiert,
offen, freundlich, unmittelbar, neigen zum Missionieren
und sprechen gerne in der Öffentlichkeit. Heiserkeit durch
Überanstrengung der Stimme beim Sprechen und Singen.
Der Mangel an Denkkraft und die Naivität des Denkens ist
mit Leichtgläubigkeit gepaart; der Betreffende stürzt sich,
ohne nachzudenken, in eine Affäre und beichtet später alles
seiner Frau.
Alles bricht heftig aus dem Betreffenden hervor[*] – Winde,
Aufstoßen, Gedanken, der Stuhlgang durch nervösen

[*] Alle mit einem Sternchen gekennzeichneten Symptome können auf
ein Geburtserlebnis zurückgehen.

Durchfall. Oft leiden die Betreffenden unter einem Reizkolon. Sie haben böse Vorahnungen bei Rissen in Pflastersteinen, an Ecken und so weiter und ängstigen sich darüber, was hätte geschehen können, weil sie sich Ereignisse ausmalen, die ihnen durch den Kopf gehen.

Sie haben eine starke Klaustrophobie[*], haben Angst, Brücken zu überqueren[*], Angst vor Aufzügen, Flugzeugen und dem Eingeschlossensein; weiterhin besteht wegen ihres Drangs zu springen[*] Angst vor hochgelegenen Orten.

Sie sind in Eile und machen sich nervös, weshalb sie schnell gehen. Sie haben große Angst davor, zu spät oder zu früh zu einer Verabredung[*] zu kommen oder einen Termin nicht einhalten zu können.

Sie haben das starke Gefühl, allein und im Stich gelassen oder auch isoliert[*] zu sein.

Sie haben auch Angst davor, Dinge in Angriff zu nehmen, weil sie es vielleicht nicht richtig machen*.

Leitsymptome

Sehr nervös vor wichtigen Ereignissen[*], insbesondere vor öffentlichen Reden, die sie gerne halten, wobei sie ihren Gedanken freien Lauf lassen.

Sehr hitzige Menschen mit einigen Ausnahmen. Lieben Salz und Süßigkeiten, doch kann Süßes bei ihnen oft zu Verdauungsstörungen führen.

Klaustrophobie und Agoraphobie (Angst vor geschlossenen Räumen und weiten Plätzen), Angst vor hohen Orten, weil sie den Drang haben, in die Tiefe zu springen.

Geburtstrauma, wobei die Geburt nicht zum natürlichen Zeitpunkt eintrat, sondern vielleicht eingeleitet wurde, gefolgt von Hetze und Panik. Vielleicht wurde das Kind unmittelbar nach der Geburt von der Mutter getrennt, die sich von den Schmerzen oder den Komplikationen durch die erzwungene Geburt erholen mußte, und so weiter.

Verdauungsstörungen mit typischem nervösem Durchfall nach dem Genuß von Zucker. Blähungen und Aufstoßen. Wiederkehrende Schwächeanfälle. Starkes Herzklopfen. Hornhautgeschwüre. Splitterschmerz.

Arnica

Stichwort: **Quetschung**
Ausgangssubstanz: **Arnika, Bergwohlverleih**

Das Hauptmittel für primär physische Traumata mit *Quetschungen* mit oder ohne Schock oder emotionalen Anteil. Bei reinem Schock ist an Aconitum zu denken, bei beständiger Angst an Stramonium; bei reinen Verletzungen (Sturz in Schächte oder über Treppen, einem Faustschlag, durch die Windschutzscheibe geschleudert werden oder einfach Anstoßen des Kopfes) ist Arnica unerreicht. Es kann Wunder wirken. Es darf in keiner Hausapotheke fehlen und gehört zu den lebensnotwendigen Dingen.

Daneben gibt es jedoch auch tiefere Einsatzmöglichkeiten. Es eignet sich ganz hervorragend für Symptome wie Leiden an einer alten – auch über zwanzig Jahre alten – Verletzung. Dies liegt daran, daß das Trauma zum gegenwärtigen Zeitpunkt noch ebenso wirksam ist wie zum Zeitpunkt seines

Eintritts. Arnica reicht ohne weiteres zwanzig Jahre und weiter zurück. Hervorragend ist es auch für Dinge wie sich wiederholende Verletzungen durch deformierte Gelenke wie zum Beispiel Poliofolgen. Es kann sehr hilfreich sein für Schmerzen durch unvermeidlich sich wiederholende Verletzungen.

Arsenicum album

Stichwort: **ordentlich**
Ausgangssubstanz: **Arsenik**

Überlastungen

Eine tiefe Empfindung des Zorns, weil man als sehr kleines Kind keine Zuwendung erfuhr. Der Betreffende fühlte sich als kleines Kind niemals sicher und versucht sein Leben lang, dies zu kompensieren. Mußte als junger Mensch vermutlich viel Kritik hinnehmen und erhielt wenig Zuwendung.

Haltung

Arsenicum ist das Mittel für Menschen mit Ordentlichkeitszwang. In der Wohnung des Betreffenden herrscht peinliche Ordnung, alles ist an seinem Platz und sehr sauber. Er achtet sehr auf ein gepflegtes Äußeres und liebt goldenen Zierat wie Uhren, Schmuck und so weiter. Die Grundhaltung dieser Menschen ist selbstsüchtig; sie suchen Sicherheit durch Besitz, den Besitz anderer Menschen (Ehemann,

Ehefrau, Kinder), von Geld, von Vermögen. Sie beherrschen andere durch ihr Geld. Sie betrachten alles aus der Perspektive des persönlichen Nutzens. Wenn ihr Partner krank ist, ist ihre innere Reaktion: »Was geschieht mit mir, wenn er/sie stirbt?«, und die Furcht vor dem Tod nimmt auf der Skala ihrer Ängste einen bedeutenden Platz ein.

All diese Ordentlichkeit und dieser Drang, Kontrolle auszuüben, entspringt einer tiefen Wut und Unsicherheit, die in der frühen Kindheit wurzelt, einem tiefen Bedürfnis, durch Ordnung und Besitz eine Empfindung der Sicherheit zu erzeugen. Dessen sind sich die Betreffenden aber nicht bewußt. Arsenicum-Typen haben Angst, allein zu sein, brauchen Gesellschaft und machen sich immer übermäßige Sorgen um ihre Gesundheit.

Anfänglich treten bei Arsenicum-Typen immer wieder Erkältungen auf, Durst nach kleinen Schlückchen und Frösteln sowie Unruhe, die nach Mitternacht am schlimmsten ist. Das typische Bild ist Erwachen mitten in der Nacht, unruhiges, ängstliches Aufundabgehen im Zimmer; sie sagen, daß sie sterben und daß man den Arzt holen muß, auch wenn die Beschwerden oft relativ unbedeutend sind. Wenn dieser Typ dann ernsthaftere Beschwerden hat, wird die Angst noch größer, insbesondere die Furcht vor dem Tod, eine außerordentliche Besorgtheit bezüglich ihrer Gesundheit, die tief im Innern eine Todesangst ist, und ein starkes Bedürfnis nach Gesellschaft.

Arsenicum-Typen entwickeln oft asthmaähnliche Symptome, nachdem sie ein Übermaß an Antibiotika eingenommen haben, die der Arzt unter dem Druck der ängstlichen Unruhe des Patienten und seiner häufigen Erkältungen verschreibt. Wegen ihrer inneren Unsicherheit neigen Arsenicum-Typen ganz besonders zu dieser Art von Medikamentenmißbrauch. Sie laufen wegen jedem Wehwehchen zum Arzt und bekommen mehr Medikamente, als ihnen guttut. Im späteren Leben können Kritiksucht, Schmerzen, Verzweifeln an der Genesung und Selbstmord folgen.

Psychodynamik

Dies sind die jähzornigen Menschen, die anderen und sich selbst gegenüber sehr kritisch eingestellt sind. Oft machen sie gehässige Scherze, die sie für lustig halten, während die Zielscheibe ihrer Bemerkungen dies keineswegs findet; das tun sie automatisch und ohne zu erkennen, daß es die Ursache dafür ist, daß sie sich in einer feindseligen Welt allein und unsicher fühlen. Sie vergiften ihre Umgebung. Sie können so wütend sein, daß sie den Drang verspüren, andere umzubringen, und wenn sich dieser Zorn nach innen kehrt, entstehen Schuld, Trauer, Verzweiflung und schließlich Selbstmordneigungen. Sie versuchen, sich durch Erhängen oder unbewußt durch Asthma umzubringen, das Hauptleiden von Arsenicum, das ein Ersticken bedeutet. Sie werden traurig, wenn sie alleine sind, weil sie niemanden haben, an dem sie ihren Zorn durch gehässige Scherze auslassen können. Wenn sie allein sind, werden sie ängstlich, weil sie tief in ihrem Inneren den Drang spüren, sich umzubringen, und dies ist auch der Grund für ihre Todesfurcht.

Leitsymptome

Ordentlichkeit, Unruhe, Nervosität, Schlaflosigkeit, Kritiksucht, Angst vor Krankheit, Tod und Räubern, Gehässigkeit, Habgier, Horten aufgrund großer innerer Unsicherheit.

Sehr typisch sind brennende Schmerzen, die durch warme Getränke oder warme Gegenstände gelindert werden. Klassische Symptome bei Erkältungen sind brennender Nasenausfluß und Rötung an den Nasenlöchern.

Mögliche Erkrankungen

Asthma. Verschlimmerung nachts, ursprünglich durch Erkältungen, die sich nach einer Zeit der Einnahme von Antibiotika direkt auf die Brust schlagen.

Aurum

Stichwort: **schwere Pflichten**
Ausgangssubstanz: **Gold**

Überlastungen

Schnell beleidigt, fühlt sich nach Kritik oder Tadel, durch Widerspruch oder einen Streit schnell gedemütigt.
Ist durch eine gescheiterte Liebesbeziehung völlig am Boden zerstört und neigt dazu, sich am nächsten Partner zu rächen.
Wurde bei der Geburt, nach der Geburt oder in den ersten Lebensjahren im Stich gelassen. Strebt idealistisch nach hohen Zielen.

Aurum ist das Hauptmittel für ein tief verletztes Herz und eines der wichtigsten Selbstmordmittel. Aurum-Typen müssen keine Selbstmordneigungen haben, doch ist dies oft der Fall. Es sind ernsthafte Menschen, die klassische Musik hören, um sich Erleichterung von ihren schmerzlichen Empfindungen zu verschaffen; sie hilft ihnen, mit ihren unterdrückten und untröstlich traurigen Empfindungen fertig zu werden.

Aurum-Typen können es sehr weit bringen, bis etwas mißlingt; sie sind ernsthaft, unnahbar, einschüchternd und arrogant. Sie haben das starke Bedürfnis, Karriere zu machen und Anerkennung wie das Gold zu erlangen. Sie können ein ausgeprägtes Pflichtgefühl oder (das dazu komplementäre) Schuldgefühl haben. Sie fühlen sich gut, solange sie auf dem Gipfel oder kurz davor stehen, und es geht ihnen schlecht, wenn ein Scheitern droht. Weil sie sehr anfällig für Kritik sind, scheitern sie leicht, wenn sie kritisiert werden oder wenn ihr Vorhaben auf irgendwelche Hindernisse stößt. Diese Menschen flüchten sich in Suchtverhalten, in Drogen- oder Alkoholmißbrauch, aber auch in Religion und Selbstmord.

Aurum kann der überaus idealistische Schüler sein, der Klassenprimus ist und plötzlich schwer versagt, aber auch der Millionär, dessen Imperium zusammenbricht.

Nachfolgend ein wörtliches Zitat aus einem Zeitungsbericht, welches das Vorgesagte sehr deutlich illustriert:

»Wir hatten keine Ahnung, daß er zum Selbstmord neigte«, sagte die Mutter eines vierundzwanzigjährigen Mannes, der sich erhängte, nachdem seine Freundin Opfer eines Verkehrsunfalls geworden war. »In der Rückschau hätte uns auffallen müssen, daß er zutiefst deprimiert war. Er war immer extravertiert und brachte plötzlich mehr Zeit alleine zu, hörte Musik und zog sich zurück.«

Unter Streß werden Aurum-Typen rücksichtslos und beginnen zum Beispiel zu rasen, ohne auf den Gegenverkehr zu achten. Weil Schuldgefühle und ihr Gegenstück, das Pflichtgefühl, bei diesem Typ eine sehr wichtige Rolle spielen, besteht oft eine starke Selbstmordneigung, die aber nicht immer ausagiert wird. Statt dessen sucht dieser Typ möglicherweise Erlösung in der Religion, in meditativen Praktiken und spirituellen Aktivitäten, die er sehr ernst nimmt, oder in einem anderen pflichtbetonten Beruf, womit er auf seine Selbstmordgedanken und seine Empfindung der Wertlosigkeit reagiert. So sind die Betreffenden oft regelmäßige Kirchgänger, meditieren oder leben im Ashram, selbst wenn der Guru schon längst gestorben ist. Manchmal werden sie auch Menschen mit großer Verantwortung, die im Leben hohe Positionen erreichen, möglicherweise in religiösen Institutionen.

Oft geht es ihnen am Abend besser.

Leitsymptome

Pflichtbewußt, schuldbewußt, ernsthaft, karrierebewußt, verträgt keine Kritik, Besserung durch klassische Musik, religiös, kontemplativ, einschüchternd.

Depression und Selbstmordneigungen, äußerst freudlos. Durch unterdrückten Ärger, Furcht und sonstige Empfindungen entwickeln sich Angina und Herzbeschwerden. Oft Probleme mit den Hoden, vor allem dem rechten.

Alle Schmerzen sind nachts schlimmer. Herzbeschwerden. Sehr starke bohrende Kopfschmerzen über dem rechten Auge.

Barium carbonicum

Stichwort: **zurückgeblieben**
Ausgangssubstanz: **Bariumcarbonat**

Überlastungen

Erwartungsangst. Geringfügige Ereignisse.

Haltung

Dies sind Menschen, die nicht erwachsen werden und auf einer kindlichen Entwicklungsstufe stehenbleiben. Sie können geistig, seelisch und physisch »zu klein« bleiben. Manchmal sind sie auch körperlich groß, aber emotional unreif. Die Entwicklung von Körperorganen kann verzögert sein; häufig ist eine Vergrößerung der Mandeln mit damit verbundener Mundatmung und ständig wiederkehrenden Erkältungen.

Als Kinder sind diese Typen sehr schüchtern, verstecken

sich hinter dem Rücken ihrer Mutter und beginnen meist erst spät, zu sprechen, zu gehen und zu wachsen. Sie sind oft einfältig, klein oder von beschränkter und langsamer Auffassung. – Kindische Gedanken, einfache Sprache mit vielen Wiederholungen, einfache Ideen, viele irrelevante Details und intensive Beschäftigung mit Kleinigkeiten sind häufig. Dieses Bild tritt im Alter öfter auf.

Die Betreffenden kommen mit einem einfachen Leben gut zurecht, während Komplikationen sie in hektische Unentschlossenheit stürzen. Sie haben Angst vor Fremden, vor neuen Situationen und davor, ausgelacht zu werden; sie reagieren hierauf damit, daß sie in Gesellschaft nichts mehr sagen. Leitsymptome sind Naivität und Einfältigkeit. Sie nehmen jeden Rat gerne an und befolgen ihn unkritisch. Sie werden schnell abhängig und sind leicht zu beeinflussen. Es besteht ein starker Mangel an Selbstvertrauen und ein Gefühl der Minderwertigkeit. Sie kauen auf ihren Nägeln.

Trotzdem können sie sich entwickeln und unter beträchtlichen Anstrengungen auf Spezialgebieten und in wissenschaftlichen Berufen oder in der Medizin erfolgreich sein; dennoch vermögen sie ihre grundlegende Natur nicht abzulegen.

Mögliche Erkrankungen

Zurückgebliebenheit. Chronisch geschwollene Mandeln, harte Lymphdrüsen. Zweite Kindheit im Alter. Unterentwickelte Körperteile, zum Beispiel Hoden. Vorzeitiger Haarausfall. Schulkopfschmerz.

Belladonna

Stichwort: **rot**
Ausgangssubstanz: **Tollkirsche**

Belladonna ist oft das Mittel für akute fiebrige Erkrankungen mit ausgeprägten Symptomen wie sehr hohem Fieber, pochenden Kopfschmerzen, geweiteten, starren Pupillen, hochrotem Kopf, trockener Mundschleimhaut, trockener Zunge und trockenem Rachen und Träumen von Feuer. Die Schmerzen sind pochend, schießend, schneidend, scharf und rechtsseitig. Ein Leitsymptom sind sehr heißer Kopf und Körper mit kalten Händen und Füßen.

Belladonna ist auch ein gebräuchliches chronisches Mittel bei starker Intensität der Symptome.

Überlastungen

Ich vermute, daß die Betreffenden in der Kindheit Aspirin zur Unterdrückung von Fieber bekamen. Fieber ist ein ebenso natürlicher Vorgang wie die Atmung, und Aspirin ist genau die falsche Behandlung. Außerdem gewalttätiger Mißbrauch.

Haltung

Gewalt ohne sexuelle Komponente. Häufig Verhaltensprobleme. Hitze am Körper und Kälte an den Füßen, physisch und emotional: Die Betreffenden sind »heißblütig« und haben »kalte Füße« bezüglich des Lebens, indem sie schnell verlegen sind, laut lachen und zuviel lächeln. Es ist jener Typ

Mensch, der bei jeder Gelegenheit einen heftigen Lachanfall bekommt. Die Betreffenden lächeln oft viel, vor allem am Ende eines Satzes.

Sie neigen zu aufgeregter Oberflächlichkeit, während sie ihre Gefühle im Kopf somatisieren. Dies kann zu plötzlichen Beschwerden, plötzlicher Reizbarkeit, plötzlichem Zorn führen, manchmal mit einer Zunahme der Kraft, plötzlichem Beißen, Treten, Spucken und Weinen, heftigem Erröten und vehementen Gefühlsäußerungen. Sie schlagen und treten im Wachen oder im Schlaf. Sie treten im Bett um sich. Das Gesicht läuft vor Wut, Zorn, Husten und wegen anderer Symptome feuerrot an, und sie erröten schnell durch Verlegenheit.

Die Betreffenden leiden an rechtsseitigen pochenden Kopfschmerzen, die sich durch ruhiges Hinlegen bessern. Als Erwachsene haben sie rechtsseitige Migräne, schwere, pochende rechtsseitige Kopfschmerzen, rechtsseitige Gesichtslähmungen und Menstruationsschmerzen, wobei sie sich jeweils immer ruhig hinlegen wollen. Es können starke, möglicherweise ziehende Schmerzen während der Periode auftreten, die durch Bewegung, Gehen und Druck schlimmer werden, und sie möchten sich hinlegen.

Kinder lieben besonders Zitronensaft, den sie pur trinken können. Als Kinder haben sie meist Angst vor Hunden.

Mögliche Erkrankungen

Verhaltensprobleme. Rechtsseitige Migräne und Kopfschmerzen. Sehr hohes Fieber. Rechtsseitige Gesichtslähmung. Schmerzhafte Periode. Gewalttätigkeit.

Calcium carbonicum

Stichwort: **fett und langsam**
Ausgangssubstanz: **Kalk**

Überlastungen

Meist durch anhaltende geistige oder körperliche Überanstrengung oder Überarbeitung. Wird überwältigt vom Anblick von Leiden und Ungerechtigkeit. Ist sehr bestürzt durch schreckliche Dinge, Erzählungen, Ereignisse in den Nachrichten. Sehr mitgenommen von Tragödien, die anderen zustoßen, durch Flugzeugabstürze und den Untergang von Schiffen sowie durch Grobheit, Ärger, Kummer und Erwartungsangst.

Auch von ihren vielen Ängsten können die Betreffenden überwältigt werden: von der Angst, verrückt zu werden, von der Angst vor Insekten, Spinnen, Hunden, Geistern, Armut, Dunkelheit, großen Höhen, Krebs, Krankheit, Tod, Unfälle, Bösem, Mäusen oder Ratten. Bei Kindern hängt diese Angst insbesondere mit Gruselgeschichten, Geistern und Dunkelheit zusammen, wodurch sie Alpträume haben können.

Haltung

Calcium carbonicum ist sehr leicht zu identifizieren. Die Betreffenden sind fast immer dick, vierschrötig mit rechtwinklig gefurchter Stirn. Übergewicht ist stets ein Problem; schlanke Calcium-carbonicum-Typen gibt es praktisch nicht. »Blond, fett und schlaff« lautet eine unfreundliche Charakterisierung.

Die Betreffenden bemühen sich immer, es anderen recht zu machen. Jede Anstrengung ist ihnen zuviel, und sie bekommen einen Schweißausbruch oder Atemnot, wenn sie nur eine Treppe hinaufgehen müssen. Sie sind fast immer kalt und schwitzen leicht (als Kinder sind sie etwa bis zum sechsten Lebensjahr immer warm, was allerdings für die meisten Kinder gilt). Die Kinder sind Spätentwickler. Als Babys haben sie Kopfschweiß (ähnlich ist Acidum silicicum, doch riecht der Schweiß dort sauer), und sie sitzen und spielen friedlich dort, wo man sie hingesetzt hat. Sie sind zwar langsam, aber oft sehr intelligent und große Denker.

Es sind offensichtlich glückliche, zufriedene Menschen, die manchmal kämpfen müssen, aber ihr Ziel doch erreichen. Sie sind zuverlässig, solide und vertrauenswürdig. Sie können sich jedoch überarbeiten: Sie arbeiten bis zur Erschöpfung, werden dadurch überwältigt und geben auf. Sie interessieren sich für Dinge wie die Wiederverkörperung.

In seltenen Fällen gibt es auch magere Vertreter dieses Mittels mit einer stark zerfurchten Stirn.

Diesen Menschen fällt es während ihres ganzen Lebens schwer, sich anzupassen und zu ändern. Sie fügen sich nur langsam in die Notwendigkeit, schlafen zu müssen (als Kinder halten sie sich immer wach), passen sich nur langsam an neue Situationen an, kommen langsam in Gang, werden langsam fertig, lernen langsam, ändern nur langsam ihre Meinung und gewöhnen es sich nur langsam ab, sich ständig zu überarbeiten.

Mögliche Erkrankungen

Asthma, Ekzem, Rheuma. Neigen als Kinder zu Erkältungen. Fettleibigkeit.

Cannabis indica[*]

Stichwort: **Kichern**
Ausgangssubstanz: **Indischer Hanf**

Überlastungen

Es gibt hier zwei Haupttypen: Menschen, die sich so verhalten, als wäre ihr Geist nicht ganz mit ihrem Körper verbunden, und Menschen, die zuviel von der Droge einnehmen. Diejenigen Typen, die nicht ganz in ihrem Körper sind, brauchen das Mittel, auch wenn sie die Droge niemals eingenommen haben; die anderen müssen die Einnahme beenden. Das Mittel kann Süchtigen helfen, wenn sie von der Droge loskommen wollen.

Haltung

Die »natürlichen« Typen sind nicht »geerdet«, sondern irgendwo in der Mitte zwischen Himmel und Erde. Sie haben oft psychische Gaben oder sind hellsichtig und können Dinge aus anderen Reichen wahrnehmen wie zum Beispiel schöne Musik aus Daseinsebenen, von denen man auf unserer Ebene nichts weiß. Sie können Visionen von künftigen Ereignissen haben.
Wenn sie Dinge beschreiben, benutzen sie oft das Wort »wunderschön« und dessen häßliches Antonym »gräßlich« und viele ähnliche Superlative. Oft sprechen sie in Superla-

[*] Cannabis indica darf nach dem Betäubungsmittelgesetz in Deutschland nicht verkauft werden.

tiven von anderen Menschen, Eltern oder Freunden und überhöhen sie über alle Realität. Sie selbst halten sich oft für das Gegenteil, für schrecklich und wertlos; es mangelt ihnen völlig an Selbstvertrauen, und sie sind sehr kritikempfindlich.

Sie neigen dazu, über jede Kleinigkeit zu lachen und zu kichern, und sie können den Eindruck machen, daß sie außerordentlich glückliche Menschen sind, mitreißend, lebhaft, begeistert. Sie klagen oft darüber, daß sie sich am falschen Ort fühlen: Sie möchten im Himmel sein. Ihre wirkliche Heimat ist für sie dort oben. Sie sind nicht richtig in ihren physischen Körper eingezogen, und dabei kann ihnen Cannabis indica helfen.

Sie sehen immer nur das ganz Gute oder das ganz Schlechte und können es nicht akzeptieren, daß die Welt in einem »schlechten« Zustand ist, weshalb sie die Welt teilweise idealisieren. Sie wechseln manchmal zwischen Himmel und Hölle, zwischen Seligkeit und Depression, oder aber sie können sich von einem von beiden nicht lösen. Einige von ihnen neigen zum Selbstmord und versuchen, eine Überdosis einzunehmen. Klassische Musik bessert ihre Stimmung bei Depressionen und hebt sie wieder zum Himmel hinauf. Sie widmen sich spirituellen Praktiken, die für sie aber schädlich sind, weil ihre Lebensaufgabe gerade darin besteht, in die Gegenwart einzutauchen und zu lernen, in ihrem Körper zu leben.

Diese Menschen stehen nicht in der Realität; ihr Zeitempfinden ist verzerrt, und sie täuschen sich über die Größe von Dingen. Ihr Denken ist unscharf, und sie sind sehr vergeßlich. Sie haben immer unzählige Theorien und theoretisieren über alles. Oft tanzen sie gerne und haben einen starken Appetit.

Diejenigen Typen, die die Droge einnehmen, machen oft

den Eindruck, als ob sie ständig gegen die Denkschablonen argumentieren müßten, in die sie sich selbst gezwängt haben. Sie gehen mit einer verwickelten Logik an einfache Situationen heran, weil sie anscheinend unfähig sind, den direkten Weg zu gehen.

Mögliche Erkrankungen

Blutarmut und Menstruationsbeschwerden sind häufig.

Carcinosinum

Stichwort: **geordnetes Chaos**
Ausgangssubstanz: **Krebsgewebe**

Überlastungen

Krebserkrankungen hinterlassen eine Einprägung auf spätere Generationen. Das bedeutet nicht, daß Menschen mit dieser Einprägung Krebs bekommen müssen, doch besteht die Möglichkeit hierzu, und zwar um so mehr, je deutlicher die Einprägung ist.
Vorwürfe, Tadel, Erwartungsangst, Kummer, schreckliche Dinge, traurige Geschichten.

Haltung

Dies sind großzügige, tanzende, sympathische, lebhafte Menschen. Kennzeichnend für diesen Typ sind viele ganz unterschiedliche Merkmale: familiäres Auftreten von Krebs, Leukämie, malignem Granulom, Tbc, Diabetes, Erythematodes, rheumatoider Arthritis. Als Kinder hatten die Betreffenden entweder keine Kinderkrankheiten oder aber gerade sehr viele und schwere.

Im frühen Lebensalter bestand möglicherweise eine schwere Krankheit wie zum Beispiel Lungenentzündung. Es können angeborene Anomalien vorliegen, Entwicklungsverzögerungen und langwierige Einschlafstörungen und bei Kindern und Babys Schlaflosigkeit ohne erkennbare Ursache.

Die Betreffenden achten sehr auf ihr Äußeres: Die Kleidung wird sorgfältig aufeinander abgestimmt, die Socken müssen genau gleich lang sein. Streben nach Perfektion.

Carcinosinum-Typen litten einmal unter einer Unterdrückung durch dominante Eltern oder Partner. Übersteigerte Selbstbeherrschung und ein sehr starkes Verantwortungsgefühl, verbunden mit Schuldgefühlen. Mitfühlend und liebevoll. Liebt Stürme. Sehr empfindlich gegenüber Kritik, schnell beleidigt und von Natur aus nachgiebig.

Große Angst vor Krebs. Viele Pigmentmale, und das Gesicht kann markant kaffeebraun sein. Bei Babys schwerer Windelausschlag wie bei Medorrhinum.

Die Betreffenden können künstlerisch veranlagt sein, tanzen gerne, lieben Musik und bewegen sich manchmal schon im Mutterschoß zu Musik – wie bei Sepia. Den beiden Mitteln ist gemeinsam das Bild von »Kindern, die draußen im Gewitter tanzen«. Sie reisen gern (wie Tuberculinum).

Oft ist eine ganze Reihe genau passender Leitsymptome von verschiedenen häufigen homöopathischen Mitteln vorhanden, und doch paßt keines der Mittel ganz. Eine oberflächliche Betrachtung kann zu falschen Schlüssen führen, weshalb man hier sehr vorsichtig sein muß! Es ist, wie wenn Krebs den normalen gesunden Ausdruck von Traumata

zerstören und statt dessen verschiedene andere Bilder vor-
spiegeln würde.

Leitsymptome

Am Meer Besserung, gelegentlich aber auch Verschlechterung. Fühlt sich am Abend wohler. Schläft mit zur Brust
hochgezogenen Knien. Besserung bei ganz bestimmten
Mondphasen. Beschwerden durch Erwartungsangst.
Liebt Tanzen, Tiere, Reisen, Stürme. Bei Kindern Unruhe
und eine Neigung zur Destruktivität. Verlangen nach Butter. Bläuliche Verfärbung des Weißen des Auges und bräun-
licher Milchkaffeeteint; zahlreiche Pigmentmale. Schlaflosigkeit schon beim Kind.
Ein Hinweis sind möglicherweise innerhalb der Familie
aufgetretene Erkrankungen wie Krebs, Diabetes, Tbc bei
einem Elternteil oder zwei Großeltern.
Litt irgendwann einmal sehr lange unter Angst.

Mögliche Erkrankungen

Alle Erkrankungen, zu denen Obiges paßt.

Causticum

Stichwort: **vor Angst gelähmt**
Ausgangssubstanz: **frisch gebrannter Kalk mit Kaliumhydrogensulfat**

Überlastungen

Tod eines Kindes, Verwandten oder Freundes. Lang anhaltende Trauer. Nervosität vor einem wichtigen Ereignis, Übererregung. Angst, Schrecken und Gruselgeschichten. Besorgnis wegen anderer Menschen, Freunde und vor allem der Kinder. Besorgnis wegen ungerechter Behandlung, Ausbeutung. Tatsächliche ungerechte Behandlung.

Haltung

Lang anhaltende Trauerprozesse, die sich letztlich verheerend auswirken. Macht sich große Sorgen um das Wohlergehen anderer. Übermäßig beschützend. Herrisch gegenüber den Kindern. Übertrieben ängstlich bezüglich der Kinder, hält sie von allem fern, was im geringsten gefährlich sein könnte. Übervorsichtig.
Abhängig, aber zu Hause trotzdem herrisch und streitsüchtig. Mitfühlend aus Ängstlichkeit. Angst, daß etwas geschehen könnte. Steht unter dem Zwang, alles nochmals nachzuprüfen. Großes Mitgefühl mit Menschen, die ausgebeutet werden, weshalb die Betreffenden oft Gewerkschaftsführer, Revolutionäre, Anarchisten, Moralisten oder Aktivisten sind.
Nach außen getragene Angst. Niederdrückende Ängstlich-

keit, die zu einer örtlich begrenzten oder allgemeinen Lähmung führt. Ein tiefgreifenderes Bild ist Hoffnungslosigkeit, Gefühl der Wertlosigkeit, grundloses Weinen, Verzweiflung, Todesverlangen, Mangel an Mut, schwere Schuldgefühle, die zum Beispiel zu Selbstmordtendenzen nach der Begehung einer Straftat führen können.

Empfindlichkeit gegenüber Hitze und Kälte; liebt ausgeglichene Temperaturen.

Hat das Gefühl, einer Situation der Ungerechtigkeit nicht entrinnen zu können, und begehrt aktiv auf, wenn dies möglich ist.

Das Kind ist ebenfalls sehr mitfühlend und hat eine ausgeprägte Wachheit für Leiden, und der Heranwachsende ist oft idealistisch und aufrührerisch.

Mögliche Erkrankungen

Örtliche Lähmung, je nach dem Ansatzpunkt und der Tiefe der projizierten Angst. Stimmverlust. Oft Blasenschwäche mit unwillkürlichem Harnabgang durch Lachen, Husten oder Anstrengung.

Fazialisparese, Empfindungsausfall im Gesicht. Menière-Krankheit. Multiple Sklerose. Dupuytren-Kontraktur (Beugekontraktur der Finger, Sehnenverkürzung).

Alleslähmende Angst, die zu einer verkrüppelnden Arthritis führt. Kann nicht auf den Fersen gehen, weil diese so stark schmerzen. Schreibkrampf. Karpaltunnelsyndrom. Warzen an den Fingerspitzen.

Chamomilla

Stichwort: **anfallsartiger Zorn**
Ausgangssubstanz: **Kamille**

Überlastungen

Zorn bringt die Betreffenden durcheinander, und sie können selbst zornig sein. Heftige Schmerzen beim Zahnen und durch Zahnerkrankungen. Scharfe Rügen. Enttäuschung.

Haltung

Kinder, die so starke Schmerzen haben, daß sie ihre Eltern zur Verzweiflung treiben. Sie sind nicht zu beruhigen, sehr reizbar, weinerlich und übellaunig. Sie möchten etwas, und wenn man es ihnen gibt, werfen sie es sofort weg. Sie wollen getragen werden und lassen sich nicht wieder absetzen. Sie wissen nicht, was sie wollen. Rote Wangen, meist einseitig, und Fieber.

Mögliche Erkrankungen

Ohrenschmerzen, Husten, Kolik durch Zorn. Zahnschmerzen, meist jedoch Zahnen. Grünlicher Stuhl.
Verschiedene Erkrankungen durch Zorn mit lokaler Erwärmung. Als Patienten sehr schwierig.

China

Stichwort: **zerbrechlich**
Ausgangssubstanz: **Chinarinde**

Überlastungen

Anhaltender starker Verlust von Körperflüssigkeiten wie zum Beispiel starkes Schwitzen oder starke Perioden. Schwerer Blutverlust. Anhaltender Durchfall. Geburt mit erheblichem Flüssigkeitsverlust. Eine schwere, zehrende Krankheit.
Ist sehr schnell verletzt, überempfindlich gegen Berührung, Bewegung, kalte Luft, Gerüche oder Umwelteinflüsse.
Kinder von Eltern, die Malaria hatten und mit Chinin behandelt wurden.

Haltung

Introvertiert, idealistisch, sehr leicht erregbar, überaus reizbar, vor allem Heranwachsende. Es besteht eine generelle Angst vor Hunden.
Die Betreffenden haben großartige Phantasien, vor allem nachts, und bauen Luftschlösser. Geschwächt und einer Apathie verfallen, die dem Selbstschutz dient. Sie fühlen sich unglücklich und klagen darüber, daß sie in ihrer Arbeit durch andere oder organisatorische Schwierigkeiten behindert werden. Sie fühlen sich zurückgestoßen, ungeliebt und verfolgt und geben manchmal anderen die Schuld an ihrem Unglück.
Emotionaler und physischer Substanzverlust. Künstlerisch

begabt. Große Schwäche im Gefolge einer der oben ange-
führten auslösenden Ursachen. Wiederkehrende Beschwerden.

Mögliche Erkrankungen

Blutarmut. Winde und Blähungen. Starke Nachtschweiße.
Schwere, anhaltende Monatsblutung. Schwäche.

Colocynthis

Stichwort: **Kolik**
Ausgangssubstanz: **Koloquinte**

Überlastungen

Wird vom Leid anderer sehr mitgenommen. Zorn mit Entrüstung oder stiller Kummer. Schlechte Nachrichten. Enttäuschung. Demütigung. Beleidigt sein.

Haltung

Typischerweise Kolik eines Kindes, wenn die Eltern wütend
sind, was des öfteren der Fall zu sein scheint; besonders
häufig, wenn ein Dammschnitt vorgenommen wurde. In
diesem Fall braucht die Mutter auch Staphisagria.
Ein Baby, das jedesmal eine Kolik bekommt, wenn ein
Elternteil aufgeregt ist.

Magenschmerzen durch Koloquinten. Kolik oder Neuralgie mit starken Schmerzen durch unterdrückten Zorn oder Ärger. Plötzliche, furchtbare Krämpfe, Bauchschmerzen, reißende, schneidende, nagende, bohrende Schmerzen. Erleichterung durch Zusammenkrümmen, Sichwinden oder starken Druck.

Husten oder andere akute Symptom durch Zorn. Krampfartige Schmerzen in der Gallenblase (Gallensteine), im Harnleiter (Nierensteine) und in der Gebärmutter (Dysmenorrhöe). Nervenschmerzen und Ischias.

Hyoscyamus

Stichwort: **schockierend und enthüllend**
Ausgangssubstanz: **Bilsenkraut**

Überlastungen

Eifersucht. Sexueller Mißbrauch, Erwartungsangst. Enttäuschte oder unglückliche Liebe. Ermahnung.

Haltung

Schamlosigkeit und die Neigung zu schockieren ziehen sich wie ein roter Faden durch die Anwendungsgebiete dieses Mittels, dessen Schwerpunkte die Sexualität ist. Die Betreffenden drücken dies in einer sexuell freizügigen Sprache, in Obszönität und Pornographie aus. So sprechen sie zum

Beispiel mit einer peinlichen Offenheit über persönliche Dinge.

Diese Menschen setzen Nacktheit ein, um zu schockieren, wie zum Beispiel das Kind, das auf die Toilette geht und absichtlich die Tür nicht schließt. Hierzu gehören auch »Blitzer« und Menschen, die auf Nacktstrände gehen oder freizügige Kleidung tragen. Sie genießen es, sexuell zu schockieren und durch Kleidung, Bilder, Zeichnungen und Handlungen Anstoß zu erregen, um andere in Verlegenheit zu bringen und um Aufmerksamkeit zu erregen.

Sie reißen in unpassenden Situationen Zoten, und jeder ihrer Sätze ist gespickt mit Anzüglichkeiten.

Ein Leitsymptom ist, daß ihre Hände unter den Kleidern immer zur Sexualregion wandern, meist bei Kindern, seltener bei Erwachsenen. Kinder onanieren vor Besuchern, um diese zu schockieren und ihre Eltern in peinliche Verlegenheit zu stürzen.

Die Betreffenden haben einen starken Geschlechtstrieb, sind schnell erregt und äußerst eifersüchtig. Sie sind als Erwachsene wie als Kinder fähig, aus Eifersucht zu töten. Diese Eifersucht geht einher mit aggressivem Verhalten, und es gibt Kinder, die schlagen, beißen, Dinge zerbrechen und sich ausziehen. Die Aggressivität ist geringer als bei anderen Verhaltensmitteln, doch ergibt sie in Kombination mit der sexuellen Natur einen ganz markanten Charakter. Manchmal werden die Kinder wegen ihres antisozialen Verhaltens aus dem Kindergarten ausgeschlossen.

Bösartigkeit mit Verschlagenheit ist ein weiterer zugehöriger Aspekt. Ihre Späße können bösartig und häßlich werden, auch wenn sie zunächst nur dumme Lausbuben mit ungezogenem Verhalten, schlüpfrigen Witzen am falschen Platz und so weiter sind. Kinder und paranoide Typen können durch gedämpftes Murmeln, Flüstern und Schweigen auffällig sein, oder es besteht Geschwätzigkeit mit abrupten Themenwechseln und unflätiger Sprache.

Egoismus äußert sich in dem ausgeprägten Bedürfnis, im Zentrum der Aufmerksamkeit zu stehen. Argwohn kann sich zu schweren paranoiden Zuständen mit Wahnvorstellungen auswachsen. Die Betreffenden zupfen an ihren Kleidern oder spielen mit ihren Fingern, am Gesicht oder an den Lippen. Wenn also sexuelles Schockieren, Nacktheit, Masturbation, Eifersucht, Murmeln, bizarre Ticks, Egoismus, Argwohn, Anzüglichkeiten, Witzeleien und bewußt antisoziales Verhalten zusammenkommen, dann ist dieses Mittel die Antwort!

Mögliche Erkrankungen

Verhaltensprobleme bei Kindern. Sich produzieren. Manische Depression. Paranoia. Schizophrenie.

Ignatia

Stichwort: **seufzen**
Ausgangssubstanz: **Ignatiusbohne**

Überlastungen

Jeglicher frischer Kummer. Dies ist das Hauptmittel für frischen Kummer, das so häufig benötigt wird, daß es in die Hausapotheke gehört. Manche Menschen, auch Kinder, können vor Kummer fast umkommen, und dieses Mittel bringt oft alles wieder in Ordnung. Enttäuschung ist eine der wichtigsten auslösenden Ursachen, insbesondere Enttäuschung in Liebesdingen, und sehr oft möchte der Betreffende allein sein und weinen. Weiterhin bestehen Zorn, Widerspruch, Vorwürfe, Beschämung, Demütigung, Verlegenheit und Furcht.

Der Tod eines Kindes oder eines Elternteils ist ein sehr wichtiges Trauma, ebenso der Eltern, wenn die Mutter schwanger ist.

Haltung

Es kann sich um eine romantische, idealistische Person handeln, die kulturell interessiert, gebildet und sensibel ist. Die emotionale Überempfindlichkeit des Patienten fordert Enttäuschungen geradezu heraus. Zunächst leiden sie durch brütendes Schweigen.

Sie brauchen keine Unterstützung. Es sind fähige Menschen mit rascher Auffassungsgabe.

Sie müssen allein weinen. Sie weinen mit Schluchzen und einem Kloß in der Kehle. Für Erwachsene ist Seufzen sehr charakteristisch, insbesondere in bedeutsamen oder wichtigen Gesprächen.

Diese Menschen können eine unerschütterliche Miene aufsetzen und kalt erscheinen, während sie innerlich leiden. Das Äußere kann grob, argwöhnisch oder herausfordernd sein. Insbesondere Heranwachsende sind kritisch und beleidigend. Sie essen oft kein Obst und haben Angst vor Vögeln.

Alle Beschwerden, die sich nach Kummer einstellen, auch unheilbare Krankheiten, wenn die Haltung paßt oder kein anderes Mittel greift.
Siehe auch Causticum und Natrium muriaticum.

Kalium carbonicum

Stichwort: **Rückgrat**
Ausgangssubstanz: **Kaliumcarbonat**

Überlastungen

Rigorose Kontrolle der Gefühle. Überarbeitung.

Haltung

Diesen Menschen fällt es sehr schwer, ihre Gefühle auszudrücken, und sie halten sie streng unter Kontrolle. Sie haben ein ausgeprägtes Pflichtgefühl und hängen einem starren inneren Kodex an, was richtig und falsch, was gut und böse ist.
Kalium-carbonicum-Typen sind sehr stoische Menschen. Der Druck, unter dem sie stehen, wird ihnen erst bewußt, wenn die Situation wirklich gravierend wird. Sie können es nicht ertragen, wenn sich Dinge ihrer Kontrolle entziehen, und sie haben insbesondere Angst vor Krankheiten. Es besteht Steifigkeit auf allen Ebenen. Sie üben oft eine kontrollierende Funktion aus wie zum Beispiel Polizisten, Staats-

anwälte, Buchhalter, Menschen, die sich »an die Vorschriften halten«.

Sie leiden stumm und wirken zuweilen emotionslos, sind aber im Inneren sensibel. Es ist manchmal frustrierend, mit solchen Menschen verheiratet zu sein, weil sie keine Emotionen zeigen.

Hier ist auch an die Lehrer der Alexander-Technik zu denken – Menschen mit schwachem Rückgrat, die gerade sitzen müssen, oder Osteopathen. Es sind korrekte, orthodoxe, konventionelle Menschen mit einer starken Empfindung für Moral; sie sind dogmatisch und neigen dazu, strenge moralische Maßstäbe anzulegen, alles so zu machen, wie es »sich gehört«.

Sie halten alles in ihrem Inneren zurück, bis sie physisch zusammenbrechen, weshalb Krankheiten plötzlich auftreten und schwerwiegend sein können. Sie leben oft im Streit mit ihrer Frau und ihrer Familie, sind aber doch zu abhängig, um wegzugehen. Sie jammern so viel, daß sie unerträglich werden.

Weitere Anzeichen sind Tränensäcke oder hängende Lider, Schlaflosigkeit und Asthma typischerweise zwischen 2.00 und 5.00 Uhr, Empfindlichkeit gegenüber kaltem Luftzug, Herz-, Kreuzschwäche, Schwäche der Gliedmaßen und des Geistes, Rückenschmerzen mit Schwitzen und Schwäche mit typischen stechenden Schmerzen.

Es können langweilige, düstere Menschen sein, die hinsichtlich ihrer Symptome überängstlich sind. Ängstlichkeit und Furcht schlägt sich auf den Magen, ebenso plötzliche Geräusche. Mütter sind oft ungeduldig mit ihren Kindern. Andere sind wiederum willensschwach, schlaff, neigen zum Schwitzen und sind durch das Asthma aufgedunsen. Dies kann durch unterdrückten Ärger entstehen, der den Asthmaanfall auslöst. Es besteht dieselbe strenge Selbstzucht, die aber

zusammenbricht, wenn sie krank werden und ihre Streitsucht durchbricht, während sie, solange sie gesund sind,
ihre Kritik für sich behalten.

Mögliche Erkrankungen

Rücken- und Gelenkschmerzen, Arthritis, Katarrh, Asthma,
Magengeschwüre und Krebs.

Lachesis

Stichwort: **überaus redselig**
Ausgangssubstanz: **Schlangengift**

Überlastungen

Trauer oder enttäuschte Liebe. Einschränkungen jeglicher
Art. Eifersucht. Kein sexuelles Ventil.

Haltung

Dieser Typ hat einige ganz auffällige »Markenzeichen«. Vor
allen Dingen ist er außerordentlich redselig, und er spricht
ohne Punkt und Komma, so daß es oft schwierig ist, ihn zu
unterbrechen. Lachesis-Typen können reden, aber nicht
zuhören. Sie sind ganz erfüllt von ihren eigenen Ideen, die
sie unbedingt loswerden müssen. Ein Gespräch mit ihnen
ist immer eine sehr einseitige Sache. Oft knüpft man ein
Gespräch an und versucht dann verzweifelt, es in einer

höflichen Weise wieder zu beenden; aber selbst wenn man das Thema wechselt, setzt man sich nur einer neuen Flut von Worten aus. Häufig ist das ständige Springen von Thema zu Thema. Diese Menschen können im Gespräch schroff, witzig, sarkastisch und schneidend sein. Ein positiver Aspekt ihrer Sprechfertigkeit ist, daß sie Sprachen schnell lernen und gern singen.

Alles an ihnen ist intensiv. Wenn sie besorgt sind, dann sind sie sehr besorgt, zum Beispiel über ihre Gesundheit – so sehr, daß man sie dem Arsenicum-Bild zuordnen könnte. Eine klare Bestätigung erhält man, wenn man sie bittet, ihre Zunge herauszustrecken: Sie zittert wie die Zunge einer Schlange. Dies trifft zwar auch auf andere Mittel zu, doch ist dies das Hauptmittel. Eine zusätzliche Bestätigung ist ihre Angst vor Schlangen.

Ein weiteres hilfreiches Merkmal ist, daß die Beschwerden linksseitig sind, denn die Viper, von der dieses Gift stammt, hat alle ihre Organe links in ihrem Körper. Darüber hinaus ziehen alle Beschwerden von links nach rechts, insbesondere Heiserkeit.

Lachesis-Frauen geht es schlagartig besser, wenn ihre Periode einsetzt – nicht am selben Tag, wie es bei vielen Frauen der Fall ist, sondern sofort. Sie sind normalerweise kalt, wiewohl auch das Gegenteil der Fall sein kann, doch leiden sie vor allen Dingen an aufsteigender Hitze und sonstigen aufsteigenden Empfindungen, insbesondere Blutandrang zum Kopf in den verschiedensten Lebensumständen wie etwa der Menopause und vor der Pubertät.

Ein weiteres sehr deutliches Merkmal ist die Eifersucht. Sie können ihr ganzes Leben lang rasend eifersüchtig sein; selbst in einer glücklichen Ehe sind sie noch ohne Grund eifersüchtig. Hieraus kann schwerer Argwohn und später Verfolgungswahn entstehen. Als kleine Kinder sind sie oft überaus eifersüchtig auf ihre Geschwister, was zunächst begründet sein mag, doch legt sich dies nicht. Eifersucht gegenüber einem neuen Geschwisterchen kann sich in Asthma verwandeln. Eifersucht ist Zorn, der sich in die Sexualität mischt, und in den Lungen gespeicherter Zorn manifestiert sich oft als Asthma. Das Kind sagt vielleicht, daß es das neue Geschwisterchen »nicht leiden« kann; »nicht leiden können« ist das Stichwort für Natrium muriaticum, doch wird es bei diesem Mittel nicht so massiv ausgedrückt wie hier. Das Kind spricht es wirklich aus, daß es das Brüderchen oder Schwesterchen nicht ausstehen kann, und zeigt seine Aggression ganz deutlich.

Beim älteren Menschen treten Herzkrämpfe, hoher Blutdruck, Angina und Herzjagen auf, und diese Menschen können nicht auf der linken Seite schlafen, da dies die Beschwerden verschlimmert.

Lachesis-Typen sind oft egoistisch und arrogant.

Es gibt auch einen introvertierten Lachesis-Typ. Dieser hat ein ausgeprägtes Minderwertigkeitsgefühl und ist anderen gegenüber sehr kritisch. Er erkennt zielsicher die unangenehmsten Eigenschaften der Menschen in seiner Umgebung und prangert sie an; er kann nur das Unerfreuliche sehen. Dieser introvertierte Typ ist voller Neid, Frustrationen und Ängstlichkeit.

Lachesis-Menschen hassen alles Beengende wie zum Beispiel Kleidungsstücke am Hals; wenn sie eine Krawatte tragen müssen, ist sie immer locker. Sie mögen keinen Druck und keine Berührung; aus demselben Grund hassen sie elterliche Autorität und finden den Gedanken an eine Ehe unerträglich.

Furcht vor Schlangen – kann sie nicht einmal im Fernsehen ansehen. Angst vor Herzerkrankungen. Mag Alkohol, doch können im späteren Leben schon geringe Mengen die Befindlichkeit massiv beeinträchtigen.

Ein weiteres Leitsymptom ist das Ziehen an Kleidungsstükken um den Hals.

Angeblich ist dieser Typ heiß; nach meiner Erfahrung sind es jedoch kalte Menschen, die Hitzewallungen haben, unter denen sie schwer leiden.

Verschlimmerung durch Schlaf. Schlagartige Besserung beim Einsetzen der Periode. Linksseitige Beschwerden und insbesondere von links nach rechts ziehende Symptome. Verschlimmerung im Frühjahr, manchmal im Herbst. Liegen auf der linken Seite verschlimmert.

Purpurne oder bläuliche, fleckige Hautfarbe. Knallrotes Gesicht mit schlangenhaften Zügen. Abneigung gegenüber Berührung.

Mögliche Erkrankungen

Migräne. Kopfschmerzen werden schlimmer durch Wärme und vor der Periode. Hitzewallungen zum Gesicht, vor allem im Klimakterium.

Linksseitige Mittelohrentzündung. Mandelentzündung. Schluckbeschwerden.

Magen-Darm-Beschwerden. Nierensteine. Nierenentzündung. Eierstockzysten linksseitig. Prämenstruelles Spannungssyndrom. Asthma. Wacht nachts mit einer Empfindung des Erstickens auf, oft nach dem Einschlafen. Hoher Blutdruck. Gehirnverletzungen. Halbseitenlähmung. Angina. Stauungsinsuffizienz des Herzens. Myokardinfarkt mit Engegefühl in der Brust, Schmerzen strahlen zum linken Arm aus. Herzjagen, Verschlimmerung durch Liegen auf der linken Seite. Schläft auf der rechten Seite, kann links nicht schlafen.

Lycopodium

Stichwort: **vom Winde verweht**
Ausgangssubstanz: **Sporen des Bärlapp**

Lycopodium stammt von den hellgelben Sporen des Bärlapps, die früher zum Bestäuben von Pillen benutzt wurden, da sie neutral sind. Durch Potenzierung werden sie jedoch zu einer hochwirksamen Arznei. In einem anderen Zeitalter der Erdgeschichte war Lycopodium eine große baumartige Pflanze; im Laufe der Evolution ist es zu einem kleinen Moos geschrumpft. Die Sporen werden von Wasser nicht benetzt. Sie sind geruchs- und geschmacklos. Lycopodium kommt in trockenen Wäldern vor. Homöopathisches Lycopodium spiegelt wie alle Mittel die Merkmale der Ausgangssubstanz wider. In diesem Fall sind die Betreffenden machthungrig und herrschsüchtig, während sie sich innerlich klein und schwach fühlen, auch wenn ihnen dies oft nicht bewußt ist. Oder sie sind einfach klein und schwach und zeigen die andere Seite nicht. Sie können intellektuell trocken und verstaubt sein wie die Sporen, und es mangelt ihnen an Gefühl. Sie sind emotionsarm. Lycopodium ist ein wichtiges Lebermittel, und Gelb ist die Hautfarbe bei Leberbeschwerden.

Überlastungen

Streß, verletzter Stolz, angeknacktes Ich, Demütigung, Enttäuschung, Treulosigkeit, unterdrückter Zorn mit stillem Kummer, Unterdrückung durch andere, Scheitern, alles, was mit einem verwundeten, zerbrechlichen Ich zu tun hat.

Haltung

Die Betreffenden sind zu Hause und am Arbeitsplatz als Tyrannen bekannt, doch können sie am anderen Ende der Skala immer sehr schüchtern sein. Meist zeigen sie in unterschiedlichen Situationen beide Wesensmerkmale.

Wegen ihres Machthungers sind sie nicht für Mannschaftssportarten geeignet, weil sie immer an der Spitze sein wollen. Sie sind meist eher ambitionierte Akademiker als Praktiker und eher Angestellte als Geschäftsleute, häufig an der Spitze einer Gesellschaft oder eines Komitees. Sie glauben, daß sie sich als gleichberechtigte Partner verhalten, während sie sich in Wirklichkeit als Chef aufspielen. Sie machen eher den Eindruck eines Duodeztyrannen als eines Feldherrn.

Sie können stets schüchtern sein und den Eindruck sehr vorsichtiger Menschen machen, die sich beim geringsten Anlaß unter Druck fühlen. Sie lehren gerne, obwohl sie so schüchtern sind und wenig Selbstvertrauen haben. Manchmal entdeckt man nicht das geringste Anzeichen von Herrschsucht.

Es können tyrannische Kinder sein, und noch bevor sie richtig sprechen können, kommandieren sie ihre Eltern herum. Wenn diese Kinder älter sind, übernehmen sie die Führungsrolle und sagen anderen, was sie alles falsch machen. Sie korrigieren ihre Eltern und scheinen sie zu beherrschen. Es können aber auch introvertierte, vorsichtige Typen sein, die schon durch normales Spielplatzverhalten verängstigt sind, und sie flüchten sich in sichere, intellektuelle Aktivitäten wie Lesen oder Computerarbeit. Je nach Typ werden sie entweder drangsaliert oder drangsalieren selbst. Als Erwachsene haben sie am späten Nachmittag ein klassisches Tief, das sie jedoch schnell überwinden und auf das ein neuer Energieschub folgt. Häufig leiden sie unter Blähungen, die ein klares Leitsymptom dieses Mittels sind. Die Betreffenden haben Wind im Bauch und Wind in ihrer Sprache, die auch trocken und langweilig sein kann. Ihr Symbol ist der Dudelsack – sie »dudeln« in einem fort.

»Feigheit« ist ein Wort, das oft für Lycopodium typisch ist, vor allem in einer Angst vor Menschen, die auf einer Projektion der eigenen Minderwertigkeit beruht.

Streß ist ein weiteres Merkmal, denn als solchen erfahren diese Typen ihre Erwartungsängste und ihre Angst vor anderen Menschen. Sie klagen typischerweise über »Streß«, was für den Homöopathen ein Allerweltswort ist, mit dem alles mögliche gemeint sein kann und dessen Gehalt man mit einfachen Fragen klären muß, zum Beispiel: »Was meinen Sie genau mit Streß?«

Bindungen sind ein Hauptproblem für Lycopodium, weil sich die Leidenschaft der Betreffenden rasch verflüchtigt; sie lieben Affären, nicht aber die Ehe. Männer beschließen vielleicht, überhaupt nicht zu heiraten; oder wenn Kinder da sind und sie nicht mehr die ganze Zuneigung ihrer Frau für sich haben, brennen sie mit ihrer Sekretärin durch, bei der sie wieder erste Wahl sind und die ihren Ego-Projektionen schmeichelt. Ein Problem, das sie quälen kann, sind ihre Erwartungsangst und die unterschwellige Feigheit, die zu Impotenz führen können.

Lycopodium wirkt subtil, und die Betreffenden merken oft nichts davon. Meist bekommen sie mehr Selbstvertrauen, doch muß man diesbezüglich die Ehefrau fragen; der Patient bemerkt wahrscheinlich selbst nicht, daß sich etwas geändert hat. Dieses Symptomenbild ist häufig bei Männern und männlichen Frauen mit einem überbetonten akademischen Intellekt und gering entwickelter Weiblichkeit.

Leitsymptome

Herrisch gegenüber denjenigen, über die sie Gewalt haben, schüchtern gegenüber denjenigen, in deren Gewalt sie stehen. Rechtsseitige Symptome, die darauf hinweisen, daß die männliche Seite der Persönlichkeit leidet, oder Schmerzen, die von rechts nach links ziehen, insbesondere bei akuter Krankheit.

Sie haben ihr tägliches Tief etwa zwischen 16.00 und 20.00 Uhr. Oft sagen sie, daß sie dieses Tief etwa um 16.00 Uhr haben, und wenn man nachfragt, erhält man die Bestätigung, daß es ihnen etwa ab 20.00 Uhr wieder bessergeht. Sie bekommen dann einen zweiten Energieschub und werden am späten Abend wieder geistig aktiv.

Beim Erwachen geht es ihnen oft schlecht.

Sie fühlen sich entweder schon satt, wenn sie nur eine geringe Menge gegessen haben, oder aber Essen regt ihren Appetit erst an (was wiederum davon abhängt, ob das Ich stark oder schwach ist). Exemplarisch für diesen Typ ist der Student, der mit einem Berg Wäsche nach Hause kommt, einen kleinen Imbiß möchte und dann den Kühlschrank leert. Lycopodium-Typen lieben Süßigkeiten.

In seltenen Fällen ist ein Fuß warm, der andere kalt.

Mögliche Erkrankungen

Alle Beschwerden, auf die Obiges paßt. Blähungen, laute Winde. Reizkolon, das heißt, Streß führt bei ihnen zu Stuhldrang. Angespanntheit. Streßbedingte Beschwerden. Impotenz durch Erwartungsangst.

Medorrhinum

Stichwort: **wild**
Ausgangssubstanz: **Gonorrhöe-Bakterium**

Überlastungen

Gonorrhöe bei den Eltern oder Großeltern, auch unspezifische Urethritis. Überschießende Aktivität, Drogenmißbrauch, ein Übermaß an Sex und Raubbau an den Kräften. Große Nervosität vor einer Verabredung oder wenn ein Zeitpunkt endgültig festgelegt wird. Eifersucht.

Gonorrhöe

Dies ist die häufigste sexuell übertragene Krankheit und führt zu Ausfluß, Entzündung der Harnorgane, Verengung der harnableitenden Wege, unbeeinflußbarer Entzündung der Knie-, Fuß-, Hand- und Ellbogengelenke, Entzündung der Herzklappen, schwerer Bindehautentzündungen, bei Frauen Schwellung der Bartholin-Drüsen, Entzündung der Eileiter, wiederholten Fehlgeburten, Unfruchtbarkeit und so weiter.

Es besteht eine klare Entwicklungslinie von unterdrücktem Ausfluß über rheumatoide Arthritis zu Endokarditis und von unterdrücktem Windelausschlag zu Asthma.

Haltung

Dies sind die Menschen, die alles ausprobieren – Drogen, Aktivitäten, Affären. Es sind »überdrehte« Menschen mit übersteigertem Geschlechtstrieb, die sich abends und nachts am wohlsten fühlen. Sie kauen aggressiv auf ihren Fingernägeln. Sie lieben das Meer, und es geht ihnen bei einem Urlaub am Strand besser.

Sie schlafen am liebsten auf dem Bauch. Diese Menschen können außerordentlich eifersüchtig und gehetzt sein. Sie lieben Tiere, selbst wenn sie von ihnen eine Allergie bekommen.

Der Medorrhinum-Prototyp ist der etwas exzessive, überlebensgroße, etwas derbe und grobe Mensch, dem es an Sensibilität mangelt. Er ist extravertiert, übertreibt gerne alles, neigt zu Maßlosigkeit und ist meist sehr lebhaft.

Die Betreffenden leiden unter Erwartungsangst bei Prüfungen und wichtigen Besprechungen, haben schweren Heuschnupfen und leisten sich dramatische Schuldgefühle.

Sie sind heftig und hektisch, und ihr Denken ist verwirrt, zerstreut, unkonzentriert. Ihre Worte scheinen manchmal wie hinter einem Schleier oder einer gläsernen Wand zu liegen, und sie fühlen sich selbst zuweilen unwirklich – wie in einem Traum. Sie haben eine Überfülle an Ideen, aber keine klaren Vorstellungen davon, was sie eigentlich wollen. Ein häufiger Zug ist Unentschlossenheit. Manchmal haben die Betreffenden ein schlechtes Gedächtnis.

Wenn sie ein Ziel haben, sind sie zu Extremen fähig; häufige

Exzesse betreffen Haustiere, Sex, Arbeit, Extravertiertheit oder Introvertiertheit, Risikofreude und Drogen. Dies kann zu chaotischen Zuständen führen.

Sex ist die ursprüngliche Ursache der Infektion (Gonorrhöe), und Sex gibt oft den entscheidenden Hinweis. Bei diesen Menschen dreht sich alles um Sex; sie neigen zur Promiskuität, zu wahllosem Sex mit beliebigen Partnern in allen möglichen Stellungen. Manchmal entdecken sie die Sexualität schon als Zweijährige; mit fünfzehn wohnen sie mit einem Partner zusammen, und mit sechzig sind sie nach mehreren schweren Operationen ausgebrannt.

Die Betreffenden schwanken zwischen Freundlichkeit und Bösartigkeit, zwischen Selbstvertrauen und Verzagtheit, zwischen Grausamkeit und Güte, treten die Katze und streicheln sie dann, wiewohl sie auch eine ausgeprägte Furcht vor Katzen haben können.

Diese Menschen leben in Schüben, verbrauchen ihre Energie in spontanen Ausbrüchen, weshalb sporadische Aktivitäten am besten zu ihnen passen. Stetiger Energieaufwand ist nichts für sie.

Als Babys gedeihen sie nicht, kümmern dahin, und sehr charakteristisch ist der feuerrote Windelausschlag, der eine ganze Hautfläche durchgängig bedeckt und wie eine Verbrühung aussieht. In schweren Fällen kann dieser Ausschlag auch an anderen Stellen, zum Beispiel im Gesicht, erscheinen. Die Betreffenden können Asthmatiker sein. Manchmal liegen sie auch auf Händen und Knien mit herausgestreckten Hinterteil, und wenn Kinder über zwei Jahren so schlafen, ist dies ein Zeichen für dieses Mittel.

Solche Kinder sind sehr empfindlich gegenüber Kritik, weinen bei jedem Tadel und haben das Gefühl, ein schreckliches Verbrechen begangen zu haben. Sie können in jedem Lebensalter schwer zu erziehen sein.

Große Ängstlichkeit. Große Extravertiertheit. Angst vor der Dunkelheit. Angst, daß jemand hinter ihnen stehen könnte. Angst vor Geisteskrankheit. Zwanghaftes Händewaschen. Aggressives Nägelbeißen.

Hellsichtigkeit, die sie abstreiten (prophezeien unangenehme Ereignisse). Bei Rheumatismus starke Empfindlichkeit der Fußsohlen.

Es sind Nachtmenschen, die erst am Abend munter werden. Sie sind gerne am Meer. Sie schlafen auf dem Bauch oder in der Erholungshaltung.

Starkes Verlangen nach Orangen und Orangensaft, unreifem Obst, Salzigem, Süßem und Fett. Widerwillen gegen Erbsen. Stark behaarte Arme. Die Menses hinterlassen Flecken, die sich nicht entfernen lassen. Hastige, aggressive Sprache, auch wenn es freundlich gemeint ist.

Wildheit und das Bedürfnis, alles zu erkunden. Partner an mehreren Orten. Eifersucht kann zu Messerstechereien führen.

Träume, die so realistisch sind, daß sie sie für wahr halten. Frühzeitige Masturbation. Zurückgebliebene Kinder, die masturbieren und einen roten Ausschlag haben, auch im Gesicht. Wenn sie älter werden, sind sie egoistisch und sehr erfolgreich.

Heiße Füße, die sie aus dem Bett stecken.

Mögliche Erkrankungen

Hellroter Windelausschlag, wenn einer der Eltern eine Geschlechtskrankheit hatte. Nach Fisch riechende Candidose oder anderer Ausfluß. Starker Katarrh, der im Rachen steckenbleibt und herausgewürgt werden muß. Zäher Katarrh in der Nase.

Asthma, wobei es ihnen auf Knien und Brust im Bett am besten geht. Ausfluß durch die Geburt. Heuschnupfen. Warzen an beliebigen Stellen. Früh beginnende Herzerkrankungen. Reiter-Krankheit. Nägelbeißen mit Asthma.

Mercurius

Stichwort: **reaktiv**
Ausgangssubstanz: **Quecksilber**

Überlastungen

Empfindlich gegenüber Behinderungen, zum Beispiel durch einen Rechtsstreit oder geschäftliche Probleme. Leidet durch Treuebruch, Zurückweisung, Enttäuschung und sexuelle Exzesse.

Haltung

Grundsätzlich sehr empfindlich gegen alles. Wenn man den Betreffenden warmherzig begegnet und ihnen das Gefühl der Geborgenheit gibt, öffnen sie sich und blühen auf; sobald sie jedoch die geringste Negativität wahrnehmen, verschließen sie sich und öffnen sich nicht mehr. Wie ein Quecksilberthermometer registrieren sie die emotionale »Temperatur« einer jeglichen Situation und reagieren überaus schnell. Dies ist ihr »Markenzeichen«. Wenn sie sich verschließen, tritt Zittern und Stottern auf, das sich wieder legt, wenn sie entspannt sind. Sie machen daher den Eindruck, von Natur aus äußerst verschlossen, vorsichtig und argwöhnisch zu sein (manchmal beobachten solche Menschen aus den Augenwinkeln).

Wenn sie eine Bindung eingehen, tun sie dies sehr intensiv, was zu sexuellen Exzessen führen kann. Sie flirten gerne, vor allem Kinder, und sind frühreif. Innerlich fühlen sie sich ständig gehetzt, überfordert und überwältigt.

Es sind sehr konservative Menschen, die einen stabilen Lebensrahmen brauchen, um ihre innere Zerrissenheit zu kompensieren. Sie sind unzufrieden, haben wenig Selbstvertrauen, sind empfindlich gegenüber Kritik und können ihre Kritiker bis zur Gewalttätigkeit hassen.

Sie lieben Brot und Butter, sabbern als Kinder und stottern manchmal.

Quecksilber

Diese Menschen sind sensibel, impulsiv und zittern schnell. Quecksilber ist die schwerste Flüssigkeit und das einzige bei normaler Temperatur flüssige Metall. Nur dank einer sehr hohen Oberflächenspannung zerfließt es auf einer ebenen Fläche nicht, weshalb ein starker Konflikt zwischen innerem Druck und äußerer Oberflächenspannung besteht. Der Betreffende kann die Wahnvorstellung haben, daß er von Feinden umgeben ist und mit der Innen- und Außenwelt im Krieg steht. Er fühlt sich verfolgt und getrennt.

Quecksilber wurde als »Chamäleon-Mineral« bezeichnet, da es seine Umgebung wie ein Spiegel reflektiert. Es sind also »schillernde« Menschen, die die äußere Situation, ihre Umgebung, widerspiegeln und nicht erkennen lassen, wer sie wirklich sind.

Auf einer ebenen Fläche zerfällt Quecksilber bei Erschütterung in viele Einzelteile, und es ist ohne einen festen Behälter sehr instabil. Mercurius-Menschen werden ebenso durch äußere Einflüsse sehr leicht irritiert. Sie sind instabil und impulsiv, finden körperlich und seelisch nirgendwo Ruhe und lassen sich nicht festlegen.

Quecksilber amalgamiert mit anderen Metallen, die es stabilisieren; wenn sich die Betreffenden also binden, bleibt diese Bindung für das ganze Leben bestehen.

Mögliche Erkrankungen

Wiederkehrende Ohrenbeschwerden bei Kindern, Mittelohrentzündung. Zahn- und Zahnfleischprobleme. Ulzeröse Kolitis. Parkinson-Krankheit.

Natrium muriaticum

Stichwort: **verantwortungsbewußter Helfer**
Ausgangssubstanz: **Kochsalz**

Überlastungen

Die Hauptverwundungen dieser verletzlichen Menschen rühren von Enttäuschung her, insbesondere verschmähter Liebe und tiefsitzenden alten Enttäuschungen.

Sie leiden schwer unter den vielen Tragödien des Lebens und unter jeglicher Form von Kritik, insbesondere Demütigung, unter Zurückweisung, darunter, im Stich gelassen zu werden, unter Erwartungsstreß, schlechten Nachrichten, Schrecken, Verspottung und Verächtlichmachung.

Natrium-muriaticum-Typen tragen in allen Lebensbereichen natürlicherweise Verantwortung. Sie sind in helfenden Berufen tätig und können gut zuhören, doch vermögen sie ihre eigenen Empfindungen schlecht mitzuteilen. Man kann mit einem Natrium-muriaticum-Menschen jahrelang befreundet sein, ohne ihn wirklich zu kennen. Dieser Typ ist in persönlichen Dingen sehr zurückhaltend: »Verschlossen« ist ein Wort, das ihn sehr gut charakterisiert, ebenso »verschwiegen«. Oft erscheinen sie anderen Menschen als stark, weil sie ihre Schwäche nicht zeigen.

Sie sind oft, aber keineswegs immer sehr gut gesellschaftlich integriert, zu Hause, in der Schule und in der Arbeit. Sie sind nach außen hin sehr umgänglich und können als fähige Fachleute intellektuell gut kommunizieren, während sie gleichzeitig innerlich sehr verletzlich sind und Angst haben, ihre Gefühle zu zeigen, wenn sie verletzt sind. Dies ist in der westlichen Gesellschaft ein sehr häufiger Persönlichkeitstyp. Weil sie aber auf diese Haltung fixiert sind, machen sie nie die Erfahrung, wie wertvoll es ist, Dinge miteinander zu teilen. Sie bleiben oft ihr Leben lang geschlossen.

Die Hauptverwundungen, die diese Menschen erfahren, sind Enttäuschungen, insbesondere in der Liebe. Diese große Empfindlichkeit führt dazu, daß der Natrium-muriaticum-Typ Beleidigungen oft ein Leben lang nicht vergißt. Typisch sind Äußerungen wie: »Man kommt darüber hinweg, aber vergißt es doch nicht«, wenn sie von einem schweren Kummer oder Verlust sprechen, als ob es keine andere Möglichkeit der Sichtweise gäbe. Sie glauben dies wirklich, weil es eben ihre Erfahrung ist. Diese Erfahrung kann man aber durch Natrium muriaticum ändern.

»Nicht ausstehen können« ist für sie ein Schlüsselwort, das

seine Wurzeln in tief eingebrannten Beleidigungen hat, auch wenn sie oft damit nur »nicht mögen« meinen.

Natrium-muriaticum-Typen weinen selten, höchstens heimlich, weil es ihnen vor anderen äußerst peinlich ist. Oft spricht aus ihren Augen eine langwierige Traurigkeit und das Bedürfnis zu weinen. Wenn sie es wirklich einmal tun, möchten sie kein Mitgefühl und keinen Trost und wollen allein gelassen werden.

Blockiertes Weinen löst Ersatzsymptome wie Heuschnupfen aus, den man als Ersatz für Tränen auffassen kann.

Natrium-muriaticum-Mütter halten ihre Kinder oft vom Weinen ab, indem sie sie ablenken, einen Scherz machen oder sagen, das Kind habe keinen Grund zu weinen. Dadurch wird es konditioniert zu glauben, daß Tränen keine akzeptable Ausdrucksform sind.

Als verantwortungsbewußte Mütter und Väter sorgen Natrium-muriaticum-Typen für alle materiellen Bedürfnisse der Kinder, ohne ihnen aber das notwendige Maß an Liebkosungen und sichtbar gemachter Liebe zukommen zu lassen. Natrium-muriaticum-Väter zeigen manchmal keinerlei liebevolle Zuwendung, obwohl sie ihr Kind lieben.

Die Betreffenden nehmen oft schon als Kinder Verantwortung wahr. Oft sind sie das älteste Kind oder das Mädchen, das der Mutter mit den jüngeren Geschwistern hilft. Sie lernen früh, daß sie dadurch Anerkennung erlangen; dies ist ein kümmerlicher Ersatz für Liebe, aber mehr können sie nicht erlangen.

Als Heranwachsende zögern sie oft, sich einem Partner zuzuwenden, möglicherweise nach einer frühen Enttäuschung, die sie tief verletzte, und sie isolieren sich mit »sicheren« Aktivitäten wie Lesen, Musikhören und so weiter. Manchmal sondern sie sich auch in Gruppen und Klassen ab und möchten viel allein gelassen werden. Sie werden ernsthaft, machen und vertragen keine Späße, sind introvertiert und isoliert und vermeiden es, zu verletzen und verletzt zu werden. Sie können kalt und distanziert erscheinen. Sie sind gute Schüler, die vielleicht versuchen, sich beliebt zu machen, und die ihre Hausaufgaben nie vergessen. Sie sind leicht zu disziplinieren, da für sie schon ein leichter Tadel genügt, doch ist sehr viel Gespür notwendig, um sie einer konstruktiven Kritik zugänglich zu machen. Auf dieser Altersstufe sind sie introvertiert, der Zuschauer am Spielfeldrand.

Später entwickeln sie oft die Haltung einer äußeren Umgänglichkeit und machen den Eindruck, daß sie sich in Gesellschaft wohl fühlen, aber sie lassen niemanden an sich heran. Väter dieses Typs drücken oft ihre Gefühle für ihre Kinder nicht aus, und die Kinder erhalten keine offene Zuwendung, wiewohl sie erfahren können, daß sie in einer anderen Weise geliebt werden.

Als Erwachsene sind sie typischerweise in einem sozialen Beruf tätig – der verwundete Heiler, der Lehrer, der Sozialarbeiter; sie sind Krankenschwester, psychologischer Berater, Schriftsteller, Rundfunkjournalist, Verleger, Sekretärin und dergleichen. Sie sind bemüht, ihren Beruf perfekt auszufüllen, um Kritik und schmerzlichen Tadel zu vermeiden, weshalb sie als Angestellte hervorragende Kräfte sind, während sie in Positionen weniger erfolgreich sind, in denen es auf gemeinsames Tun und Verhandlungsgeschick ankommt.

Natrium-muriaticum-Männer haben große Schwierigkeiten, im Stehen zu urinieren. Frauen und Männer wollen nicht beim Weinen ertappt werden, höchstens vielleicht im Kino. Alkohol lockert und enthemmt sie manchmal.

Natrium-muriaticum-Männer sind oft Marathonläufer. (Laufen sie vor ihren Gefühlen davon, mit denen sie sich nicht auseinandersetzen wollen?) Schließlich brechen sie zusammen, vielleicht mit einem chronischen Müdigkeitssyndrom (CMS), und sie geben erst dann zu, daß es ihnen wieder bessergeht, wenn sie wieder Marathon laufen können. Natrium-muriaticum-Patienten sind eigentlich die unangenehmsten, denn selbst wenn es ihnen nach objektiven Kriterien eindeutig bessergeht, behaupten sie immer noch, daß sich nichts geändert hätte. Sie verheimlichen es sogar, daß es ihnen bessergeht.

Männer und Frauen können sich in unerreichbare Verheiratete verlieben, was es ihnen erlaubt, in sicherer Distanz zur Wirklichkeit zu bleiben. Oft haben sie einen Liebhaber, der im Ausland oder weit weg lebt, zum Beispiel an einer fernen Universität. So ermöglichen sie sich Sex ohne wirkliche Nähe, die sie als bedrohlich empfinden.

Leitsymptome

Vor allen Dingen lieben die Betreffenden Salziges. Sie mögen kein fettes Fleisch und essen es unter keinen Umständen. Manchmal mögen sie Schokolade.

Die häufigsten Beschwerden sind Kopfschmerzen und Migräne sowie Heuschnupfen (Ersatz für Tränen). Der Aufenthalt in der Sonne bekommt ihnen schlecht (insbesondere Kopfschmerzen).

Die Betreffenden sind verschlossen, verschwiegen und verletzlich, weinen höchst selten und nur dann, wenn sie allein sind. Sie wollen kein Mitgefühl, wenn ihnen etwas zugestoßen ist. »Nicht ausstehen können« ist ihr Lieblingswort.

Wie der sprichwörtliche Elefant vergessen sie Beleidigungen nicht so schnell. Sie übernehmen Verantwortung für andere und können gut zuhören. Sie sind ruhig, zurückgezogen und gute Beobachter. Sie brauchen Harmonie. Sie sitzen in Gruppen abseits und machen nicht ohne weiteres mit.

Sie verlieben sich in unerreichbare Menschen und können eine tiefe Zuneigung haben, ohne dies zu zeigen. Sie können Kummer intensiv empfinden, ohne dies zu zeigen, jedoch treten anschließend viele Symptome auf. Sie vertragen keinen Lärm, kein Licht und keinen Rauch.

Allergien und Ekzeme. Auswärtsschielen. Rückenschmerzen bessern sich durch Liegen auf einer harten Oberfläche. Klaustrophobie. Angst vor Einbrechern.

Mögliche Erkrankungen

Das Hauptsymptom sind Kopfschmerzen aufgrund von unterdrücktem Ärger, der in ihrem Gehirn zur Entladung kommt. Sie vertragen kein Sonnenlicht, keine wärmende Zuwendung wie Sympathie und Freundlichkeit, weil sie ihre Gefühle nicht zeigen wollen.

Natrium muriaticum heilt Kopfschmerzen besser als Aspirin. Ich glaube ohne Übertreibung sagen zu können, daß dies das beste Kopfschmerzmittel der Welt ist!

Die Betreffenden leiden unter chronischem Müdigkeitssyndrom (CMS), MS und Drüsenfieber, insbesondere wenn familiär Tbc vorkommt.

Heuschnupfen (Tränenersatz). Schlaflosigkeit durch Ärger, der vom Tage zurückgeblieben ist. Trockene Augen, Lippen, trockener Mund und trockene Scheide, trockene Haut mit Lippenbläschen und rissigen Lippen, wenn keine Salbe verwendet wird (kampferhaltige Lippensalben müssen vermieden werden, wenn homöopathische Mittel wirken sollen). Herpes am ganzen Körper.

Nux vomica

Stichwort: **Geschäftsmann**
Ausgangssubstanz: **Brechnuß**

Überlastungen

Zorn spielt bei Nux vomica die überragende Rolle. Ärger
mit Entrüstung oder stillem Kummer können hauptsächlich
auslösende Ursachen sein. Eine wichtige Rolle spielt Demütigung. Auch Traumata durch schlechte Nachrichten, Enttäuschung, Kummer und Beleidigungen können auftreten.
Täuschung, wie dies bei einem Geschäft oder einem beruflichen Aufstieg der Fall sein kann, bei dem es nicht mit
rechten Dingen zuging, oder Karriereneid können überwältigend intensiv erlebt werden. Schwerer Vertrauensbruch
wie etwa das Verschweigen der Tatsache, daß man ein adop-
tiertes Kind ist, bis es längst zu spät ist, kann eine fast tödlich
verwundende Wirkung haben und verändert auf alle Fälle
das Leben.
Eifersucht ist ebenfalls ein starker auslösender Faktor, insbesondere zwischen Kindern.
Da Nux vomica als ein Hauptmittel für Geschäftsleute gilt,
ist es auch das Mittel der Wahl für Menschen mit geschäftlichen Problemen.

Haltung

Das in der Brechnuß vorhandene Strychnin löst Krämpfe
aus, die auch weitgehend für das Verhalten der Betreffenden typisch sind. In ihren Handlungen liegt immer Anspan-

nung, etwa Krämpfe vor Wut und Zorn, die sie nicht beherrschen können.

Nux vomica ist der klassische ungeduldige, hart arbeitende, umtriebige Geschäftsmann. Dies können ein kleiner Ladenbesitzer mit langen Öffnungszeiten sein, Industriebosse, Polizeibeamte, Militärs, alle hart arbeitenden, ehrgeizigen Berufstätigen, für die Handeln und Denken eine Grundhaltung im Leben ist. Sie reagieren sehr empfindlich auf ihre Umgebung und sind sehr schnell irritiert, zum Beispiel durch Geräusche, Licht, Berührung, Gerüche oder leichten Schmerz. Alles, was Verzögerungen nach sich zieht, bringt sie in Rage. Am Telefon und im persönlichen Gespräch sind sie offen, direkt und fordernd. Wenn ihnen etwas in die Quere kommt, reagieren sie gereizt; sie sind ehrgeizig und haben oft einen starken Geschlechtstrieb. Es sind leicht frierende Menschen.

Dieser Typ ist eher männlich, kann aber durchaus auch weiblich sein. Der Betreffende ist oft schlank und athletisch.

Leitsymptome

Großer Ehrgeiz, von Zielen besessen und leistungswillig. Angst vor der Ehe und vor Intimität.

Reizbar und ungeduldig, haßt es, in einer Schlange zu stehen, schimpft über andere Autofahrer. Kritisch und pingelig. Gewohnheitsmäßig aggressiv und streitsüchtig. Sexuell sehr potent.

Leicht frierende Menschen, süchtig nach Kaffee, Alkohol, Stimulantien. Wacht um 4.00 Uhr morgens auf. Empfindlich gegen Lärm, Gerüche, Licht, Berührung, beengende Kleidung, insbesondere um die Taille.

Mögliche Erkrankungen

Magengeschwüre und sonstige Magenbeschwerden, Verstopfung, Krämpfe, Reizkolon, Heuschnupfen, häufige Niesanfälle, Hernien, Blasenentzündungen, Kopfschmerzen, Kater und so weiter. Verstopfung mit einem Gefühl, als ob man nach dem Stuhlgang noch nicht fertig wäre. Gefühl eines Steins im Magen.

Phosphorus

Stichwort: **freundlich**
Ausgangssubstanz: **das Element**

Überlastungen

Übermäßig empfänglich für Eindrücke. Hat viele Freunde und kümmert sich zu sehr um andere. Erschöpfung durch Energievergeudung.

Haltung

Phosphorus ist extravagant und hat oft rotes, weißes oder schwarzes Haar. Es sind extravertierte, offene Menschen, die anderen gegenüber eine natürliche Freundlichkeit und Rücksichtnahme besitzen, wiewohl sie auch gleichgültig erscheinen können, wenn ihre Sympathien »verbraucht« sind. Sie sind lebhaft, schöpferisch, künstlerisch veranlagt und musikalisch – an dieses Mittel muß man zuerst bei allen Künstlern denken. Sie haben eine gleichsam phosphoreszierende Haut, die Licht aussendet. Sie sind normalerweise schlank, attraktiv, liebevoll, haben strahlende Augen, lange Wimpern und elegante Bewegungen, und sie lieben das Leben. Sie haben viele Freunde, oft ein halbes Dutzend sehr guter, denen sie sich jederzeit anvertrauen. Wenn ein Phosphorus-Typ umzieht, hat er schnell wieder neue Freunde, weil er sich leicht mitteilen und anvertrauen kann. Die Fähigkeit, schnell neue Freunde zu finden, bestätigt die Diagnose Phosphorus.

Als Kinder sind sie sehr leicht zu erkennen. Sie sind mager, gelegentlich auch rundlich, und geben und nehmen Zuwendung (anders als Pulsatilla-Typen, die nur nehmen). Sie geben gern Küßchen und lieben es, sich streicheln zu lassen. Meist können sie gut zeichnen, oft auch musizieren, und sie sind ganz allgemein künstlerisch veranlagt. Sie sind lebhaft, für alle Eindrücke offen und hübsch, und sie besitzen die typische phosphoreszierende Haut und das warmherzige Wesen.

Kinder haben oft Angst vor der Dunkelheit, vor Geistergeschichten und manchmal auch Märchen. Eltern fällt ihre Sensibilität und Schlaflosigkeit nach aufregenden Geschichten, nach dem Fernsehen und so weiter auf. Das Licht im Gang muß brennen und die Tür angelehnt bleiben, wenn die Kinder im Bett sind; dies ist zwar bei vielen Kindern so, doch ist hier die Dunkelangst sehr groß und hält über das normale Alter hinaus an. Es gibt sogar durchaus nicht wenige erwachsene Phosphorus-Typen, die noch Angst vor der Dunkelheit haben, wiewohl sich diese häufig in eine Faszination für die Dunkelheit, für Gespenstergeschichten und dergleichen verwandelt.

Die Betreffenden haben oft großen Durst, starkes Verlangen nach kalten Getränken sowie Eiscreme, Schokolade, Hamburgern, Fisch, Limonaden und Salzigem. In ihrem Verlangen nach Salz und Schokolade ähneln sie Natrium muriaticum, doch ist ihre Persönlichkeit diametral entgegengesetzt.

Beim Heranwachsenden finden sich zwei übliche Formen, ein ausgeprägt reservierter und schüchterner und ein noch wie das Kind strahlender und durch die Haut schimmernder Typ. Letzterer ist voller Begeisterung, offen, leichtgläubig, extravertiert, künstlerisch und strebt entsprechend seiner freundlichen, mitfühlenden Art und je nach seinen speziellen künstlerischen Neigungen den Besuch der Kunstakademie oder eine Ausbildung als Krankenschwester oder Musiker an. Die Nahrungsmittelvorlieben sind dieselben, doch mögen sie besonders Hamburger und Schokolade. In diesem Alter erschöpfen sie sich leicht durch Tanzen, lange Nächte und dergleichen. Da sie oft intelligent sind, stellen die Hausaufgaben für sie kein Problem dar, aber sie treiben mit ihren Kräften Raubbau.

Später nimmt ihre ängstliche Unruhe zu, und sie haben möglicherweise Dunkelangst und Angst davor, daß »etwas geschehen könnte«. Oft besteht eine Störung der Schilddrüsentätigkeit, vor allem nach einer Geburt. Die Schilddrüse erschöpft sich, weshalb sie Phosphor aufnehmen müssen. Sie machen sich Sorgen wegen ihrer Gesundheit, aber sie lassen sich leicht beruhigen, selbst telefonisch, und legen schnell ihre schlimmsten Ängste ab.

Wenn die Kinder von zu Hause weggehen, machen sich Phosphorus-Eltern oft übermäßige und unnötige Sorgen um die Kinder, aber auch um ihre eigene Gesundheit.

Es kann Empfindungsausfall in Fingern und Zehen auftreten, und in jedem Lebensalter kommt es sehr leicht zu hellroten Blutungen und brennenden Schmerzen an beliebigen Körperstellen. Die Brust ist die schwache Stelle, wobei Husten, brennende Schmerzen, akute Brustbeschwerden,

Erkältungen, die sich auf die Brust schlagen, Auswurf mit Streifen von frischem Blut, Spannungsgefühl in der Brust und Atembeschwerden gut auf Phosphorus ansprechen.

Leitsymptome

Offen, extravertiert oder reserviert. Künstlerisch in irgendeiner Form schöpferisch tätig. Freundlich und sympathisch. Oft groß, schlank und von zartem Körperbau. Manchmal sehr groß und trotzdem anmutig. Natürlicherweise rotes, weißes oder pechschwarzes schimmerndes Haar.

Verlangen nach Schokolade, Salz, kalten Getränken, Brausegetränken, Eiscreme, Hamburgern, Fisch, Huhn. Mag keine Tomaten, jedoch gelegentlich Tomatenketchup.

Dunkelangst. Kann nach Gespenstergeschichten, Fernsehen und so weiter nicht schlafen. Mag und braucht Gesellschaft. Findet schnell Freunde. Sprüht und glüht wie Phosphor.

Später Besorgtheit wegen der Gesundheit. Als Erwachsener Angst um andere Menschen. Wegen ihrer Menschenliebe, Besorgtheit und ihres mitfühlenden Wesens verströmen und erschöpfen sie sich, weshalb es für sie wichtig ist, Grenzen zu setzen.

Phosphor

Dies ist die Substanz, aus der Streichhölzer hergestellt werden. Wenn man ein Streichholz entzündet, flammt es auf, ist sehr heiß, sendet Licht aus, brennt hell, verlischt und verwandelt sich in dunkle Asche. Phosphorus-Menschen sind ganz ähnlich. Sie sind leicht entflammt, wenn sie Men-

schen begegnen, strahlen Wärme aus, schenken Freundlichkeit und herzliche Zuwendung und sind schnell ausgebrannt, wenn sie nicht die Kunst gelernt haben, sich zu
zügeln. Sie können verglimmen, ihre Energie und Farbig-
keit verlieren und blaß und grau werden.

Platinum

Stichwort: **hochmütig**
Ausgangssubstanz: **das Metall**

Überlastungen

Verwundungen des Ichs. Durch Zorn verletzt, insbesondere
in Verbindung mit Angst und Sorgen sowie durch Verach-
tung oder Herablassung. Frustrationen, insbesondere sexueller Art, und gescheiterte Ambitionen. – Emotionen, Berührung.

Haltung

Die Betreffenden sind hochmütig, selbstverliebt, herablas-
send, arrogant, stolz, herrschsüchtig und pflegen eine zur
Schau getragene Überlegenheit. Andere sind für sie klein.
Dies drückt sich darin aus, daß sie andere »wie kleine Jungen« statt wie erwachsene Männer behandeln.
Die Betreffenden neigen in ihrer Sexualität zu Extremen
und erkunden alle Formen von Sex. Sie sind schnell ge-
schlechtlich erregt und masturbieren oft.
Sie lieben die Extreme, das Pathos und umgeben sich mit

einem Flair von Mysterium und Verführung. Die Beziehungen sind turbulent, äußerst intensiv und voller Eifersucht, aber kurzlebig.

Sie haben fleischige, vorstehende Lippen. Sie sind idealistisch, hegen Groll und fühlen sich verlassen, getrennt, gespalten und isoliert. Sie können deprimiert sein, wobei es ihnen an der frischen Luft bessergeht.

Mögliche Erkrankungen

Empfindungslosigkeit an Kopf und Lippen, Fazialisparese, Taubheit des Sexualbereichs, allgemeiner Empfindungsausfall. Ein Gefühl, wie bandagiert zu sein. Lokale Kälte. Eierstockzysten.

Pulsatilla

Stichwort: **Aufmerksamkeit erregen**
Ausgangssubstanz: **Küchenschelle**

Überlastungen

Das Gefühl, zurückgestoßen, ungeliebt und unerwünscht zu sein, ist das Haupttrauma der Betreffenden. Hierum kreist alles andere. Eine mögliche Ursache ist die Trennung von der Mutter unmittelbar nach der Geburt oder das Fehlen eines Elternteils in den ersten Lebensjahren. Sie haben das Gefühl, daß sie nicht genug geliebt werden oder jemals wurden, und dies kann zutreffen. Eine häufige Verletzung ist auch Treuebruch.

Die Betreffenden können auch durch Schrecken, Kummer, schlechte Nachrichten, Demütigung und Enttäuschung verletzt und durch Übererregung durcheinander sein.

Haltung

Wie die Schmusekatze lieben die Betreffenden Streicheln, Lob und Aufmerksamkeit und beginnen dabei fast zu schnurren. Sie saugen Zuwendung als Kind und möglicherweise ihr ganzes Leben lang geradezu auf; und sie fordern die Aufmerksamkeit der Mutter, indem sie sich auf ihren Schoß setzen, vor allem wenn ein anderes Kind dies ebenfalls möchte. Sie wollen die Nummer eins auf dem Schoß, bei der Aufmerksamkeit, beim Schmusen sein.

Später buhlen sie mit ihrer Lieblingsbemerkung »Hast du mich lieb?« um Aufmerksamkeit. Sie können sehr starrsinnig, in ihrer Haltung unbeweglich, fanatisch, stur, Aufmerksamkeit heischend sein. Ihr Denken kreist dogmatisch immer um dasselbe Thema, und dies beruht auf der ängstlichen Erwartung, im Stich gelassen zu werden, da letzteres die prägende Erfahrung ihres Lebens war. Trennung nach der Geburt, Verschwinden eines Elternteils, Fehlen des Vaters, der Tod eines Elternteils – dies sind oft die Wurzeln.

Weil Frauen dieses Typs genau wissen, was sie wollen, und weil sie Gesellschaft brauchen, werden sie oft schon früh schwanger. Sie sind die archetypische Mutter, die viele Kinder will, um die Leere des Im-Stich-gelassen-Seins zu füllen, und bei ihnen kann Muttermilch einschießen, wenn sie nur ein Baby sehen. Sie sind ihren Kindern gegenüber sehr zärtlich und aufmerksam, aber sie können auch allzu bemutternd sein, wenn sie ihr eigenes Trauma überkompensieren. Dies paßt nahtlos zu ihrem tiefen, unstillbaren Verlangen nach Aufmerksamkeit. Sie möchten bedauert werden. Häufige Eigenschaften sind Nachgiebigkeit und Unterwürfigkeit, doch dienen sie dem Betreffenden in Verbindung mit seinem manipulierenden Verhalten oft dazu, seinen Willen durchzusetzen. Kinder klammern sich an ihre Eltern, die Frau an ihren Mann. Weil sie in ihrem Wesen Kind geblieben sind, können die Betreffenden zuweilen wegen einer Kleinigkeit weinen, und manchmal tun sie auch nur so. Wenn sie älter werden, geben sie sich äußerlich hart und unterdrücken das Weinen, doch bleiben sie innerlich gleich mit derselben Strategie zur Erlangung der Aufmerksamkeit. Sie weinen auch, wenn sie eigentlich zornig sind; dies ist bei Pulsatilla-Typen oft nicht zu unterscheiden. Sie können sehr freundliche Menschen sein, interessiert und engagiert.

Leichte Eifersucht ist häufig. Typisch ist ihre Güte, aber auch ihre wechselhafte Natur; ihre Stimmungen schwanken schnell, und man muß sich bei ihnen immer erst vergewissern, in welcher Stimmung sie sich gerade befinden.

Pulsatilla-Typen sind warme Menschen, die meist keinen Durst haben. Manchmal sagen sie, daß sie sich zwingen müssen zu trinken. Sie erröten schnell und brauchen viel frische Luft. Sie sind dicklich, oft blond, schnell eifersüchtig und haben Angst, verrückt zu werden.

Sie haben Verlangen nach Süßigkeiten, Butter und Käse. Sie mögen kein Fett, weil es ihnen nicht bekommt, und kein Schweinefleisch. Eiscreme macht ihnen Verdauungsbeschwerden.

Als Kinder wie als Erwachsene schlafen sie auf dem Rücken mit ihren Händen über dem Kopf oder auf dem Bauch.

Pulsatilla-Typen werden sehr abhängig, weshalb es ihnen äußerst schwer fällt, Beziehungen zu beenden. Sie sind ordentliche Menschen, die leicht Ekel empfinden, was

manchmal zu einem Reinlichkeitsfimmel führen kann. Der Abend und der Morgen sind schlechte Zeiten für Pulsatilla-Typen.
Frische Luft hilft immer. Die Betreffenden sitzen oft am Fenster, und sie haben einen Horror vor stickigen Cafés.

Leitsymptome

Durstlosigkeit. Warme Menschen, die viel frische Luft brauchen. Verlangt nach Aufmerksamkeit, braucht Gesellschaft. Fühlt sich im Stich gelassen.
Widerwillen gegen alles Fette. Liebt Süßigkeiten. Eifersüchtig. Weinerlich und braucht Trost. Gelblicher Ausfluß. Dogmatisch und manipulierend.

Mögliche Erkrankungen

Bei Kindern verklebte Augen, dicker, gelber Ausfluß, gelbliche Absonderung im inneren Augenwinkel.
Leichte Ohrenschmerzen, jammert und möchte getragen werden. In der Schule Magen- oder Kopfschmerzen (das Gefühl der Zurückweisung, auf das gänzlich unbewußt mit manipulierendem Verhalten reagiert wird). Weint, wenn die Mutter im Kindergarten weggeht.
Erkrankungen wie Mumps und Masern, die Brüste und Hoden in Mitleidenschaft ziehen. Leichte und kurze Periode. Schmerzhafte, stechende Krampfadern, vor allem in der Schwangerschaft. Entzündete Frostbeulen. Später wandernde Arthritis. Geschwollene Knie.
Schlaflosigkeit wegen eines bestimmten Gedankens, den man nicht loswerden kann. Häufig Herzbeschwerden,

ängstlicher Druck auf dem Herzen und Völlegefühl meist am Abend. Viele Pigmentmale. Verstopfte Nase.

Sepia

Stichwort: **will tanzen**
Ausgangssubstanz: **Tinte des Tintenfisches**

Überlastungen

Die meisten Beschwerden dieser Menschen liegen im sexuellen Bereich, der ihre wunde Stelle ist. Unterdrückter Ärger, enttäuschte Liebe, Schreck, schlechte Nachrichten und Beleidigungen machen ihnen schwer zu schaffen; was sie jedoch wirklich tief trifft, sind Abtreibungen. Ebenso leiden sie unter Sex, wenn ihnen nicht danach zumute ist – und dies ist oft fast die Regel –, und familiärem Streß, insbesondere durch kleine Kinder, die sehr anspruchsvoll sein können, weil Sepia-Typen oft nicht in der Lagen sind, Liebe zu geben.

Haltung

Die Heranwachsenden sind relativ unauffällig, genießen das Leben und ihre Beziehungen. Später leiden sie ausgeprägt unter Apathie und Gleichgültigkeit gegenüber ihren Ehemännern, Kindern und Verwandten im allgemeinen. Häufige Haltungen sind neutrale Gefühle, Empfindungen der Entfremdung und die Unfähigkeit zu liebevoller Zuwendung. Gesellschaft irritiert sie, und sie möchten allein sein. Sex interessiert sie nicht. Ihr großes Ventil ist Tanz und körperliche Anstrengung; hierbei fühlen sie sich wohl und können sie ihre Energie umsetzen. Dies ist ihr Ersatz für die Äußerung sexueller Energie.

Als Heranwachsende sagen sie meist, daß ihnen Sex nur Spaß macht, wenn sie sich mit ihrem Partner verstehen. Für Gelegenheitssex sind sie nicht zu haben, und dies ist ein früher Hinweis. Ihre Periode zieht sich über sieben Tage hin, und sie müssen täglich trainieren oder tanzen.

Wenn Sepia-Typen blond oder rothaarig sind, konzentrieren sich die Sommersprossen auf Nase und Wangen, während bei Phosphorus, einem weiteren Mittel für gleichgültige Rothaarige, die Sommersprossen oft nur auf der Nase vorhanden sind (ähnlich Sulfur).

Die Betreffenden können tief in andere blicken, erkennen Schwächen mit untrüglichem Blick und machen schneidende Bemerkungen. Später können sie kühl-distanzierte »Guru«-Typen werden.

Dieses Mittel ist bekannt als Eheretter, wenn ein Partner in einen Zustand der Erschöpfung geraten ist, wenn er alles satt hat und seine Energie verbraucht hat, insbesondere wenn die Mutter weglaufen und ihre Kinder im Stich lassen möchte – die Abkühlung der Gefühle kann sie durchaus bis zu diesem Punkt treiben.

Meist müssen die Betreffenden immer mit irgend etwas beschäftigt sein – nähen, basteln, stricken –, und oft sehen sie nebenbei fern.

Sepia-Kinder lieben Gewitter und Tanzen. Sepia verträgt keinen Trost und möchte allein weinen. Oft finden sich bei diesen Menschen Lippenbläschen oder rissige Lippen.

Sepia könnte mit Natrium muriaticum verwechselt werden, doch liegt der Unterschied in Sepias Liebe zum Tanz und Natrium muriaticums Liebe zu Salz sowie im allgemeinen Verhalten.

Mögliche Erkrankungen

Frigidität, keine Freude am Sex, Unfruchtbarkeit und Spontanabort sind wegen des Energiemangels im Sexualbereich häufig. Männer haben entsprechende Beschwerden. Trockene Scheide. Sehr häufig ist Candidose, selbst bei jungen Mädchen. Schwere, lange Periode. Vielfältige Menstruationsbeschwerden. Prämenstruelles Spannungssyndrom. Rückenschmerzen. Vitiligo, das sind weiße, pigmentfreie Hautflecke mit hyperpigmentiertem Rand. Hitzewallungen im Klimakterium.

Silicea

Stichwort: **nachgiebig, aber unverwüstlich**
Ausgangssubstanz: **Kieselsäure**

Überlastungen

Streß, Prüfungen, öffentliche Auftritte, neue Situationen, Mißerfolg, Tadel, Spott, verletzter Stolz, Schreck, übermäßige sexuelle Aktivität, übermäßige geistige Aktivität. Impfungen (mit Ausnahme von Pocken – siehe Thuja).

Haltung

»Nachgiebig, aber unverwüstlich« ist eines der Schlagworte für dieses Mittel. Weitere Beschreibungen sind: kein »Biß« für seine Arbeit, Angst vor dem Scheitern, kleinmütig, zurückhaltend, ausweichend, schwankend, nicht engagiert, ohne Rückgrat, konfrontationsscheu, schüchtern, verlegen und übervorsichtig.

Die Betreffenden hassen Streit und Auseinandersetzungen, aber weil sie sehr stur sind, wollen sie auch nicht nachgeben, weshalb sie sich in irgendeiner Weise vor dem Konflikt drücken und das Problem ungelöst lassen. Kinder gehen in ein anderes Zimmer, um der Auseinandersetzung mit den Eltern zu entgehen, und tun das, worum sich die Auseinandersetzung dreht, hinter dem Rücken der Eltern.

Ein Grundproblem bei diesem Mittel ist das Unvermögen, etwas von sich zu geben und etwas in sich aufzunehmen. Bei Silicea-Typen dauert es lange, bis Abszesse aufgehen, Splitter herauseitern (genau hierfür ist das Mittel gut geeignet) oder der Stuhl entleert wird; sie haben Schwierigkeiten, sich auszudrücken und sich durchzusetzen, wobei Langsamkeit ein Leitsymptom ist. Zugleich nehmen sie Nahrung schlecht auf, ernähren sich schlecht, haben brüchige Nägel und brüchiges Haar, nehmen neue Ideen nur langsam auf und müssen lange und intensiv nachdenken und lernen. Dieses langsame Aufnehmen ist auf allen Ebenen vorhanden, wobei Hartnäckigkeit und Beharrlichkeit ihren Einfluß geltend machen.

Silicea-Typen sind wache, fähige, intelligente Schüler mit sehr guten Leistungen. Lernen kann ihnen zum Lebensinhalt werden, und sie weichen manchmal der wirklichen Welt aus und werden zu ewigen Studenten. Ihre Laufbahn verläuft geradlinig von der Schule zur Universität, vom Dozenten zum Professor. Dieses viele Studieren zieht jedoch verschiedene Symptome nach sich wie zum Beispiel geistige Erschöpfung durch das viele Lesen und Schreiben. Eine ähnliche »Erschöpfung« ist auf anderen Ebenen zu beobachten: Kahlheit, vor allem am Wirbel, weiße Flecken auf den Nägeln und Zähnen, Lustlosigkeit und so weiter.

Dieser Typ ist eher Angestellter als Geschäftsmann, da ersteres weniger Durchsetzungsvermögen verlangt. Die Betreffenden sind keine geborenen Führer, da ihnen hierzu der Mut fehlt, aber sie können widerstrebend in Führungspositionen gelangen. Sie bevorzugen akademische Anerkennung und bauen sich eine Karriere auf, indem sie ein bestimmtes Image pflegen, zum Beispiel als der tüchtige Angestellte, der Gelehrte, der Bücher schreibt.

Sie sind auch die erfolgreichen »Aussteiger«, der Vorsitzende oder Filmproduzent, der Postbote wird oder biologisch gärtnert.

Silicea-Kinder sprechen mit einem nur auf dem Umweg über die Mutter, weil sie zu schüchtern sind, Fremde direkt anzusprechen.

Leitsymptome

Angst vor Nadeln und dem Zahnarzt wegen der Spritzen. Hält daher auch nichts von Akupunktur. Erwartungsangst. Babys lehnen die Muttermilch ab, haben große Köpfe und magere Körper (schlechte Nahrungsverwertung), einen festsitzenden sauren Stuhl, offene Fontanellen und säuerlich riechenden Schweiß am Kopf.

Frühe Kahlköpfigkeit beim intellektuellen Typ am Wirbel und anderswo. Weiße Flecken auf den meisten Fingernägeln, die leicht brechen; eingewachsene Zehennägel. Übelriechende Schweißfüße und Fußpilz. Fliehendes Kinn.

Abneigung gegen helle Farben. Schlaffer Händedruck. Spricht sehr empfindlich auf den Mond an.

Kopfschmerzen, die vom Hinterkopf zur Stirn ziehen. Hartnäckig schwärende Wunden. Langwierige Abszesse. Vergrößerte Drüsen. Neigt zu Narbenbildung. Pickel heilen mit Narben ab. Geistige Erschöpfung durch Überlastung.
Häufig wiederkehrende Infektionskrankheiten. Bei Kindern häufige Ohrinfektionen. Verhärtete Drüsen.
Dieses Mittel wirkt langsam, wie auch die Patienten sind, weshalb man einige Wochen oder Monate abwarten muß, ob es gewirkt hat.

Staphisagria

Stichwort: **Unterdrückung**
Ausgangssubstanz: **Stephanskraut**

Überlastungen

Unterdrückter und nicht ausgedrückter Ärger. Vergewaltigung. Ärger wird stark empfunden, aber niemals ausgedrückt. Dies ist die klassische Fußabtreterhaltung: Wie übel den Betreffenden auch mitgespielt wird – sie lächeln liebenswürdig und stecken alles ein. Oft leben sie in einer Situation, in der Zorn nicht ausgedrückt werden kann, zum Beispiel mit einem gewalttätigen Ehemann.
Staphisagria ist das Hauptmittel bei Körperverletzungen wie Vergewaltigung, wobei Mißbrauch und Wut im Vordergrund stehen, nicht Angst. Bei besonders brutalen Vergewaltigungen wäre zunächst Stramonium notwendig, dann Staphisagria, wenn das Entsetzen behandelt ist. Die Wut

bleibt in den Körperstrukturen um den verletzten Bereich zurück.

Die Betreffenden fühlen sich auch nach Operationen an Geschlechtsorganen sexuell verletzt, wie zum Beispiel einem Dammschnitt oder einer Gebärmutterentfernung, weil sich der Körper »vergewaltigt« fühlt, obwohl alles unter Narkose geschah. Bei vielen Frauen ist nach einer Gebärmutterentfernung jegliches sexuelle Interesse erloschen, weil sie sich verletzt fühlen und im Sexualbereich eine große unterdrückte Wut zurückgeblieben ist. Der Verkehr bringt diese aufgestaute Wut wieder an die Oberfläche, und wenn die Frauen ihre Wut unterdrücken, geben sie statt dessen die Sexualität auf.

Das Mittel muß oft Müttern nach der Geburt gegeben werden. Ein Abtreibungsversuch kann im Fötus eine große Wut bewirken, der sie in keiner Weise äußern kann.

Das Mittel ist weiterhin notwendig, wenn Zorn nicht behandelt oder Zorn mit Entrüstung oder stillem Kummer unterdrückt wird, bei Enttäuschungen und enttäuschter Liebe, Empörung und erlittener Demütigung.

Es hilft Menschen, die immer wieder gewalttätige Übergriffe erdulden müssen oder immer wieder Beziehungen mit gewalttätigen Ehepartnern eingehen.

Auf einer umfassenderen Ebene ist diese Mittel oft in Ländern und Kulturen notwendig, die eine lange Geschichte der Unterdrückung oder Kolonisierung haben, und in Gegenden, die unter der Kontrolle einer fremden Macht stehen. Es wird auch benötigt in Ländern, in denen Männer jahrhundertelang über Frauen geherrscht haben und diese mit ihrem unterdrückten Leben scheinbar ganz zufrieden sind. Es wird in Familien gebraucht, in denen Menschen einer übermäßigen elterlichen Gewalt ausgesetzt sind, nicht unbedingt Gewalttätigkeit, aber dem Zwang einer ständigen

Unterwerfung, und wenn mehrere Generationen in großer räumlicher Enge zusammenleben müssen. Die wichtigste auslösende Ursache ist hier unterdrückter Zorn. Da aber Vorstehendes auf verschiedene Mittel hinweisen kann, muß sichergestellt werden, daß auch das nachfolgende Symptomenbild vorhanden ist.

Haltung

Staphisagria ist der nette, liebe Mann oder die nette, liebe Frau mit einem dominanten Ehepartner (was in manchen Ländern sehr verbreitet ist). Wenn mehrere Frauen in einem Haus zusammenleben, ist Staphisagria der Fußabtreter.

Das Mittel gehört auch zu jedem Opfer eines Angreifers, wobei der Angriff keine Bedrohung sein muß, sondern einfach ausgeübte Macht sein kann.

Staphisagria-Typen bleiben in allen Lebenslagen nett und lächeln, wie sie es auch als Kind schon gegenüber strengen oder gewalttätigen Eltern versuchten, weil sie sich nicht anders zu helfen wußten. Diese Haltung kann aber auch eine religiöse Ethik zur Grundlage haben, die von ihnen verlangt, lächelnd auch die andere Wange hinzuhalten.

Sie sagen, daß sie furchtbar sind, wenn sie eine Wut bekommen, aber dabei tun sie nichts weiter, als Gegenstände zu werfen und zu zerbrechen und Türen zuzuschlagen. Dies halten sie für furchtbar. Es ist das Kind strenger Eltern, das hinausläuft und in seiner Wut mit irgend etwas wirft. Sie unterdrücken ihren Zorn und werfen irgendwelche Dinge, wenn sie schließlich gar nicht mehr anders können – das ist alles.

Ein Gerstenkorn am Auge ist ein wichtiger Hinweis, ebenso

frühe Masturbation bei Kindern. Die praktizierte Sexualität und Masturbation stehen im Verhältnis zum Grad der Unterdrückung von Gefühlen.

Mögliche Erkrankungen

Alle Beschwerden, die durch obiges bedingt sind, zum Beispiel Magengeschwüre als Folge der »runtergeschluckten« Emotionen, Störungen im vegetativen Nervensystem, an den Genitalien und Hautkrankheiten.

Stramonium

Stichwort: **Festhalten aufgrund panischer Angst**
Ausgangssubstanz: **Stechapfel**

Überlastungen

Stramonium ist ein wichtiges Mittel für panische Angst. Eine sehr häufige auslösende Ursache ist Geburtstrauma, ebenso panische Ängste durch Kriege, die mehr oder weniger lang zurückliegen. Das Mittel ist nach einem Krieg oft mehrere Generationen lang notwendig.
Es ist das Mittel für panische Angst, wenn jemand an einem engen Ort wie einem Geburtskanal, einem Inkubator oder einem steckengebliebenen Aufzug festgehalten wird. Es paßt auch auf die Panik durch Bombardierung.
Weitere auslösende Ursachen sind Trennungen mit längerer Isolation oder kurze, aber kritische Isolationen wie zum Beispiel Alleinbleiben in einem Inkubator nach der Geburt,

wodurch panische Angst und angsterzeugender Zorn entstehen können. Ähnlich können die Reaktionen auf einen gewalttätigen Vater sein. Eine in Betracht gezogene Abtreibung kann der Fötus als Gewalt empfinden, die ein ganzes Leben lang neu inszeniert wird.

Das Mittel paßt auf Kinder, die in gewalttätigen, alkoholsüchtigen oder religiös fanatischen Familien aufwuchsen, in denen Gewalt üblich ist, und auf Menschen, bei denen in der Schule wahllos vom Stock Gebrauch gemacht wurde.

Es gehört auch zu Angriffen durch Straßenräuber und Vergewaltiger oder Bedrohung mit einer Schußwaffe, wenn man damit rechnen muß, nicht nur vergewaltigt, sondern auch ermordet zu werden, und zu Überfällen, bei denen das Opfer bis zur Bewußtlosigkeit gewürgt wird.

Haltung

Diese Menschen haben große Angst vor Gewalt oder Überfällen. Sie können gewalttätige Phantasien haben und selbst aggressiv und gewalttätig sein, etwa Straßenräuber, Soldaten, die Frauen mit der Waffe in der Hand vergewaltigen, Menschen mit gewalttätigen Impulsen, die sich zwingen müssen, ihre Kinder nicht zu schlagen, und Väter, die aus diesem Grund ihre Familien verlassen, weil sie die Gewalttätigkeit nicht in den Griff bekommen, die ihre Kinder in ihnen auslösen.

Das Mittel paßt auch auf Menschen, die mit jemandem Beziehungen haben, der zu Gewalt neigt, der sie einschüchtert oder tatsächlich gewalttätig ist, den sie aber nicht verlassen können, weil sie Angst haben, dann niemanden mehr zu haben.

Große Angst, nachts allein zu sein, ist ein Leitsymptom. Die

Dunkelangst ist so groß, daß manchmal sogar Erwachsene bei Licht schlafen müssen.

Ein weiteres Leitsymptom ist Stottern vor dem ersten Wort. Andererseits können die Betreffenden Dichter, Sänger und Komponisten oder beides sein.

Sie können schwere Alpträume haben, aus denen sie mit verstörtem Blick aufwachen, und sie sind dann fast untröstlich, insbesondere Babys und Kinder mit einer langen Austreibungsphase bei der Geburt.

Stramonium-Typen haben Angst vor Gewalt, tiefem Wasser, Spiegeln, spiegelnden und glänzenden Oberflächen, sogar vor Tonkassetten, der Dunkelheit, vor Monstern, (schwarzen) Hunden, Hunden bei Nacht und nachts vor dem Alleinsein. Oft tragen sie schwarze Kleider und sind von der Dunkelheit fasziniert, fürchten sich aber auf Friedhöfen und müssen Licht haben.

Weiterhin haben sie Angst vor Tunneln, vor allem wenn der Zug stehenbleibt und das Licht ausgeht, und sie leiden an Klaustrophobie. Als Kinder treten, schlagen, beißen sie und dergleichen mehr – ganz wie bei Belladonna. Im Gegensatz dazu sind sie jedoch eifersüchtig, und vor allen Dingen haben sie nachts panische Angst, allein zu sein.

Sie fühlen sich oft isoliert und allein und kompensieren dies durch krampfhaftes Festhalten, indem sie beispielsweise in der Bibliothek immer am selben Platz sitzen. Oder sie wollen nicht Auto fahren, weil sie ihren sicheren Hort nicht verlassen können. Sie klammern sich an ihren Ehepartner und sagen, daß sie ihn über alles lieben, aber diese Liebe ist eher ein Anklammern.

Religion dient oft als Kompensation für die intensive Empfindung der Isolation; an Gott kann man sich schließlich überall klammern. – Enge Verwandtschaft mit Aconitum.

Krämpfe. Stottern. Krankhafter religiöser Fanatismus. Alle Beschwerden mit diesen Verwundungen und Haltungen.

Sulfur

Stichwort: **Erfinder mit Juckreiz**
Ausgangssubstanz: **Schwefelblüte**

Überlastungen

Ihr Hauptproblem ist verletzter Stolz oder die Verletzung ihres aufgeblähten Ichs; wegen ihrer Selbstzentriertheit kommt wenig an sie heran, höchstens Beschämung, die ihr aufgeblähtes Ich kränkt. Auch schlechte Nachrichten und Schreckensberichte erreichen sie. Die Ursache ist konditionierende Liebe durch die Eltern.
Unterdrückter Zorn bricht durch ihre Haut in Form von Juckreiz (Irritation) und Ausschlag (übersiedender Zorn) hervor.

Haltung

Das Grundmittel hat viele Facetten, doch ziehen sich bestimmte feste Merkmale durch alle Profile hindurch.
Die Betreffenden litten praktisch immer einmal an einem juckenden Hautausschlag. Sie sind wißbegierig und erfindungsreich. Sie haben viel Energie und sind oft überaktiv. Egoismus prägt sie von der Wiege bis zum Grabe. Sie halten

sich für den Nabel der Welt; sie sind egozentrisch in dem Sinne, daß sie andere Menschen und Dinge immer relativ zu sich selbst sehen.

Sie sind faul und äußerst unordentlich; ihr Zimmer ist ein Augiasstall, aber sie behaupten, daß sie alles finden. Sie haben ständig Hunger und insbesondere großen Appetit auf ein zweites Frühstück etwa um 11.00 Uhr, weshalb sie dick werden. Sie sind oft sehr naschhaft und mögen keine Eier. Meist haben sie Höhenangst.

Es sind in aller Regel sehr warme Menschen, tragen auch im Winter nur leichte Kleidung und stecken ähnlich wie Pulsatilla und Medorrhinum ihre Füße aus dem Bett.

Es sind oft praktische Menschen, die schöpferische Arbeiten mit viel Erfindungsgeist durchführen.

Sie haben ein rotes Gesicht (worin sich ein innerer, ihnen unbewußter Zorn widerspiegelt), neigen zum Alkoholismus, haben große Energie und enormen Appetit, sind extravertiert und großzügig, machen Geschenke, um Anerkennung zu erlangen, was ihre Art ist, Liebe zu gewinnen. Sie haben in ihrer Kindheit gelernt, daß man etwas tun muß, um Wertschätzung und Liebe zu erlangen, weshalb dies zu ihrer Lebenshaltung wurde. Sie haben manchmal eine naive vordrängerische Art, die gesellschaftlich ziemlich unbeholfen ist.

Sulfur-Typen sind technische Offiziere, Chirurgen auf fernen Inseln, Installateure und Zimmerleute, oder sie sind in einem helfenden Beruf tätig. Die weniger praktischen Typen können tiefe Denker sein, die viele gute Ideen haben, aber wenig praktisches Geschick und wenig Energie. Sie sind Professoren, erfindungsreiche Ingenieure, schöpferische Physiklehrer, philosophische Psychologen und New-Age-Anhänger. Sie erfinden »Perpetuum mobiles«, Antischwerkraftmaschinen, skurrile Fahrräder und allerlei verrückte und ungewöhnliche Dinge, durch die sie Aufsehen erregen.

Mit ihren Ideen und Theorien kommen sie besser zurecht als mit ihrer Familie. Sie glauben, anderen geistig überlegen zu sein, und blicken mit Abscheu auf »geringere Sterbliche« herab.

Dieser Typ kann sehr groß, gebückt, wissenschaftlich, schlampig und ungewaschen sein, in einem Augiasstall leben, im Winter offene Sandalen und schmutzige Kleider tragen und Körpergeruch haben. Alle Aktivitäten, bei denen sie selbst im Zentrum stehen, sagen ihnen zu. Typisch für sie sind Erfindungen oder eher noch Ideen, die niemals in die Tat umgesetzt werden. Sie können Rauschgift rauchen, hoffnungsvolle Träumer oder faule Studenten sein, und sie übertreiben gern.

Die Sulfur-Frau ist oft ein wenig männlich, scharfzüngig mit rascher Auffassungsgabe und großen intellektuellen Fähigkeiten und zugleich die Praktischere in einer Partnerschaft. Bei Vorträgen und in der Klasse fallen sie sofort auf. Sie stehen auf und stellen interessante, meist aber theoretische Fragen und tragen exzentrische, auffällige Kleidung. Wenn man sich über ihre Theorien lustig macht, kümmert es sie nicht; sie sind so sehr von sich selbst eingenommen, daß sie dies gar nicht mitbekommen und einfach eine andere Frage stellen.

Als Kinder zerlegen sie alles, um herauszufinden, wie es funktioniert, und bauen es wieder zusammen. Sie wollen nicht ins Bett und bekommen nie genug von interessanten Gesprächen. Es sind schmutzige Kinder, überall dabei, neugierig, prahlsüchtig und selbstzentriert.

Selbstzentriert, egoistisch, eingebildet. Erfindungsreich und kreativ. Kinder, die an Mechanik interessiert sind und immer schmuddelig aussehen.

Voller Theorien. Sehr warme Menschen, doch können sie auch kalt sein. Juckreiz und Ekzem. Sammeln alles, was irgendwie brauchbar erscheint.

Kauen auf den Nägeln. Lieben fettes Fleisch, Süßigkeiten, Salz, stark Gewürztes und mögen oft keine Eier. Unordentlich und philosophisch interessiert.

Mögliche Erkrankungen

Meist leiden Sulfur-Typen an ernsten Hautproblemen – es juckt sie immer und überall. Ekzem.

Warnhinweis: Wenn sich der Betreffende von seinen Hautausschlägen mit Cortisonsalben oder ähnlichem weitgehend befreit hat, darf man nicht sofort Sulfur geben. Bitten Sie den Patienten, alle Salben abzusetzen, und warten Sie ab, was geschieht. Wenn man die Salben absetzt und *sofort* mit der Behandlung beginnt, brechen die Ausschläge möglicherweise schlimmer als je zuvor wieder aus, und man riskiert Vorwürfe.

Wenn man schwere Fälle von Hautkrankheiten behandeln will, muß man sehr langsam vorgehen. Die Betreffenden sollen die Salben weiter anwenden, und wenn deutliche Fortschritte eintreten, kann man sie langsam absetzen. Dies gilt vor allem bei schweren Ausschlägen. In leichteren Fällen geht man einfach entsprechend den üblichen Anweisungen vor.

Ein weiterer Hinweis: Hauterkrankungen können mit den

verschiedensten Mitteln geheilt werden; setzen Sie Sulfur nur ein, wenn es paßt.

Wenn der Sulfur-Typ Alkoholiker ist, hat er eine rote Nase. Er leidet häufig unter Hämorrhoiden.

Tarantula

Stichwort: **schnell**
Ausgangssubstanz: **Tarantel**

Überlastungen

Unerwiderte Liebe. Schlechte Nachrichten, Schelten und Strafe, auch im Mutterschoß.

Arbeiten mit knappen Terminen. Schwere Überarbeitung; die Betreffenden arbeiten, um ihren inneren emotionalen Schmerz nicht wahrnehmen zu müssen.

Schläge, weil man eine Prüfung nicht bestanden hat, was zum Beispiel zum frühen Ausbruch von Diabetes führen kann.

Haltung

Überaktive Menschen mit unruhigen Beinen. Das Bett ist am Morgen zerwühlt.

Die Betreffenden sind gespannt wie eine straffe Feder und besitzen, wenn sie sich in der Gewalt haben, übermenschliche Ausdauer und Kraft. Alles, was sie tun, tun sie in Eile.

Sie arbeiten sehr hart, sind von Konkurrenzdenken geprägt, haben zwei oder drei Berufe, studieren nebenbei und gehen jeden Tag ins Training. Vor allem lieben sie Aerobic. Mit Menschen, die langsam sind, haben sie keine Geduld.

Ein typisches Merkmal ist hektisches Umherspringen im Kreis, vor allem bei extremeren Typen. Meist spielt die kreisförmige Bewegung eine große Rolle: beim Tanzen, bei der Gymnastik, beim Schlafen im Bett. Die Betreffenden sind sehr rhythmisch. Zum Lernen brauchen sie Musik. Rhythmische Musik beruhigt sie. Wenn sie nicht tanzen können, spielen sie Klavier, stricken oder betätigen sonstwie ihre Finger, die sie kaum stillhalten können.

Sie können Rot, Grün und Schwarz nicht ausstehen; sie meiden Kleidungsstücke und Süßigkeiten mit diesen Farben.

Sie sind schlau, verschlagen und ausweichend, tricksen, spielen den Kranken und verbergen sich. Sie spinnen ein tückisches Netz, in dem man sich verfangen kann.

Auf unerwartetes destruktives Verhalten kann heftiges Gelächter folgen. Hysterische Anfälle können durch Musik gelindert werden oder enden mit einem Lachen und Entschuldigungen für das Verhalten.

Tarantula-Typen haben eine Abneigung gegen Berührung und essen Sand.

Mögliche Erkrankungen

Intensive Sexualität, Erotomanie, Juckreiz an den Genitalien. Tumoren der Hoden beziehungsweise Eierstöcke. Rückenschmerzen, Hexenschuß, Ischias.
Herzklopfen, Angina pectoris und Erkrankungen der Mitralklappe. Veitstanzähnliche Bewegungen. Diabetes.

Thuja

Stichwort: **der Schauspieler**
Ausgangssubstanz: **Zweige des Lebensbaumes**

Überlastungen

Schuldgefühle, Pockenimpfung. Unterdrückung von Warzen. Gonorrhöe bei den Eltern. Feuchtigkeit.

Haltung

Thuja-Typen sind verschlossen, voller Schuldgefühle und falsch. Sie sind Schöntuer, die innerlich böse sein können. Sie verbergen ihre wahre Natur, um keinen Argwohn zu erwecken. Sie spähen andere aus und halten sich selbst bedeckt. Sie sind selbstgenügsam und selbstzufrieden. Sie haben die eigentümliche Vorstellung, daß in ihnen etwas Lebendiges haust oder daß sie zerbrechlich sind.
Sie möchten geliebt werden, spüren aber, daß sie nicht liebenswürdig sind. Deshalb versuchen sie, in eine geeignete Maske zu schlüpfen und sich einem bestimmten Rollenmodell anzupassen. Sie fühlen sich innerlich häßlich, halten dies aber geheim und versuchen alles, um geliebt zu werden.
Es sind vernachlässigte Kinder. Die Symptome treten hauptsächlich um 3.00 Uhr morgens auf.
Sie träumen, daß sie in die Tiefe stürzen, fühlen sich bei feuchtem Wetter schlechter und haben Verlangen nach Zwiebeln, die ihnen aber nicht bekommen.
Das Mittel ist für die schädlichen Folgen der Pockenimp-

fung indiziert. Der Impfzwang wurde in Deutschland 1976 aufgehoben.

Mögliche Erkrankungen

Zerfurchte, gewellte, verdickte, häßliche und deformierte Nägel. Kopfschmerzen. Gewächse und Wucherungen jeglicher Art, insbesondere (große) Warzen.
Portioerosion (oberflächlicher Substanzverlust am Scheidenteil des Gebärmutterhalses). Asthma, das oft auf Arsenicum folgt. Verschlimmerung durch Feuchtigkeit. Süßlicher Schweiß.
Katarrhe jeglicher Art – Nasen-, Rachenkatarrh. Candidose. Muttermale.

Tuberculinum

Stichwort: **gelangweilter Reisender**
Ausgangssubstanz: **Tb-Bakterium**

Überlastungen

Familiäre Tuberkulose, auf die lebenslange Brustbeschwerden bei einem Eltern- oder Großelternteil hinweisen.

Haltung

Die Betreffenden haben das Bedürfnis, zu reisen und ihr Leben zu ändern. Sie tragen eine romantische Sehnsucht in sich, das unerträgliche Gefühl, nicht erfüllt zu sein. Sie wechseln häufig den Arbeitsplatz, die Wohnung, den Partner, die Einrichtung, das Auto, weil sie irgendwie ihre Langeweile bekämpfen müssen.

Sie sind am Morgen nach dem Aufwachen sehr reizbar und können zu Zerstörungswut und destruktiven Phantasien neigen, wenn sie ihren Willen nicht bekommen. Sie sind oft geistig zurückgeblieben oder sogar autistisch.

Zweijährige haben Wutanfälle und sind überhaupt schwierig. Sie zerstören Dinge, an denen man hängt, sind überaktiv und trotzig.

Sie haben Angst vor Hunden und sind allergisch gegen Katzen, die sie sich trotzdem ins Haus holen. Sie knirschen mit den Zähnen und kreischen im Schlaf. Sie sind optimistisch.

Vor Stürmen geht es ihnen schlechter, und sie fahren im Auto gerne mit offenem Fenster. Oft haben sie Brustbeschwerden, und Kinder schlagen den Kopf wiederholt gegen das Bett.

Kinder haben eine feine Behaarung an der Wirbelsäule, und das Weiße des Auges ist bläulich getönt. Sie lieben kalte Milch, obwohl sie sie nicht vertragen, Salziges, Fettes und Eiscreme.

Nachfolgend möchte ich ein Zitat aus Stewart Wildes Buch *The Secrets of Life* wiedergeben, das für mich die perfekteste Zusammenfassung von Tuberculinum liefert:

»Ich bin mein ganzes Leben gereist. Ich muß schon bei meiner Geburt Wanderlust in meinen Adern gehabt haben. Ich weiß nicht, wie es Ihnen ergeht, aber ich habe das Gefühl, daß ich Orte verschleiße. Wenn man zum erstenmal irgendwo ist, ist alles zauberhaft und interessant, alles ist neu und frisch und erfreut das Gemüt. Dann wacht man eines Morgens auf, und der süße kleine Laden an der Ecke ist gar nicht mehr süß, und in der kleinen Kneipe, wo man so gerne saß, krabbelt eine Küchenschabe auf dem Teller. Die Menschen, denen man begegnet, erzählen einem alle dasselbe wie letzte Woche schon, und plötzlich merkt man, daß man dem Ort den ganzen Zauber genommen hat, den er für einen bereithielt. An diesem Punkt beginnt in meinem Kopf ein leises Summen. Es ist zuerst kaum vernehmbar, aber wenn ich gut zuhöre, dann wird es immer lauter und lauter, und schließlich höre ich deutlich: ›Flughafen! Flughafen! Flughafen!‹«

Mögliche Erkrankungen

Brustinfektionen und sogar Lungenentzündung, wenn in der Familie Tuberkulose auftrat. Häufiges Husten, insbesondere ein harter, kurzer, trockener, flacher oder beständiger Husten. Schmalbrüstig.

Asthma, das sich an der frischen Luft und beim Fahren mit offenem Fenster bessert. Kinder, die nicht gedeihen wollen, häufige Brustbeschwerden, Erkältungen und so weiter. Wiederkehrendes, auch unerklärliches Fieber, wiederkehrender Durchfall.

Kopfschmerzen, wie wenn ein eisernes Band um den Kopf läge, können regelmäßig wiederkehren. Arthritis mit Gelenkschmerzen, die bei Kälte, feuchter Witterung, beim Aufstehen und nachts (hier mit Unruhe) schlimmer sind; Besserung durch Wärme und Bewegung.

Alle Beschwerden mit obigem Bild.

9 Genesung von emotionalen Leiden: Hinweise zur Selbsthilfe

Gezieltes Ansprechen des Traumas

Um die in tiefen Traumata gespeicherte Energie freizusetzen, um diese Traumata zu »heilen«, ist äußerst konzentrierte, kraftvolle Aufmerksamkeit und Durchhaltevermögen erforderlich. Mit einem homöopathischen Mittel kann dies relativ einfach sein, da es für uns den schwierigsten Teil übernimmt, nämlich die Aufrechterhaltung der Zielorientierung. Die Mittel sind feststehende, tiefgreifende, hochwirksame alte Heilenergien, die bei richtiger Anwendung ihre konzentrierte Wirkung nicht verfehlen.

In der Praxis kommt es oft zu nur vorübergehenden Behebungen. Wenn zum Beispiel jemand ein Angsttrauma hat und ein mitfühlender Mensch die Angst überbrücken half und einen Teil des Kummers auflöste, dann könnte die nächste kummererzeugende Situation das Problem wieder verschärfen und das Trauma wiederaufleben lassen. Der Abbau des Kummers ist durchaus nützlich und vielleicht sogar lebensrettend, doch kann eine wirkliche Heilung nur eintreten, wenn die Wurzel des Problems beseitigt wird.

Hierfür ist es wichtig, daß der Patient selbst den Willen zur Veränderung hat, und vor allen Dingen muß die Aufmerksamkeit auf das Grundtrauma, nicht auf dessen äußere Wirkungen gerichtet werden. Dies ist eine der großen Stärken der homöopathischen Vorgehensweise. Sie benennt das Trauma und gibt ein homöopathisches Mittel hierfür an.

Dieses geht das Trauma konzentriert, beständig, ja sogar unerbittlich, aber zugleich sanft mit dem Tempo an, das der Patient selbst bestimmt. Dadurch wird die alte Energiestruktur gelockert, gelöst und schließlich aufgelöst, wodurch die Heilung eintritt.

Verordnen und abwarten

Hierfür braucht man das richtige Mittel, in manchen Fällen auch eine Mittelfolge, und dies muß über einige Monate durchgehalten werden (was nicht unbedingt bedeutet, daß das Mittel die ganze Zeit eingenommen werden muß), bis eine wirkliche durchgreifende Veränderung eintritt, die ohne weitere Behandlung Bestand hat. Das kann Jahre dauern, nachdem eine Einzeldosis die Heilung in Gang gesetzt hat; manchmal muß auch in mehrmonatigen Abständen eine Dosis gegeben werden.

Das homöopathische Mittel regt je nach der Vitalität des Patienten eine mehr oder weniger schnelle Heilungsreaktion an, und hieran sind viele Faktoren beteiligt. Jüngere Menschen werden in der Regel erheblich schneller geheilt als ältere. Beim Zehnjährigen kann es Wochen dauern, beim Vierzigjährigen Monate und beim Siebzigjährigen noch länger.

Irrtümer sind ungefährlich

Die Homöopathie ist ein mildes Verfahren, das dem Anwender sehr entgegenkommt, und wenn man sich an die Anleitungen hält, besteht praktisch kein Risiko. Selbst wenn unerwünschte Wirkungen auftreten, braucht man nur das

Mittel abzusetzen, um die Situation wieder in den Griff zu bekommen. Bei vernünftiger Vorgehensweise ist es fast unmöglich, mit homöopathischen Mitteln einen Schaden anzurichten.

Ein Warnhinweis ist trotzdem angebracht: Verwenden Sie nicht verschiedene homöopathische Mittel gleichzeitig. Dies sind keine Vitamine, Tonika, Blütenmittel oder sonstigen Medikamente ähnlicher Art. Dies ist ein sehr tiefgreifendes Heilverfahren, mit dem man entsprechend umgehen sollte. Mittelkombinationen können gefährlich sein und Reaktionen unterdrücken. Es kann jeweils immer nur ein Mittel das richtige sein; alle übrigen *müssen* falsch sein. Dies ist ein sehr ernst gemeinter Hinweis.

Andererseits kann man durchaus verschiedene Mittel nacheinander einsetzen, und dies kann sogar sehr wesentlich sein. Hiermit meine ich, daß man ein Mittel auswählt, es einige Wochen oder wahrscheinlich einige Monate einsetzt, vielleicht sogar Jahre, und dann ein anderes Mittel wählt, wenn sich der Betreffende ändert. Bei Kindern treten die Veränderungen und Verwandlungen viel rascher ein als bei Erwachsenen.

Leitlinien für die Heilung

Hier kommen zwei ganz verschiedene Fähigkeiten zum Tragen. Die erste besteht in der Auswahl des richtigen Mittels, die oben besprochen wurde. Die zweite ist die Überwachung des Heilungsprozesses, damit die Mittel in der richtigen Menge und Häufigkeit eingesetzt werden. Dies ist nicht besonders schwierig, weil die Reaktionen oft gut feststellbar sind und weil eine Überdosierung nicht schadet, da der Körper übermäßige Reize in aller Regel nicht aufnimmt.

Es gibt allerdings empfindliche Menschen, die aus Erfahrung wissen, daß bei ihnen eine Überreaktion auftreten kann; für diese Menschen gilt eine spezifische Verordnungsform (siehe Seite 335, »Drei-Glas-Methode«).

Heilungsanzeichen

Die Heilung ist in der Regel am Auftreten mehrerer der nachfolgenden Reaktionen zu erkennen.

– Subjektives Wohlbefinden. Irgendwie fühlt man sich gut und wieder wie früher. Die Lebenslust ist zurückgekehrt, und man hat mehr Selbstvertrauen. Solche Empfindungen sind ein sehr sicheres Zeichen.
– Man hat die Fähigkeit, mit weniger Streß das Leben effektiver zu meistern.
– Man hat mehr Energie, fühlt sich lebendiger, leistungsfähiger, hat wieder Lust zu laufen, lacht viel.
– Veränderungen im Leben, auch wenn dies auf einem Zufall zu beruhen scheint. Vielleicht wechselt man die Stelle, oder es ergeben sich Verschiebungen in der eigenen Haltung gegenüber der Arbeit, dem Studium oder gegenüber Kollegen, Freunden und Verwandten. Vielleicht wendet man sich dem Leben aktiver zu, ändert seinen Freundeskreis, beendet schlechte Beziehungen und schließt neue Freundschaften.
– Man hat mehr schöpferische Intuition.
– Die homöopathische Erstverschlimmerung. Nach der Einnahme eines homöopathischen Mittels kann eine sogenannte Erstverschlimmerung auftreten, wiewohl dies bei den hier empfohlenen Mitteln nur sehr selten der Fall sein dürfte. Es ist praktisch ausgeschlossen, daß das ur-

sprüngliche Trauma während des Heilungsprozesses in der Intensität der ersten Erfahrung wiederkehrt, es sei denn, es liegt noch nicht lange zurück und war sehr intensiv; in diesem Fall sollte man jemanden konsultieren, der im Zuhören geschult ist. In aller Regel genügen jedoch der Ehepartner, die Eltern oder ein Freund, und diese Personen sind wohl immer die beste Wahl.

Oft tritt eine anfängliche körperliche Verschlechterung ein, die Tage, Wochen oder sogar Monate dauern kann, wenn die körperlichen Symptome schon längere Zeit bestanden. Im allgemeinen ist diese Verschlechterung entweder kurz und schmerzhaft oder langsam, weniger dramatisch und mehr über einen längeren Zeitraum verteilt.

Diese Verschlimmerung hat ihre Ursache oft darin, daß sich der Körper von Giftstoffen befreit, sei es über Stuhl oder Urin, durch die Haut in Form von Ausschlägen, Pickeln, Furunkeln oder Fieber, sei es durch die Nase als Schneuzen, Erkältung und so weiter oder durch den Mund durch Erbrechen. Furunkel treten oft in der Nähe toxischer Körperregionen auf. Die Erholungsphase dauert meist ebenso lange wie die Verschlimmerungsphase; wenn man sich also einen Tag schlechter fühlt, endet diese Verschlechterung auch am nächsten Tag wieder. Vorübergehende Verschlimmerungssymptome dürfen daher nicht als Nebenwirkungen interpretiert werden, sondern sie sind vielmehr Zeichen der Heilungsbemühungen des Körpers.

– Es ist gut, wenn die alten Symptome kurzzeitig wiederkehren, vor allem wenn dies in der umgekehrten Reihenfolge ihres ersten Auftretens geschieht. Das kann wenige Sekunden oder aber erheblich länger dauern. Dies ist das Gesetz der Heilung, das gelegentlich auftritt.

Einer weiteren Gesetzmäßigkeit zufolge, der sogenannten Heringschen Regel, verschwinden die Symptome in absteigender Reihenfolge ihrer Schwere von den inneren Organen zu den äußeren oder weniger kritischen und von oben nach unten. Besserungen der Atemwege und des Herzens können nach oben und außen erfolgen, da diese von den Lungen (schwerwiegend) zum Rachen und zur Nase (weniger schwerwiegend) gehen. Die Rückkehr eines Hustens bei Asthma kann ein gutes Zeichen dafür sein, daß die Brust sich reinigt.

Wenn sich Asthma also in einen Hautausschlag oder in Niesanfälle verwandelt, ist dies gut; wenn sich Heuschnupfen oder Ekzem in Asthma verwandelt, ist dies nicht gut, sondern Unterdrückung und Verschlimmerung.

- Es ist in Ordnung, wenn sich die physischen Symptome einfach bessern, sofern dies nach der Heringschen Regel geschieht.

- Gelegentlich kann ein bedeutungsvoller Traum oder eine Traumserie, auch wenn sie unverständlich bleibt, ein Heilhinweis sein, wenn man das Gefühl hat, daß der Traum in irgendeiner Weise passend, wichtig oder positiv ist. Wenn zum Beispiel das Trauma mit Trauer zu tun hat, ist es ein positives Zeichen, wenn man den Verstorbenen im Traum in einer schönen Weise sieht. Bei Angst wäre eine tiefe Erleichterung im Traum gut. Vertrauen Sie dem *Gefühl*, das Sie bei der Traumerfahrung haben.

- Normalerweise ist der Ablauf so, daß man sich zunächst seelisch besser fühlt; dann verschlimmern sich vorübergehend die körperlichen Symptome, wenn die Giftstoffe ausgeschieden werden. Leichte Kost oder Obsttage können Linderung bringen, wenn diese Wirkungen sehr stark sind.

Wenn die alten körperlichen Symptome krampfbedingt waren, wie zum Beispiel Asthma oder Kopfschmerzen, werden sie allmählich nachlassen; neue Anfälle werden weniger schwer, kürzer und seltener sein. Ein gelegentliches Wiederauftreten in einer milderen Form ist daher kein Anlaß, in Panik zu geraten und es mit einer neuen Verordnung zu versuchen, wenn die Heilung schon in Gang gekommen ist.

Anzeichen für das Ausbleiben einer Heilung

Dies sind insbesondere:

- keine Wirkung: falsches Mittel;
- ein neues Symptom: absolut das falsche Mittel;
- Umkehrung des Heilungsgesetzes, Unterdrückung: Behandlung unterbrechen, abwarten, gegebenenfalls Gegenmittel geben;
- Verschlimmerung ohne spätere Besserung: Das Mittel paßt nur beinahe.

Der innere Heilungsprozeß

Traumata nisten in Fleisch, Zellen, Muskeln, Sehnen, Haltung, Organen, Erinnerungen und in alten Emotionen und beschränkenden Gedanken. Wenn das Mittel seine Wirkung tut und das Immunsystem die Anspannungen, Verzerrungen und Erinnerungen allmählich auflöst, wird die bisher hierfür gebundene Energie frei und strömt wieder im Körper, so daß mehr Lebensenergie zur Verfügung steht. Dieser Energiestrom zerstreut alte Empfindungen des Verletztseins, und die Seele erlangt wieder eine größere Klarheit, die wir so erfahren, daß wir uns wieder »ganz wie der/die alte«, im inneren Frieden und so weiter fühlen. Wir reagieren vielleicht anders auf alte Situationen, nicht mehr nach den alten Denk- oder Gefühlsmustern, sondern in einer neuen Art, oder wir nutzen jetzt Chancen, die wir bisher verstreichen ließen. Dadurch entstehen wirkliche Veränderungen.

Durch die Freisetzung von Energie lösen sich Blockierungen auf, emotionale Knoten werden gelöst, und die damit verbundene Anspannung der Rücken- oder Gelenkmuskulatur verschwindet. Die in der Gebärmutter hausende Wut verflüchtigt sich, und die Libido kehrt zurück. Oder es wird die Angst vor Überfällen in Träumen aufgelöst, und das Zittern beim Sprechen und die Angst, allein zu gehen, verschwinden. Bei Trauertraumata löst oft irgendein geringfügiges Ereignis ein heftiges unerwartetes Weinen um jemanden aus, der schon vor Jahren verstorben ist; es ist so, als ob es eben erst geschehen wäre, und dann überwindet man es.

Alle diese emotionalen Lösungen können als Reaktion auf ein scheinbar geringfügiges Ereignis auftreten. Oft aber bemerkt man nichts Besonderes, sondern fühlt sich einfach besser. Dies dürfte bei der Mehrzahl der Menschen der Fall sein. Wenn einem die eigenen Gefühle normalerweise nicht besonders bewußt sind, dann wird auch die Genesung entsprechend verlaufen, weil der Heilungsprozeß normalerweise unsichtbar und unbemerkt bleibt.

Mittel und Verordnungshinweise

Mittel

Die hier verwendeten Mittel entsprechen denjenigen, die man normalerweise in der Apotheke kauft, werden im nachhinein jedoch etwas anders behandelt. Ideal ist es, wenn man das benötigte Mittel in der Potenz LM 1 bekommt. Wenn man nur eine D- oder C-Potenz bekommen kann, nimmt man eine zerdrückte Tablette als Ausgangssubstanz für das nachfolgend beschriebene Verfahren. Dabei spielt es keine Rolle, ob sich die Tablette auflöst.

Wenn das Mittel in flüssiger Form erhältlich ist, können Sie mit dem nachfolgenden Schritt 1 fortfahren. Wenn man LM 1-Streukügelchen (Globuli) hat, füllt man eine Glasflasche mit 100 ml Inhalt aus der Apotheke zu zwei Dritteln mit reinem (destilliertem) Wasser aus der Apotheke auf und gibt ein einziges Kügelchen (beziehungsweise eine zerdrückte Tablette) hinein. Diese winzige Menge ist völlig ausreichend. LM 1-Globuli sind sehr klein, und man sollte mit einem Fläschchen der Kügelchen sehr lange auskommen.

Schritt 1: Einnahme des Mittels
Verfahren Sie täglich wie nachfolgend angegeben:

– Die Flasche mit dem Mittel zehnmal auf eine feste, aber nicht zu harte Oberfläche schlagen, zum Beispiel ein Buch oder einen Teppich.
– Dann einen halben Teelöffel aus der Flasche in ein halbes Glas Wasser geben; auf eine exakte Menge kommt es nicht an.

- Kräftig umrühren.
- Einen Teelöffel in den Mund nehmen und einige Sekunden im Mund halten (bei Kindern das Mittel einfach in den Mund geben). Die Flüssigkeit verteilt sich von selbst.
- Die restliche Flüssigkeit im Wasserglas wegschütten.

Schritt 2: Überwachung der Fortschritte
Die Grundregel lautet, daß man das Mittel so lange gibt, bis eine Wirkung eintritt, und es dann absetzt. Wenn Reaktionen auftreten, seien es positive oder negative, gibt man das Mittel nicht weiter. Die Reaktionen sind oben unter dem Stichwort »Heilungsanzeichen« dargestellt; die wichtigsten sind:

- Man fühlt sich besser.
- Man hat deutlich mehr Energie.
- Die Symptome bessern sich.
- Die Symptome verschlimmern sich.
- Alte Symptome kehren massiv wieder.
- Symptome, die einige Jahre zurückliegen, kehren kurzzeitig wieder.
- Symptome kehren nach dem »Gesetz der Heilung« (siehe oben) zurück.
- Giftstoffe werden in Form von Pickeln, Ausschlag, Furunkeln, Fieber, Erbrechen oder Veränderungen des Stuhls oder Harns aus dem Körper ausgeschieden.
- Die obigen Erscheinungen in verschiedenen Kombinationen; je mehr dieser Reaktionen auftreten, desto sicherer ist es, daß die Heilung einsetzt, und desto mehr besteht Anlaß, die Behandlung zu beenden.

Wenn einem nichts Besonderes auffällt, sollte man so lange fortfahren, bis eine klare Besserung erkennbar ist, dann aufhören. Wenn man nach etwa zwei Wochen gar keine Wirkung feststellen kann, ist das Mittel wahrscheinlich falsch gewählt. Wenn man sich ganz sicher ist, daß man das richtige Mittel gefunden hat, sich dies aber noch nicht bestätigt hat, kann man bis zu zwei Monaten durchhalten, bevor man aufgibt.

Oft will man nicht recht glauben, daß sich etwas gebessert hat, und man zögert dann beim ersten klaren Anzeichen einer Heilung, das Mittel abzusetzen. Sie sollten dies aber tun. Wenn sich der Heilimpuls einmal durchgesetzt hat, wird er sich weiterhin selbst tragen; es ist wie ein Stein, der ins Rollen gekommen ist und den man daher nicht noch zusätzlich anzustoßen braucht.

Wenn man das Mittel abgesetzt hat, muß man zunächst abwarten. Die Heilung soll unter ihrem eigenen Impuls weiterlaufen. Auch wenn man sich später sicher ist, daß wieder eine Verschlechterung eintritt, sollte man, wenn die Ursache hierfür möglicherweise vorübergehend ist (zum Beispiel eine Erkältung, Streß, ein Besuch beim Zahnarzt oder eine Periode), abwarten, ob die Erholung wieder von selbst in Gang kommt. Dies wird sehr oft der Fall sein. Die Grundregel lautet, daß man nicht gleich bei dem ersten Rückfall neu verordnen soll; dieser geht oft vorüber. Man muß Geduld haben und abwarten können.

Drei-Glas-Methode

Die Drei-Glas-Methode kann bei älteren Menschen notwendig sein, bei denen keine starke Reaktion erwünscht ist, bei einem schwachen Kind, bei einem Erwachsenen, wenn das Problem tiefe Wurzeln hat oder Generationen zurückreicht, bei empfindlichen Menschen und Patienten, die übermäßig reagieren. Solche Fälle sollte man aber ohnehin einem professionellen Homöopathen anvertrauen.

Man geht wie oben unter Schritt 1 beschrieben vor, jedoch mit drei halb gefüllten Gläsern Wasser. Einen Teelöffel aus dem ersten Glas in das zweite Glas geben, kräftig umrühren, einen Teelöffel aus dem zweiten Glas in das dritte Glas geben, umrühren und einen Teelöffel aus dem dritten Glas nehmen. Den Inhalt aller Gläser wegschütten.

Sehr schwache alte Menschen können das Aufschlagen der Flasche auslassen.

Hinweise für Patienten

Fünfzehn Minuten vor und nach der Einnahme des Mittels sollten Sie die Zähne nicht mit Zahnpasta reinigen, ebenso nichts essen und nichts trinken. Wenn man jedoch unter Zeitdruck steht, ist es besser, das Mittel einzunehmen, als es wegzulassen. Während des Behandlungszeitraums und möglichst noch drei Monate danach sollte man am besten keinen echten Kaffee trinken; koffeinfreier Kaffee ist dagegen erlaubt, Tee ebenfalls. Alkohol ist ebenfalls erlaubt, mit Ausnahme derjenigen Fälle, in denen er für das Krankheitsgeschehen eine Rolle spielt, wie zum Beispiel bei Schuppenflechte. Die »Pille« und allopathische Mittel können den Heilungsfortschritt verzögern oder zum Stillstand bringen.

Nachfüllen der Flasche

Wenn in der Flasche nur noch etwa 1 cm hoch Flüssigkeit ist, können Sie die Flasche einfach zu zwei Dritteln wieder mit reinem Wasser auffüllen, vierzigmal auf die feste Oberfläche schlagen und wie oben beschrieben fortfahren. Seien Sie unbesorgt – weniger ist in der Homöopathie mehr. Dies ist auch deshalb besser als der Kauf einer neuen Flasche mit der Potenz LM 1, weil Ihre ursprüngliche Flasche nach dem vielen Aufschlagen inzwischen eine höhere Potenz hat.

Wiederholung

Wenn Sie sicher sind, daß Sie mehr brauchen, können Sie Schritt 1 und 2 wiederholen. Hier liegen jedoch viele Fehlerquellen. Sehr oft wird zu schnell wiederholt, da die allermeisten Menschen glauben, daß mehr besser ist. Bleiben Sie bei einem scheinbaren Rückfall nach einer zunächst ausgesprochen guten Heilreaktion auf der sicheren Seite – und dies heißt hier: abwarten! Rückfälle nach einem belastenden Ereignis sind sehr wahrscheinlich vorübergehender Natur. Warten Sie ab, und wiederholen Sie die Behandlung nur, wenn der alte Zustand ganz unzweifelhaft wiederkehrt. Wenn sich jedoch das Symptomenbild verändert hat, dann ist möglicherweise das zuerst gegebene Mittel nicht indiziert (was jedoch sehr unwahrscheinlich ist); wenn dieser neue Zustand anhält, muß man ein neues Mittel auswählen.

Durchhalten

Langsamer, stetiger, wohlerwogener, kontrollierter, beharrlicher Einsatz des angezeigten Mittels ist die Hauptaufgabe, wenn es zu wirken begonnen hat. Je weniger es gegeben wird, um so besser.

Die Heilung kann einen Tag, eine Woche, einen Monat oder ein Jahr oder noch länger dauern, und je tiefer das Trauma liegt oder je länger die familiäre Geschichte des Traumas zurückliegt, desto länger dauert die Heilung. Manche Heilungen geschehen sehr schnell, wobei schon nach der allerersten Dosis bemerkenswerte Wirkungen auftreten. In der Regel aber geschieht die Heilung durch gelegentliche Dosen in langen Intervallen im Verlauf mehrerer Jahre. Dies ist ganz in Ordnung. Vielleicht nimmt man nach einer oder zwei Wochen das Mittel einfach immer dann ein, wenn man spürt, daß man es braucht. Oft geschieht dies in einer völlig natürlichen Weise. Es ist klar, daß die Heilung insgesamt länger dauert als die Einnahme des Mittels. Das Mittel ist lediglich der Katalysator und wirkt nur wenige Sekunden. Die Lebensenergie wandelt sich schnell. Wenn sie einen Wirkreiz gesetzt hat, geht die Heilung im Inneren über Wochen, Monate oder Jahre ohne weitere Stimulierung weiter. Die Natur läßt sich für ihre Korrekturen Zeit.

Aufzeichnungen machen

Vergessen Sie nicht, über Ihre Maßnahmen Buch zu führen. Gute Aufzeichnungen können äußerst hilfreich sein, wenn man plötzlich unsicher wird. Verwenden Sie hierfür ein eigenes Heft.

Eine stärkere Dosis?

Wenn die Wirkung eines Mittels bei einer Gabenwiederholung immer schwächer wird, gibt es hierfür die nachfolgenden Gründe:

– Man hat mit dem falschen Mittel begonnen, und die Heilung ist nur oberflächlich. Wenn dies der Grund zu sein scheint, sollten Sie die ursprünglichen und inzwischen neu hinzugekommenen Fakten überprüfen und es mit einem geeigneteren Mittel nochmals versuchen.
– Bei dem Betreffenden ist ein neues Trauma beziehungsweise bei einem mehrfachen Trauma eine neue Trauma-

338

schicht ausgelöst worden, und hierauf muß jetzt eingegangen werden.

– Wenn die Heilung eindeutig und sicher war, jetzt aber ein Rückfall mit demselben Krankheitsbild wie zuvor eintritt, dann ist an andere Ursachen zu denken. Eventuell muß das Mittel in einer höheren Wirksamkeit gegeben werden, doch ist dies unwahrscheinlich. Naheliegendere Ursachen sind: ein Hemmnis, durch das der Betreffende nicht loslassen kann; eine blockierende Ursache wie zum Beispiel eine schwierige Lebenssituation; ein Körpergift wie Kaffee, das die Wirkung aufhebt; allopathische Mittel, die die Wirkung des homöopathischen Mittels beeinträchtigen, oder eine unterminierende zurückliegende Krankheit wie zum Beispiel Tuberkulose eines Elternteils. Blockierungen durch in der Vergangenheit zurückliegende Krankheiten erfordern die Hinzuziehung eines Homöopathen.

Wenn das Mittel tatsächlich verstärkt werden muß, geht man wie folgt vor: Leeren Sie die Flasche aus, und lassen Sie Flasche und Deckel fünf Minuten auf einem Tuch trocknen; anschließend wieder zu zwei Dritteln mit reinem Wasser füllen und vierzigmal aufschlagen. Dadurch wird das Mittel unter Verwendung der auf der Innenseite der Flasche zurückgebliebenen Flüssigkeit verdünnt und verstärkt.

Fehler

Die häufigsten Verordnungsfehler sind die folgenden:

– Falsches Mittel. Normalerweise geschieht außer einer flüchtigen oberflächlichen Wirkung wenig.

- Es wird nicht erkannt, daß ein Heilungsfortschritt eintritt. In aller Regel ist es besser, sich von jemandem helfen zu lassen, weil Dritte objektiver sind.
- Panische und zu häufige Wiederholung, weil man glaubt, daß mehr besser ist – ein in unserer Kultur begründete Auffassung, die man aber auf den Kopf stellen muß.

Aufbewahrung

Wenn ein Mittel in einer Flasche längere Zeit aufbewahrt werden muß, stellt man es in den Kühlschrank. Streukügelchen und Tabletten halten sich hundert Jahre und mehr, wenn man sie in einem gut verschlossenen Behälter an einem Ort ohne starke Gerüche aufbewahrt. Samuel Hahnemanns Mittel sind nach fast zweihundert Jahren immer noch wirksam: Die Lagerzeit homöopathischer Mittel ist unbegrenzt.

Verordnungsbeispiele

Beispiel 1
Auslösende Ursache: Trauer durch den Tod des Vaters vor fünf Jahren.
Beschwerde: Schlaflosigkeit
Gewähltes Mittel: Ignatia.
Dosis: Ignatia LM 1 täglich.
Wirkung: Der Patient fühlte sich nach einer einzigen Dosis weinerlich, schlief anschließend zwölf Stunden durch, was für ihn sehr ungewöhnlich war, und fühlte sich anschließend anders. Absetzung des Mittels, nachdem es eindeutig gewirkt hatte. Keine Wiederholungen mehr nötig.

Beispiel 2
Auslösende Ursache: Tod beider Eltern und Scheidung.
Beschwerde: Kopfschmerzen.
Gewähltes Mittel: Natrium muriaticum
Dosis: Natrium muriaticum LM 1 täglich.
Wirkung: Bei einer täglichen Einnahme zwei Wochen lang besserten sich die Kopfschmerzen mehr und mehr. Absetzung des Mittels. Nach sechs Wochen kehrten die Kopfschmerzen zurück. Nach Abwarten verschwanden sie ohne weiteres Eingreifen wieder. Nach weiteren vier Wochen setzten sie wieder wie früher ein. Erneute Gabe des Mittels drei Tage lang, woraufhin die Schmerzen wieder verschwanden. Weitere Gaben in immer längeren Intervallen nach Bedarf.

Beispiel 3
Auslösende Ursache: unbekannte frühkindliche Einwirkungen.
Beschwerde: juckender Ausschlag auf der Brust.
Gewähltes Mittel: Sulfur.
Dosis: Sulfur LM 1 täglich (siehe Warnhinweise für die Haut beim Traumabild Sulfur auf Seite 318).
Wirkung: Im Laufe von zwei Wochen Besserung zu 75 Prozent, auch besserer Schlaf. Anschließend Sulfur LM 1 dreimal pro Woche und Rückgang auf eine Erhaltungsdosis für kleinere Rückfälle.

Beispiel 4
Auslösende Ursache: Isolationserfahrung nach der Geburt. Lag drei Wochen im Inkubator.
Beschwerden: schwere Depressionsanfälle, Verlust der Kreativität. Schlaflosigkeit.
Gewähltes Mittel: Aurum.

Dosis: Aurum LM 1 täglich.

Wirkung: Innerhalb von Wochen kehrte die alte Lebensfreude und kreative Schaffenskraft zurück, und die depressiven Anwandlungen hörten auf. Wiederholung nur nach Bedarf etwa alle zwei bis drei Monate.

Schlußbemerkungen

In diesem Buch habe ich die Welt durch eine Brille namens Trauma und Leiden betrachtet. Ich habe gezeigt, daß es Leiden in der ganzen Menschheitsfamilie gibt, auf allen Ebenen der Gesellschaft, in allen Ländern, Rassen, Berufen und Aktivitäten. Ich hoffe deutlich gemacht zu haben, daß Trauma und Leiden vielen, wenn nicht allen menschlichen Befindlichkeitsstörungen zugrunde liegen und den Nährboden bilden, auf denen die meisten Formen akuter und chronischer Erkrankungen entstehen. Ich glaube gezeigt zu haben, daß in unseren Institutionen – Familie, Schule, Krankenhäuser, Gefängnisse, Militär, Politik und so weiter – Leiden ausagiert wird und daß diese Institutionen hierdurch stark beeinträchtigt werden.

Vielleicht erscheint dies manchem als verengte Sichtweise, aber so habe ich es in den letzten zwanzig Jahren meiner Tätigkeit für kranke Menschen erlebt. Diese Auffassung wird von einer langen, ununterbrochenen Tradition und von den Äußerungen vieler Kollegen gestützt. Ich habe Kurse für Hunderte von Ärzten durchgeführt, und sie haben mir bestätigt, daß ich die medizinischen Probleme durchaus nicht übertreibe.

Ich habe bei Patienten aus allen möglichen Lebensbereichen Bewußtseinsumwandlungen erlebt, den Übergang von Leiden und Krankheit zu Freiheit, Vitalität und Glück.

Es gibt eine Möglichkeit, diese Situation des universellen Leidens zu ändern, die unglaublich wirksam, einfach und kostengünstig durchzuführen und in sensiblen Händen außerordentlich sicher ist: die homöopathische Medizin. Dieser Prozeß kommt jedoch nur langsam in Gang, weshalb ich hoffe, daß dieses Buch vielen, die noch warten müssen, jetzt schon helfen kann.

Natürlich gibt es viele andere großartige Bewegungen und Heilverfahren, die ähnliches leisten, die die Kunde verbreiten und helfen, die Gesellschaft schon jetzt zu verändern. Ich habe viele Formen alternativer Medizin erlebt, Meditation, Psychotherapie, Schamanismus und anderes mehr, und ich meine, daß der Pluralismus in allen Lebensbereichen, auch in der Medizin, der Weg in die Zukunft ist.

Trotzdem möchte ich betonen, daß die Wirkung homöopathischer Mittel, wenn sie nach den richtigen Grundsätzen und Verfahren angewandt werden, einzigartig ist, und die Welt muß dieses Potential erst noch in seinem ganzen Umfang erkennen. Nach meiner Erfahrung gibt es nichts, was ähnlich tiefgreifend und nachhaltig wirken würde.

Literaturverzeichnis

Wichtiger Hinweis

In praktisch allen Büchern über Homöopathie findet sich eine andere Auffassung über die homöopathischen Potenzen, als sie in diesem Buch vertreten wird, und dies verunsichert den Leser möglicherweise. Sie sind indes gut beraten, wenn Sie sich an das in diesem Buch Gesagte halten. Nach fünfzehnjähriger Tätigkeit bin ich zu dem Schluß gekommen, daß es für die Wahl der homöopathischen Potenz keine objektiven Meßkriterien gibt. Das Thema hat schon mehr als einen Schüler der Homöopathie zur Verzweiflung gebracht. Das System, das ich in diesem Buch vertrete, stützt sich auf die letzten Erkenntnisse von Samuel Hahnemann, die letzte Perle seines Lebenswerks, die durch einen historischen Zufall erst in neuester Zeit einige Verbreitung fand, nachdem sich viele andere Verfahren als Standard durchgesetzt hatten.

David J. Grove und B. I. Panzer: *Das Trauma heilen. Metaphern und Symbole in der Psychotherapie*, Freiburg i. Br. 1992

Samuel Hahnemann: *Homöopathische Mittel und ihre Wirkungen – Materia Medica und Repertorium*, Leer [3]1986

Christopher Hammond: *Krankheiten homöopathisch behandeln*, Knaur-Tb. 76013

Judith Lewis Herman: *Die Narben der Gewalt. Traumatische Erfahrungen verstehen und überwinden*, München 1989

Gabi Hoffbauer: »Post-Polio-Syndrom: Sthenische Patienten besonders anfällig!«, *Ärztliche Praxis,* Nr. 51 v. 26.6.1993

L. P. Huijsen: *Der Homöopathie-Führer,* Knaur-Tb. 76012

Arthur Janov: *Das befreite Kind. Grundsätze einer primärthera-peutischen Erziehung,* Frankfurt a. M. 1974

Kents Repertorium, Heidelberg ^{9}1986

Dr. Herman Leduc: *Kranke Kinder homöopathisch behandeln,* Droemer Knaur Verlag, München 1990

Jean Liedloff: *Auf der Suche nach dem verlorenen Glück,* München 1980

Marianne Meijer und Leo Huijsen: *Homöopathie für Frauen,* Knaur-Tb. 76006

Alice Miller: *Am Anfang war Erziehung,* Frankfurt a. M. 1980

David Reilly et al.: »Is Evidence for Homoeopathy reprodu-cible?«, *The Lancet,* 344/1994, S. 1601-1607

Ravi und Carola Roy: *Selbstheilung durch Homöopathie,* Knaur-Tb. 76011

J. Konrad Stettbacher: *Wenn Leiden einen Sinn haben soll. Die heilende Begegnung mit der eigenen Geschichte,* Hamburg 1994

M. A. Taylor und D. T. Reilly: »Is homeopathy a placebo effect? Hay fever trial«, *The Lancet,* 2/1986 (8512), S. 881 bis 886

Peter Wanke und Maria Tripammer: *Sexueller Mißbrauch von Kindern,* Wien 1992

Stuart Wilde: *The Secrets of Life,* Taos, New Mexico, 1991

Adressen

Homöopathie-Forum
Organisation klassisch homöopathisch
arbeitender Heilpraktiker e.V.
Grubmühler Feldstraße 14a
82131 Gauting
Telefon 0 89/8 50 03 56 u. 8 50 98 30

Hahnemann Gesellschaft
Organisation klassisch homöopathisch arbeitender Ärzte
Dr. Lück
Luegallee 7
40545 Düsseldorf
Telefon 02 11/58 99 12

MacRepertory:
Kent Gesellschaft
Leonardo Burci
Kastanienstraße 4
61476 Kronberg
Telefon 0 61 73/6 74 68

Zuletzt noch eine Bitte

Viele der Leidensgeschichten in diesem Buch stammen aus Weltgegenden, in denen Armut die Norm ist. Mit einem engagierten Team ehrenamtlicher Kollegen bringe ich den größten Teil meiner Zeit als Lehrer in solchen Ländern und mit der Schaffung neuer Seminarprogramme zu, durch die Ärzte und Heiler homöopathisch ausgebildet werden.

Die Mittel für diese Tätigkeit sind sehr beschränkt, und vieles, was getan werden könnte, muß ungetan bleiben, weil relativ geringe Geldbeträge fehlen.

Wenn Sie dieses Projekt unterstützen wollen, können Sie direkt an den Homoeopathy Trust spenden, eine gemeinnützige Einrichtung, die Mittel für dieses Projekt bereitstellt; geben Sie dabei an, daß Ihre Spende für diesen Zweck bestimmt ist. Wenn Sie eine Spende geben wollen oder Einzelheiten zu den Ausbildungsprogrammen wissen wollen, schreiben Sie bitte direkt an das London College of Classical Homoeopathy, Morley College, 61 Westminster Bridge Rd, London, SE1 7HG oder an das Morley College zu meinen Händen (der Verfasser führt keine brieflichen Konsultationen durch).

Register

(siehe auch den »Wegweiser« auf den Seiten 177f.)